김의사박사의

이/해/하/는

약리학

저자소개

저자는 고려대학교 의과대학을 졸업한 의사이자 이학박사로, 학부시절부터 후배들을 가르쳐왔던 경험을 토대로 현재 유튜브 채널 '김의사박사의 이해하는 의학/과학 이야기'를 운영 중이다.
저자의 유튜브 채널 운영과 도서 집필의 최대 목표는 의학 및 과학적 지식을 최대한 이해하기 쉽게 설명하여 학습자가 재미있게 공부할 수 있도록 돕는 것이다.

QR스캔으로 채널 바로가기

김의사박사의 이/해/하/는 약리학

지은이 | 김의사박사
발행일 | 2025년 7월 11일
발행인 | 장영권
발행처 | 도서출판 여문각
주소 | 서울시 서대문구 충정로 4길 10
전화 | 02) 362-2927, 363-6145
팩스 | 02) 393-3323
등록일자 | 1975.5.7
홈페이지 | www.rmgp.co.kr
ISBN | 979-11-87954-40-8

도서가격 28,000원

* 파본은 교환해 드립니다.

서 문

본서는 약리학을 처음으로 공부하는 의학도와 보건의료 관계자분들의 이해를 돕기 위해 제작되었습니다. 저자는 비록 약리학이 전문 분야는 아니지만, 여러 해에 걸쳐 관련 분야 연구 활동과 후배 의대생들을 위한 강의를 진행하면서 해당 분야를 쉽게 설명할 수 있는 나름의 설명체계를 만들어낼 수 있었습니다. 이런 일이 가능했던 건 무엇보다 저자가 이 분야를 처음 공부하는 학생들의 눈높이에서 접근하고 설명할 수 있었기 때문이라고 생각합니다.

이러한 강의록을 토대로 '김의사박사의 이해하는 의학/과학 이야기'라는 유튜브 채널을 개설하여 자체 제작한 강의를 업로드하기 시작했습니다. 비록 따분한 강의만 하는 채널임에도 많은 분들께서 좋아해주시고 시청해주셨습니다. 이는 그만큼 의학 공부에 어려움을 느끼는 의학도과 보건의료 관세사분들이 많으시다는 것으로 생각됩니다. 이러한 성원에 힘입어 동영상 강의의 강의록이자 책으로 강의를 접해보고 싶은 분들을 위해 본서를 집필하게 되었습니다.

제가 유튜브에서 강의한 과목들로는 심전도와 부정맥, 신장학, 감염학, 약리학 등이 있습니다. 이들 과목의 특징은 일단 학습 내용이 어려워서 제대로 이해하지 못하면 암기할 양이 엄청나게 많아진다는 것입니다. 이 때문에 많은 학생이 아예 과목을 포기하거나 힘들게 단순 암기를 하고 다시 까먹는 고된 정신적 노역을 반복하고 있습니다. 이에 저는 이들 과목을 제대로 이해하면서 쉽게 공부하기 위한 강의법을 연구한 결과 본 강의 시리즈에 도달하게 되었습니다.

본서로 공부할 때는 한 가지 유의사항이 있습니다. 일반적으로 교과서나 교수님의 강의는 사실과 근거를 바탕으로 이루어져 있습니다. 물론 이런 강의는 수준이 매우 높지만, 처음 접하는 학생들은 강의의 핵심을 제대로 파악하지 못하는 경우가 많습니다. 그래서 본서에서는 독자의 이해를 돕기 위해 의학적 사실을 과도하게 단순화하거나, 실제 근거가 없지만 논리적으로 보이는 설명을 자주 사용합니다. 따라서 만일 학술적이거나 엄밀한 의학을 공부하면서 본서의 내용과 상반되는 점들을 접할 시에는 이를 실제에 맞추어 수정하여 정밀한 의학지식으로 갈고닦아 가셔야 합니다.

이는 마치 나무를 그리기 전에 대충의 줄기와 큰 가지만 밑그림으로 스케치해나가는 과정까지만 설명하고 있다고 생각하시면 되겠습니다. 이 경우 추후 본인의 공부를 해나가며 자세한 가지는 추가해 나가고, 잘못된 가지는 쳐나가면서 다듬어 나가는 과정이 필요합니다. 그런데도 저자가 도와드리는 밑그림이 의학공부의 큰 방향을 잡고 길을 잃지 않도록 도움이 될 수 있을 것이라 자신합니다.

본서가 출간될 수 있도록 많은 분께서 도움을 주셨습니다. 무엇보다 본서의 기획을 먼저 제안해주신 의학전문 출판사 도서출판 여문각의 관계자분들과 곁에서 집필에 많이 지지해주신 가족분들께 감사드립니다. 또한, 항상 저의 학술적인 동료이자 인생의 동반자인 김박사에게도 많은 감사를 드립니다. 이분들의 도움이 없었다면 본서는 세상에 나오지 못 했을 것입니다. 부디 본서가 의학 공부에 어려움을 느끼는 의학도들에게 조금이나마 도움이 되었으면 합니다.

2025년 7월

저자 올림

본서의 특징

- 본서에서는 이해를 돕기 위해 많은 삽화를 이용하여 차근차근 쉽게 설명한다.
- 대부분의 글은 원리를 설명하는 내용이므로 특별히 외울 필요 없이 편하게 읽어내려 가면 된다. 만약 이해가 가지 않으면 결론만 암기하면 된다.
- 핵심어는 **굵은 글씨**로, 결론이 되는 문장들은 모두 형광표기를 해두었다.
- 시험에 자주 나오는 중요한 내용들은 '**핵심** point'로 정리하였다.
- YouTube 동영상 강의를 참조 할 수 있도록 해당 챕터에 QR코드를 삽입하였다.

※ 본서에서는 독자의 이해를 돕기 위해 특정 사실을 과도하게 단순화하거나 실제적 근거는 부족하지만, 논리적으로 합당해 보이는 예를 이용한 설명이 있다. 이러한 것들은 엄밀한 학술적인 인용으로는 사용할 수 없음을 알린다!

목 차

약리학 공부에 앞서…

약리학은 수많은 보건의료 관계 학과에서 공부하는 과목이다. 학습하는 깊이에는 다소 차이가 있겠으나, 본서에서 다루게 되는 임상약리학 총론 분야에 해당하는 수준의 지식은 대부분의 학과에서 다루게 될 것이다. 그러나 총론 수준의 임상약리학조차도 이해하기 쉽지 않다. 이는 약리학이라는 학문이 내용도 방대하고 복잡하거니와, 이해를 하려고 하여도 수식도 많고 우리의 직관에서 벗어나있는 부분도 많기 때문이다. 그러나 약리학 총론에서 다룬 내용은 이후 약리학 각론의 모든 단원에서 활용이 되는 기초적인 내용이므로, 약리학 총론을 이해하지 않고 기계적으로만 암기하고 지나가면 이후 약리학 학습 과정 내내 고생을 하게 된다.

약리학이라는 과목은 다른 분야의 지식이 많이 필요한 복잡한 학문이다. 대략적인 이해만을 하기 위해서도 생물학, 생화학 지식이 필요하며, 보다 정확히 이해하려고 하면 물리학, 미적분학을 비롯한 수학의 내용까지 알아야 한다. 그래서 다른 의학 학문에 비해 수식이 많이 등장하며, 학습자에게 혼란과 고통을 초래한다.

저자 역시도 학부생 때는 약리학이라는 학문을 거의 이해하지 못 했었다. 그러나 졸업 이후 대학원에서 연구를 하는 과정에서 실무를 위해 약리학을 다시 공부하고 적용하는 과정을 거치면서, 약리학에서 주로 활용되는 핵심적인 부분만이라도 우선 잘 파악하고 있으면 약리학이라는 학문의 상당부분을 수월하게 이해할 수 있다는 사실을 알게 되었다. 또한 후배 학생들을 가르치는 과정에서 약리학 이해를 돕는 가장 쉬운 방법은, 일상생활에서 접할 수 있는 약리학의 예시들을 접해보는 것이라는 것을 경험하였다.

본서에서는 상기한 노하우를 활용하여 많은 삽화와 예시를 활용하여 약리학 총론의 개념들을 이해해 나갈 것이다. 수식은 가급적 적게 쓰려고 했으나, 시험에 자주 출제되는 수식이나 이해를 돕기 위해 불가피한 경우에 한해 사용하려고 하였다. 해당 수식들은 대부분이 학부생 수준에서 필수적이지 않은 내용이므로, 수업에서 다루지 않았다면 이해가 어려운 부분은 넘어가도 무방하다. 알아야 할 중요한 내용은 따로 표시를 해두었으며, 결론적으로 꼭 알아두어야 할 핵심적인 내용은 '핵심 point'로 따로 모아서 정리해두었다. 이러한 과정을 통하여 약리학의 내용들을 기계적으로 암기하는 것이 아니라, 최대한 이해하고 반복하면서 터득하여 활용할 수 있도록 하고자 노력하였다.

자, 이제 약리학 총론의 세계로 출발해 보자!

제1장

약리학의 개념

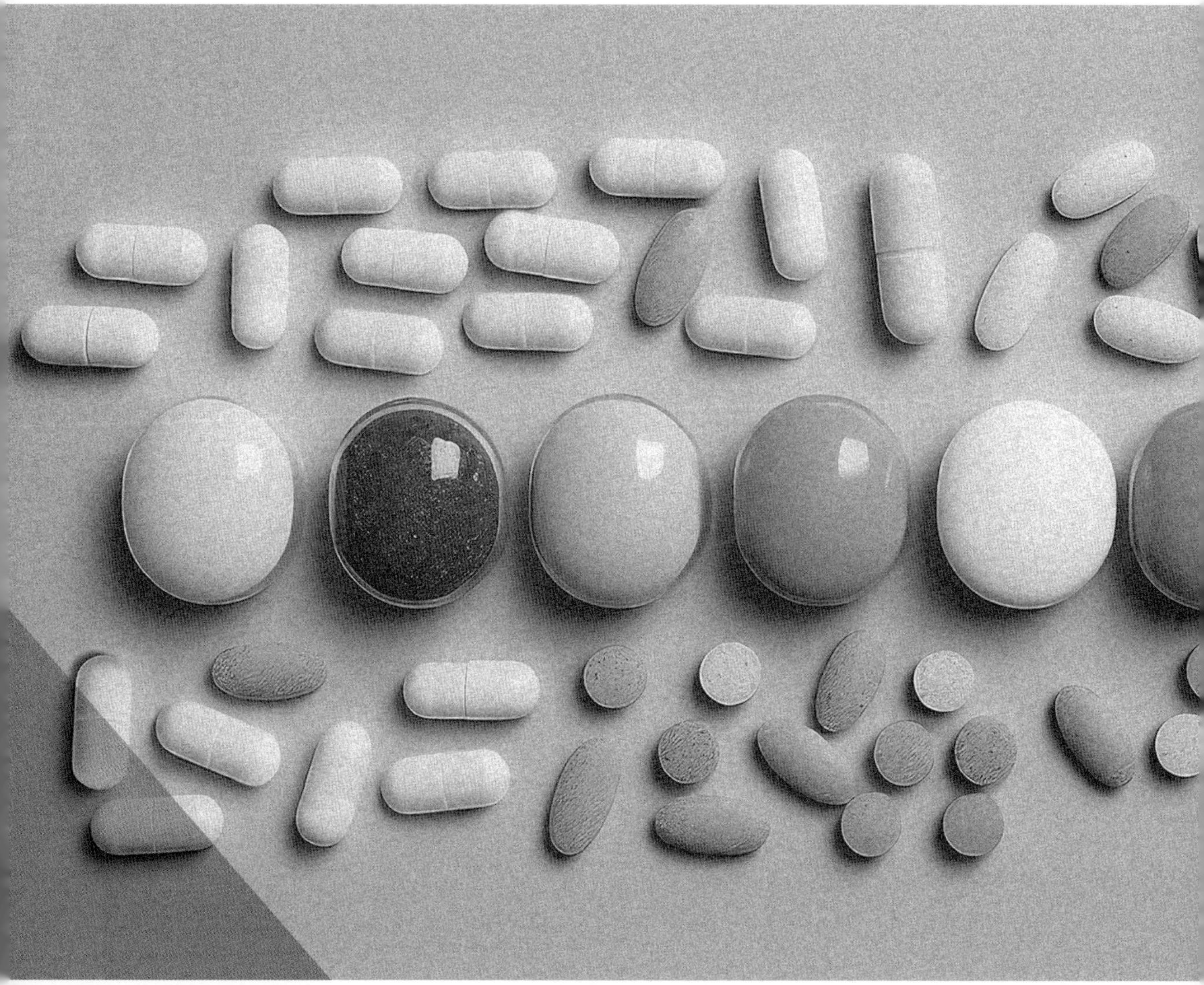

CONTENTS

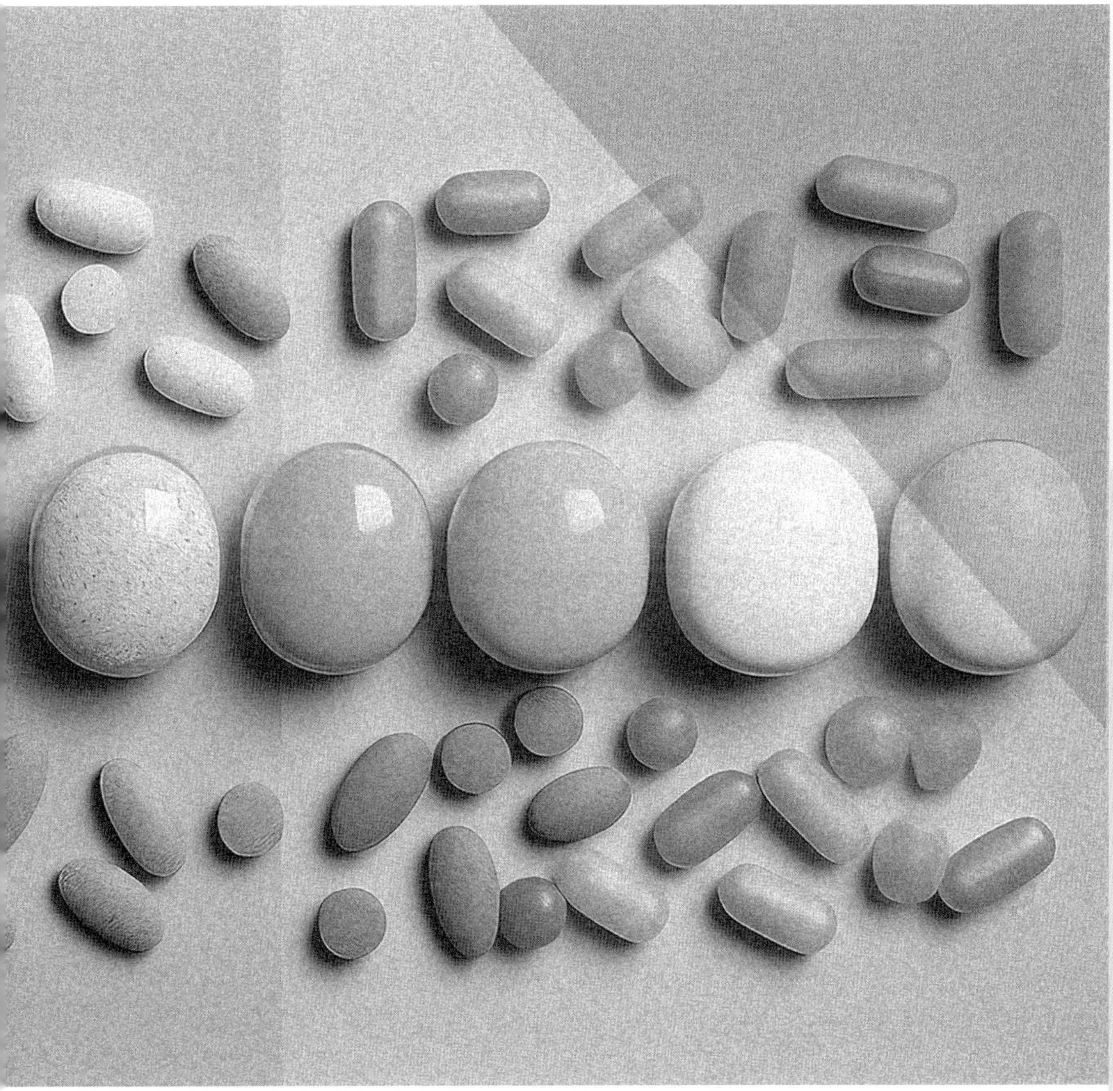

1. 약리학(藥理學, Pharmacology)이란?

김의사박사의 이해하는 의학/과학 이야기

이해하는 약리학

1. 강의소개, 약리학과 약의 정의

교과서적인 약리학의 정의는 '약물을 생체에 투여했을 때 그 약물로 인하여 일어나는 생체현상의 변동을 연구하고 나아가 질병의 진단, 치료 및 예방을 위한 합리적 약물 응용을 목적으로 하는 학문'으로 길고 어렵게 정의하고 있다. 그러나 약리학자가 아닌 사람들은 **약리학**을 단순히 '약물(藥)의 이치(理)에 대한 학문(學)' 내지는 '약물을 투여하고 사용하는 방법에 대한 학문' 정도로 생각해도 무방하다. 약리학의 영어 명칭인 'pharmacology'라는 단어도 '약에 대한(pharmaco-) 학문(-logy)'이란 뜻이다.

대부분의 의학적인 치료는 약을 통해 이루어진다. 심지어 수술하는 과정에서도 수많은 약물이 사용된다. 따라서 모든 의료인은 약물에 대해 잘 알아야 안전하고도 효율적으로 약물을 사용할 수 있다.

약물에 대한 학문은 광범위하다. 약물에 관련된 가장 기본이 되는 학문은 약학(pharmacy)인데, 약학 내에도 약물을 새로 만들고 합성하는 학문인 약제학(pharmaceutics), 의학적 식물이나 자연의 물질을 이용하는 법에 대한 학문인 생약학(pharmacognosy), 약물에 대한 화학을 다루는 약화학(pharmaceutical chemistry), 그리고 본서에서 다루는 약리학(pharmacology) 등의 학문들이 포함되어 있다. 물론 각각의 학문을 이루는 생물학, 화학, 물리학, 수학을 아우르는 기초과학들 역시 약물을 이해하는 데 필요하다. 그러나 임상에서 이미 개발된 약물을 사용하는 의료인 입장에서는 약물을 투여하고 사용하는 방법에 대한 학문인 약리학이 가장 중요한 학문일 것이다. 나머지 과목들은 주로 약을 만들거나 개발하는 약학이나 화학공학 분야에서 더 많이 다룬다.

약리학의 여러 분야 중 임상 현장에서 가장 중요하게 다루는 분야는 바로 **약력학**(pharmacodynamics, PD)과 **약동학**(pharmacokinetics, PK)이다. 뒤에서 여러 차례 설명이 되겠지만, 약력학은 '약물이 인체에 하는 작용'에 대한 학문이며, 약동학은 '인체가 약물에 하는 작용'에 대한 학문이다. 임상 현장에서 중요한 약물의 특징은 결국 인체와의 상호작용이라는 점에서 약리학 총론의 가장 핵심이 되는 주제들은 약력학과 약동학인 것이다. 따라서 의료인이 약리학을 공부한다는 것은 대개 약력학과 약동학을 공부한다는 의미가 된다.

약이란?

약리학이라고 하는 학문을 이해하기 위해서는 주인공인 **약(= 약물, 藥, drug)**이란 것이 무엇인지 알아야 한다. 약이란 단어는 일상생활에서도 자주 사용하게 되는 단어이지만, 막상 "약이란 무엇인가?"라고 정의를 하라고 하면 생각보다 쉽지 않다는 것을 알 수 있다. 가령, 쉽게 생각해서 "병의 치료를 위해 먹는 것들"이라고 정의를 하게 될 경우를 생각해보자. 그렇다면 병의 치료 목적이 아니고 건강을 유지하기 위해 먹는 비타민 영양제는 약이 아닌 것일까? 입으로 먹지 않고 주사로 맞거나 흡입을 하는 것은 약이 아닌 것인가? 병을 치료하기 위해 먹는 식이요법은 약이 아닌 것인가?

이처럼 약이 무엇인지 정의하는 것은 쉽지 않은 일이며, 문헌에 따라 다른 정의를 사용할 수 있다. 본서에서는 교과서 '이우주의 약리학 강의'의 정의를 사용하고자 한다. 이 정의에 의하면, 약이란 '생체기능을 변동시킬 수 있는 음식물을 제외한 모든 화학적 물질'이다. "생체기능을 변동시킨다"는 의미는 단순히 병을 치료하기 위해 사용하는 것만이 약이 아니라 건강을 유지하기 위해 복용하는 영양제도 약이고, 병을 진단하기 위해 사용하는 CT검사 조영제도 약이고, 독감을 예방하기 위해 맞는 백신도 약이고, 전신마취 수술을 하기 위해 사용하는 흡입 마취제도 약이라는 의미이다. '모든 화학적 물질'이란 의미는 합성한 물질만이 약인 것이 아니라 생물을 이용하여 만들어낸 면역 글로불린도 약이고, 인체에서 추출한 호르몬도 약이라는 의미임과 동시에, 복용하는 것만이 아니라 주사로 맞는 것도, 흡입하는 것도, 피부에 바르는 것도 모두 약이라는 의미이다. "음식물을 제외한"이란 뜻은 식이요법을 포함하여 음식물로서 섭취하는 것은 약에서 제외한다는 뜻이다.

이렇게 설명하고 보면 얼마나 광범위한 분야에 다양한 약물이 사용되고 있는지에 대해

놀랄 수밖에 없게 된다. 조금 과장해서 표현하자면, 병원에서 의료인이 다루는 물질 중에 음식물을 제외하면 거의 모두 약이라고 해도 과언이 아닐 것이다. 그렇기 때문에 의료에 있어서 약의 역할은 필수불가결하다고 할 수 있으며, 그렇기에 약리학을 잘 알아야 의료를 잘 할 수 있게 되는 것이다. 이상의 긴 이야기를 요약하여 간단하게 정의하면, **약이란** "의학적인 목적으로 사용하는 화학적 물질들(단, 음식은 제외)"이다.

Rx 핵심 point

【약리학이란?】

- 약리학: 약물을 투여하고 사용하는 방법에 대한 학문. 임상 현장에서 가장 중요한 분야는 약력학(pharmacodynamics, PD)과 약동학(pharmacokinetics, PK)임.

- 약: 의학적인 목적으로 사용하는 화학적 물질들(단, 음식은 제외)

2. 약물사용에 있어 용량조절의 중요성

약에 대해 반드시 알아두어야 하는 개념은, 파라켈수스(Paracelsus)가 말했듯이, "모든 약은 독이며, 용량에 따른 차이가 있을 뿐이다"라는 점이다. 이 세상에 치료 효과만 있는 약물은 존재하지 않는다. 모든 약물은 여러 가지 작용을 지니고 있으며, 이 중에 우리가 치료에 사용하고자 하는 치료작용뿐만 아니라 우리가 원치 않는 부작용과 독성작용 역시 지니고 있다. 단지 우리는 독성작용에 비해 치료작용이 더 커서 이득이 되는 농도를 찾아서 약을 사용할 뿐인 것이다. 따라서 어느 약물이든지 너무 많이 투여할 경우 독성작용이 나타나면서 환자에게 해를 끼칠 수 있다. 이 때문에 약리학은 어쩔 수 없이 독성학(Toxicology)과 함께 다닐 수밖에 없다. 반대로 너무 적은 양을 투여할 경우, 독성작용 역시 거의 없겠지만 치료작용도 부족해서 효과를 보지 못할 수 있다. 따라서 약물치료에서는 너무 많지도, 너무 적지도 않은 적정한 용량조절이 중요하다.

약물 용량의 중요성에 대한 첫 번째 예시로, 설사를 너무 해서 탈수가 1L만큼 된 환자가 있다고 하자. 이 환자에게 치료를 위해 팔에 있는 정맥에 라인을 잡아서 수액을 투여하여 체액을 보충해주려고 한다. 이 환자에게 필요한 수액량을 잘 계산하여 1L를 보충해 준다면 이 환자는 호전이 될 것이다. 그러나 만약 수액을 5L나 준다면, 양이 너무 많아서 라인을 잡은 팔이 퉁퉁 부을 것이고, 심하면 통증이 생길 수도 있고 더 심한 경우 체액이 너무 많아서 하지부종, 폐부종 같은 독성작용이 나타날 수도 있을 것이다. 반대로 독성작용이 무섭다고 수액을 0.3L만 보충을 해준다면 이 환자의 탈수는 충분히 교정되지 않으므로 탈수 증상이 상당히 지속될 것이다.

약물 용량의 중요성에 대한 두 번째 예시로, 당뇨병 환자에게 혈당조절을 위하여 인슐린 주사를 사용하려고 하는 상황을 생각해보자. 이 환자에게 인슐린을 너무 적게 처방한다면 혈당이 조절되지 않아 당뇨로 인한 합병증이 생기고야 말 것이다. 그렇다고 인슐린을 너무 많이 처방한다면 인슐린으로 인해 저혈당이 발생해서 오히려 새로운 증상이 생기고 위험해질 수도 있다.

위의 예시들처럼 모든 약은 너무 많이 사용하면 독이 되므로 항상 어느 정도의 용량을 사용해야 하는지 잘 알아둬야 하며 과도하게 사용한 경우 어떠한 부작용이 나타날 수 있는지도 잘 알아두어야 한다.

Rx 핵심 point

【약물사용과 용량】

- 모든 약은 용량이 많아지면 부작용과 독성작용이 있는 독이 되므로, 적정한 농도로 약물을 사용하는 것이 필요함

3. 약물의 명칭

김의사박사의 이해하는 의학/과학 이야기

—

이해하는 약리학

2. 약물의 4가지 명칭

약리학을 공부하기 어려운 이유 중에는 약물의 명칭이 너무 많다는 점도 포함된다. 즉, 하나의 약물에는 최소 4개의 이름이 붙는데 여기에는 화학명, 기호명, 일반명, 상품명이 있다. 이 4가지 명칭의 대략적인 정의는 다음과 같다.

① **화학명**(Chemical name): **구조식에 의한 명칭**

② **기호명**(Code name, = **코드네임**): **제약회사에서 신약 개발 단계에 주는 명칭**

③ **일반명**(Generic name, = **성분명**): 독점권이 "없는" 약물의 명칭. 약물 성분의 명칭

④ **상품명**(Proprietary name): 독점권이 "있는" 약물의 명칭. 판매하는 상품의 명칭

화학명은 약의 성분을 화학적 명명법에 따라 붙인 이름으로 C_2H_5OH(= 알코올)나 CH_3COOH(= 아세트산)처럼 구조식 자체가 된다. 기호명은 제약회사에서 약물을 처음 개발하는 단계에서 여러 후보물질에 붙인 이름으로 가령 APX4869나 L-759274처럼 숫자나 기호를 활용하여 명명한다. 일반명과 상품명은 기호명 단계의 물질이 상품화되었을 때 붙는 명칭으로 일반명은 독점권이 없는 약물의 명칭이며, 상품명은 독점권이 있는 약물의 명칭으로 정의할 수 있다. 일반명은 약물의 성분을 표현한 명칭이라고 하여 성분명이라고도 부른다. 약물 명칭들의 예시는 표 1-1과 같다. 표에는 임상에서 많이 사용되는 약물인 타이레놀과 아스피린의 예시를 들었는데, 기호명에 대해서는 회사에서 붙였을 기호명을 찾지 못하였기 때문에 생략하였다.

일반명과 상품명에 대한 설명이 언뜻 이해하기에 쉽지 않으므로 약물의 명칭에 대한 타이레놀의 예시를 보도록 하자. 타이레놀의 일반명은 아세트아미노펜으로 해당 이름의 성

표 1-1. 약물 명칭의 예시

화학명:	$C_8H_9NO_2$(para-acetylaminophenol), $C_9H_8O_4$(2-acetoxybenzoic acid)
일반명(성분명):	acetaminophen(아세트아미노펜), acetylsalicylic acid(아세틸 살리실산)
상품명:	Tyrenol(타이레놀), Aspirin(아스피린)

분은 해열, 진통 효과를 보인다. 이 성분 자체는 독점권이 없다. 제약회사는 독점권이 없는 성분(이 경우는 아세트아미노펜)을 이용하여 여러 종류의 약을 제조하여 독점적으로 판매하게 된다. 가령, 빠른 시간 동안 작용하는 약물을 만들 수도 있고, 천천히 작용하는 서방형 제제를 만들 수도 있고, 용량을 다르게 하여 약물을 만들 수도 있고, 알약으로 만들 수도, 마시는 약으로 만들 수도 있다. 이들 모두 아세트아미노펜 약물이지만, 이들의 상품명은 회사마다, 제품마다 다르게 된다.

가령, 일반적으로 널리 쓰는 아세트아미노펜 알약의 상품명은 '타이레놀'이지만, 서방형으로 만들어진 아세트아미노펜의 상품명은 '타이레놀 ER'이며, 물약으로 만들어진 아세트아미노펜의 상품명은 '타이레놀 Family Suspension'이다. 물론 이 외에도 다양한 제약회사가 만든 다양한 형태의 아세트아미노펜 약물들마다 다 고유의 상품명이 있다. 같은 성분이 필요하더라도, 상황에 맞추어 적절한 상품명의 약물을 선택하여 처방하게 된다.

이해를 돕기 위해 일상적인 비유를 들자면, '라면'이라는 일반명이 있고, '신라면', '진라면', '삼양라면', '너구리 라면' 등등의 상품명이 있다고 이해하면 된다. 모두 똑같은 라면이지만, 상황에 따라서 적절한 상품명의 라면을 선택해서 처방하고 복용하게 되는 것이다.

약을 직접 만들거나 합성하는 업무를 하는 경우에는 약물의 화학명이 보다 중요하지만, 임상에서 약물을 직접 사용하거나 처방할 때는 약물의 일반명(=성분명)과 상품명을 잘 알아두는 것이 중요하다. 특히 약리학을 배우는 학생 때에는 주로 일반명에 대해 학습하지만, 실제 의사가 되어 처방할 때는 동일한 일반명 내에서도 개별 사용 목적에 부합하는 수많은 상품이 존재하므로 개별 의료기관에서 사용하는 상품명이 매우 중요해진다. 의료기관마다 보유하고 있는 약물의 상품명은 다른 경우가 많기 때문에, 다른 병원의 의료진과 이야기를 할 때는 상품명이 아닌 일반명(성분명)을 이야기해주어야 소통이 원활하다.

핵심 point

【약물의 명칭】

- 약물의 명칭은 크게 4가지(화학명, 기호명, 일반명, 상품명)가 있음
- 화학명(Chemical name): 구조식
- 기호명(Code name): 제약회사에서 신약 개발 단계에 주는 코드 명칭
- 일반명(Generic name, = 성분명): 독점권이 "없는" 약물의 명칭. 약물의 성분의 명칭.
- 상품명(Proprietary name): 독점권이 "있는" 약물의 명칭. 판매하는 상품의 명칭.
- 임상 현장에서 중요한 것은 일반명과 상품명임

4. 혼동하지 말아야 할 약리학 용어들

김의사박사의 이해하는 의학/과학 이야기

이해하는 약리학

3. 혼동하지 말아야 할 약리학 용어들

모든 과목이 그러하듯 약리학에서도 사용하는 용어의 올바른 정의를 이해하는 것은 매우 중요하다. 특히 약리학에서 사용하는 용어 중에는 같은 용어지만 일반적인 사람들이 사용하는 뜻과 다른 경우가 있어서 주의가 필요하다. 여기서는 특히 혼동하기 쉬운 몇 가지 약리학 용어를 정리해보고자 한다.

가. 부작용(Side effect) vs. 유해작용(Adverse effect), 독성작용(Toxic effect)

약리학 용어에서 **부작용**(side effect)이란 원하는 작용(주작용) 이외에 나타나는 모

든 작용을 뜻한다. 일반적으로 부작용은 모두 나쁜 것으로 여기는 경향이 있는데, 부작용이란 단지 원치 않은 작용이 나타난 것을 의미할 뿐 반드시 나쁜 작용은 아니다. 따라서 특정 약물을 사용할 시, 원래 의도하던 주작용 외에 나타나는 모든 작용을 부작용이라고 한다.

일반적으로 부작용이라는 단어를 들으면, '부'라는 단어가 주는 부정적인 느낌으로 인해 부정적인 효과만을 뜻한다고 오해를 하고는 한다. 사실 부작용의 부(副)는 '부가적인'이라는 뜻으로, 영어 용어인 'side' effect라는 단어에서 알 수 있듯이 그저 곁들어 나타나는 부가적인 작용 모두를 의미하는 용어이다.

그렇다면 일반적으로 생각하는 부정적인 부작용은 뭐라고 부를까? 약물의 부작용 중에서 인체에 해를 입히는 나쁜 작용들을 **유해작용**(adverse effect) **또는 독성작용**(toxic effect)이라고 부른다. 따라서 의학도들은 부작용 중에서 인체에 해가 되지 않는 부작용도 있다는 사실을 주지해야 한다. 당연하겠지만 약물 사용 시 이러한 유해작용과 독성작용이 나타나지 않도록 최대한 신중해야 한다. 앞서 용량조절의 중요성에서도 언급했듯이 모든 약물은 너무 많이 복용하면 유해작용과 독성작용이 생기므로 약을 많이 먹는다고 무조건 좋은 것이 아니며, 적절한 용량을 복용하는 것이 중요하다. 약물의 대표적인 유해작용들에는 간기능에 부하를 가하는 간독성(hepatoxicity), 신장에 부하를 가하는 신독성(renal toxicity), 소화불량, 두통 등등이 있다.

부작용이지만 유해작용이 아닌 대표적인 예로는 비아그라(Viagra) 개발비화가 있다. 원래 비아그라는 심혈관계 확장이란 주작용을 위해 개발되었으나, 부작용으로 생식기에 있는 혈관까지도 확장하여 발기(erection)시키는 효과가 나타났었다. 발기가 되는 효과가 사람에게 유해한 작용을 하는 것은 아니지만, 원치 않는 효과였기에 부작용이었다. 비아그라 제조회사였던 화이자는 비아그라를 용도를 바꿔서 발기부전치료제로 승인을 받았고, 덕분에 큰돈을 벌 수 있었다. 이제 비아그라의 주작용은 생식기의 발기이므로, 심혈관계 확장 효과는 부작용이 되었다.

부작용은 때에 따라서는 도움이 되는 작용이 되기도 한다. 양극성장애 환자의 조증 삽화(manic episode)를 치료하는데 쓸 수 있는 약 중에 Quetiapine은 조증 삽화의 치료와 예방에도 효과가 있지만 부작용으로 진정작용(sedation)이 있어서 복용하면 졸리다.

조증 삽화 환자들은 증상으로 인해 잠을 자지 못 하고 밤에도 깨어서 계속 돌아다니고는 하는데, Quetiapine을 투여하면 진정효과로 인해 잠이 들어서 행동 조절이 되는 장점이 있다. 이처럼 부작용은 사용하기에 따라 유용하게 쓰일 수도 있다.

나. 오용(Misuse) vs. 남용(Abuse)

약물을 잘못 처방하거나 사용하는 것과 관련된 용어로는 오용과 남용이 있다. **오용**(misuse)은 약물을 잘못 쓰는 것이며, **남용**(abuse)은 약물을 필요치 않은 곳에 과하게 쓰는 것이다. 정의만 보면 무슨 차이인지 잘 모를 수 있으니 예시를 통해 이해해보도록 하자.

오용의 대표적인 예로는 항생제가 필요하지 않은 감기 치료에 항생제를 처방하는 경우가 있다. 대부분의 감기는 바이러스에 의한 것이므로 세균을 치료하는 항생제가 필요하지 않으나 불필요하게 항생제를 처방하는 경우에 오용에 해당한다. 물론 일부 존재하는 세균성 감기에 항생제를 처방하였다면 이는 오용이 아니게 될 것이다. 극단적인 예시이지만, 세균성 감염인데 진단을 잘못하여 항암제를 투여한다면, 이도 역시나 오용이 될 것이다.

약물 남용의 예로서 수면 진정제 남용을 들 수 있다. 본래 수면 진정제의 경우, 잠이 오지 않는 불면증이 있을 경우 최소량만 투여하여 잠에 드는 것이 좋다. 그러나 불면증이 없는데도 불구하고 습관적으로 저녁에 수면 진정제를 투여하여 계속 복용한다면, 약물을 남용하고 있다고 볼 수 있다. 불필요하게 수면 진정제를 남용하면 뇌의 생리적인 기능이 바뀌어서 약물을 투여하지 않고는 잠을 못 잘 수도 있으므로 주의를 요한다.

실제 임상에서는 오용과 남용이 동시에 존재하는 오남용의 형태로 종종 나타나며, 오용과 남용이 혼재되어 있어서 분명하게 구분하기 어려운 경우도 존재한다. 주위에서 볼 수 있는 대표적인 오남용의 예시로는 알코올 사용과 마약류 사용이 있다.

일상생활에서 가장 흔하게 보는 오남용의 예는 알코올 중독 환자의 알코올 투여일 것이다. 의사가 처방하는 것은 아니지만, 알코올 역시 약물의 정의에 합당한 물질이다. 대개의 경우 우울증을 악화시키는 물질인 알코올을 자의적인 판단으로 우울증을 치료하기 위해 투여한다면, 용도에 맞지 않게 사용하는 오용이 될 것이다. 알코올은 실제로 졸려지는 효과가 있지만, 수면을 유도하기 위해 알코올을 상습적으로 복용한다면 이는 알코올 남용이 될 것이다. 물론 상당수의 경우 오용과 남용이 동시에 벌어지는 오남용이 일어나고는 한다.

최근에 우리나라에서 중요하게 떠오르고 있는 약물 오남용의 대표적인 예는 주로 중증의 통증을 앓고 있는 환자(가령, 말기 암환자)의 진통 효과에 쓰이는 모르핀이나 헤로인 같은 마약성 약품을 일반인이 본래 목적이 아닌 다른 효과를 얻기 위해 과도하게 사용하는 경우이다. 마약성 의약품은 적절하게 사용한다면 진통 효과를 보면서도 쾌락 유발이나 의존증이 생기지 않도록 할 수 있으나, 과도하게 투여하는 경우 쾌락을 느끼면서 의존이 될 수 있다. 이런 점을 악용하여 마약성 진통제를 과다하게 투여하여 쾌락을 얻는 데 사용하는 경우 오용 및 남용을 하는 것이라고 할 수 있다. 대표적으로 최근 문제가 되는 우유 주사(프로포폴)의 경우는 수면 내시경 마취를 한다는 핑계로 과도한 양을 투여하는 남용을 하여 다른 용도인 쾌락을 얻는 데 사용하는 오용을 해서 문제가 되고 있다. 이런 경우 역시 오용과 남용을 뚜렷하게 나누기 어렵게 오용과 남용이 동시에 발생하므로 오남용이라고 부르고는 한다.

다. 복원력(Resilience), 순응도(Compliance)

약물을 환자에게 사용하여 나타나는 효과나 복용 정도와 관련된 용어로는 복원력과 순응도가 있다. 복원력이라는 단어는 임상 현장에서 자주 사용하지는 않는 단어지만 약리학을 공부할 때 개념적으로 알아두어야 하는 단어이며, 순응도는 임상 현장에서 매우 자주 사용하게 되는 중요한 단어이므로 잘 숙지해두는 것이 필요하다.

복원력(resilience)은 사람이 약을 먹은 후 회복하는 능력을 나타내는 것이다. 용어가 혼란을 초래하는 면이 존재하여 부연 설명을 하고자 한다. 우리는 약물을 인체를 치료하여 기능을 회복시키려고 투여하는 것인데, 인체에서 약물이 제거되어 사라지게 만드는 힘을 복원력이라고 부르는 것이 일견 이해가 되지 않을 수 있기 때문이다. 아니, 약물이 사라지면 치료 효과가 중단되어 기능이 복원되는 것이 중단되는 것이 아니란 말인가?

이 용어를 이해하려면 다음과 같이 생각하는 편이 좋다. 인간이 치료 목적의 약물을 합성한 지는 얼마 되지 않았다. 따라서 인류 역사 대부분의 기간 동안 외부에서 들어온 물질(= 약물)은 상당 부분이 독성 물질이었을 것이다. 대표적으로 길가에 있는 잡초를 먹더라도, 잡초에 들어있는 독성 물질이 체내에 유입되게 된다. 따라서 약물의 효과가 무엇이든 간에 결국 인체 입장에서 약물은 외부에서 투여된 이물질이다. 따라서 약물이 체내에 투여되면 인체는 약물을 그대로 체내에서 떠돌도록 내버려 두지 않는다. 인체는 약물을 대사시키고 배설하면서 체내에서 약물을 제거하려고 한다. 이렇게 인체가 약물을 체내로부터 제거하여 약물로부터 회복하는 능력을 복원력이라고 한다. 이처럼 이해한다면 복원력이라는 용어가 직관적으로 이해가 될 것이다.

결국 복원력은 체내에서 약물을 제거하는 능력을 의미하므로, 복원력이 좋다는 것은 약물을 체내에서 잘 제거하는 사람이라는 뜻이다. 약물이 인체에서 빨리 제거된다는 뜻은, 약물의 효과가 빨리 사라진다는 말이다. 즉, 약발이 빨리 떨어진다는 뜻이다. 따라서 복원력이 좋은 사람에게 약물을 사용하는 경우에는 동일한 용량을 사용해도 그 효과는 더 빨리 떨어진다. 반대로 복원력이 나빠진 사람에게 약물을 사용하는 경우에는 동일한 용량을 사용해도 약효가 세게 오래 간다. 따라서 약물 용량을 결정할 때는 환자의 복원력에 변화가 있는지를 확인해야만 한다. 대표적으로 노인이나 특정 질병(특히 간 질환이나 신장 질환)이 있는 사람은 복원력이 떨어지므로 약물 사용 시 감량을 고려해야 한다.

특히, 노인은 전반적인 대사능력과 배설능력이 떨어져 있어 약물을 대사해서 제거하는 능력이 떨어져서 복원력이 떨어지게 된다. 간은 약물을 대사하여 해독(detoxification)하는 장기이므로 간기능이 떨어져 있는 간 질환 환자의 경우에는 약물이 대사되지 않아 유효한 형태로 오래 떠돌아 다니므로 복원력이 떨어지게 된다. 신장은 약물을 몸 밖으로 배설하는 장기이므로, 신장 기능이 떨어져 있는 신장 질환 환자의 경우에는 약물이 몸 밖으로 배출되지를 않아서 약물이 체내를 오랫동안 떠돌아 다니게 되므로 복원력이 떨어지게 된다.

순응도(compliance)란 환자가 해당 약물 복용에 대해 얼마나 의료진의 지시에 잘 따르는지(=의료진의 지시에 순응하는지) 나타내는 것이다. 순응한다는 용어가 거부감을 일으킬 수도 있겠는데, 쉽게 표현하면 얼마나 약을 복용법에 맞게 잘 복용하는지 정도라고 생각하면 된다. 환자가 약물을 정해진 대로 잘 복용하면 순응도가 높고, 환자가 약물을 지시사항과 다르게 임의로 복용하는 경우에는 순응도가 낮아진다. 가령, 하루 3번 식후 30분에 복용해야 하는 약을 제때 모두 챙겨 먹으면 순응도가 좋은 것이다. 반대로, 약을 자주 거른다거나, 식후에 복용해야 하는 약을 식전에 복용한다거나, 한 번에 1알씩 3번에 나누어 복용해야 하는 약인데 저녁에 3알을 한 번에 복용한다거나 하는 식으로 정해진 복용 방법을 어기는 경우 순응도가 나쁜 것이다.

임상 현장에서 순응도는 매우 중요하고 때때로 심각한 문제를 초래하므로 유의 깊게 관심 가져야 한다. 임상 현장에서 생각보다 많은 환자분들이 복용법을 잘 지키지 않는다. 다행히도 임상에서 쓰는 약의 상당수는 복용법을 약간은 위반하더라도 심각한 문제가 생기는 경우는 많지 않다. 가령 복용법 중에 식후 30분이라는 지시는 대개의 경우 위반하더라도 큰 문제가 되지 않는다. 왜냐면 이 지시는 까먹지 않고 약을 복용하기 위한 지시인 경우가 많기 때문이다. 따라서 간혹 아침 식사를 걸렀어도 아침 식후 약을 복용하지 않는 경우가 종종 있는데, 대부분의 아침약은 아침 식사를 거르더라도 복용하면 된다. 물론 빈 속에 약을 복용하면 소화불량 등의 부작용이 증가할 가능성이 올라가기는 한다.

그러나 일부 복용법이 중요한 약물의 경우는 별도의 주의를 주어서 준수를 하도록 교육해야 한다. 일부 약물은 식전이나 식후에 먹는 것이 중요하다. 가령 철분제제는 위장의 산성도에 큰 영향을 받으므로 지시사항을 잘 준수하여 복용해야 충분한 효과를 볼 수 있다. 분복(약을 하루에 여러 차례 나누어 복용하는 것)을 하라는 지시사항의 경우는 대개는 중요한 지시사항이다. 가령 약물의 반감기가 대략 8시간 전후인 약물이라면, 일정한 혈중 농도를 유지하지 위해 하루 3번 분복을 하는 경우가 많다. 이런 약을 한 번에 몰아서 먹는다면, 복용 직후에는 과도하게 약물농도가 올라서 부작용이 많이 발생하게 되면서 약물을 건너뛴 시간대에는 약물의 농도가 낮아서 효과도 떨어지게 된다.

특히, 혈중 농도를 유지하는 것이 중요한 항생제나 정신과 약물은 분복을 잘 지키지 않으면 부작용은 증가하면서 효과는 현저하게 떨어지는 경우가 많아서 주의가 필요하다. 특히 결핵약은 단 며칠이라도 약물을 건너뛰면 내성균이 생기면서 약제를 모두 바꾸고 새로 약물치료를 시작해야 하는 중대한 문제가 발생하므로 환자에게 약물 순응도 교육을 철저히 해야 한다.

순응도에 있어 좀더 신경 써야 할 부분은 특정 환자군(어린아이, 노인 등)에게서는 약물 순응도가 낮게 나타나는 경향을 보인다는 점이다. 특히 우리나라 노인들은 약물을 아껴 먹는다거나 증상이 없는 것 같다는 이유로 복용을 종종 건너뛰는 경우가 많다. 따라서 약물을 먹다가 말다가 하는 경우 치명적인 약물의 경우는 비록 증상이 없더라도 절대 약물 복용을 건너뛰지 않도록 교육해야 한다. 이때 의료진이 환자에게 약물 복용에 대한 상세한 설명을 통하여 환자가 계획된 약물 복용에 대한 필요성을 스스로 명확히 이해할 수 있게 해주면 도움이 된다.

Rx 핵심 point

【혼동하지 말아야 할 약리학 용어들】

- Side effect(부작용): 원하는 작용 이외의 모든 작용
- Adverse effect(유해작용), Toxic effect(독작용): 부작용 중 건강을 해치는 작용
- 오용(misuse): 약물을 잘못 사용하는 것 (예: 바이러스성 감기에 항생제 사용)
- 남용(abuse): 약물을 필요치 않은 곳에 과하게 사용하는 것 (예: 수면 진정제 남용)
- 복원력(resilience): 약을 먹은 후 회복하는 능력. 회복력이 높으면 약빨이 빨리 떨어짐
- 순응도(compliance): 환자가 약물 복용에 대해 얼마나 의료진의 지시에 잘 따르는지

제 2 장

약동학과 약력학의 개념

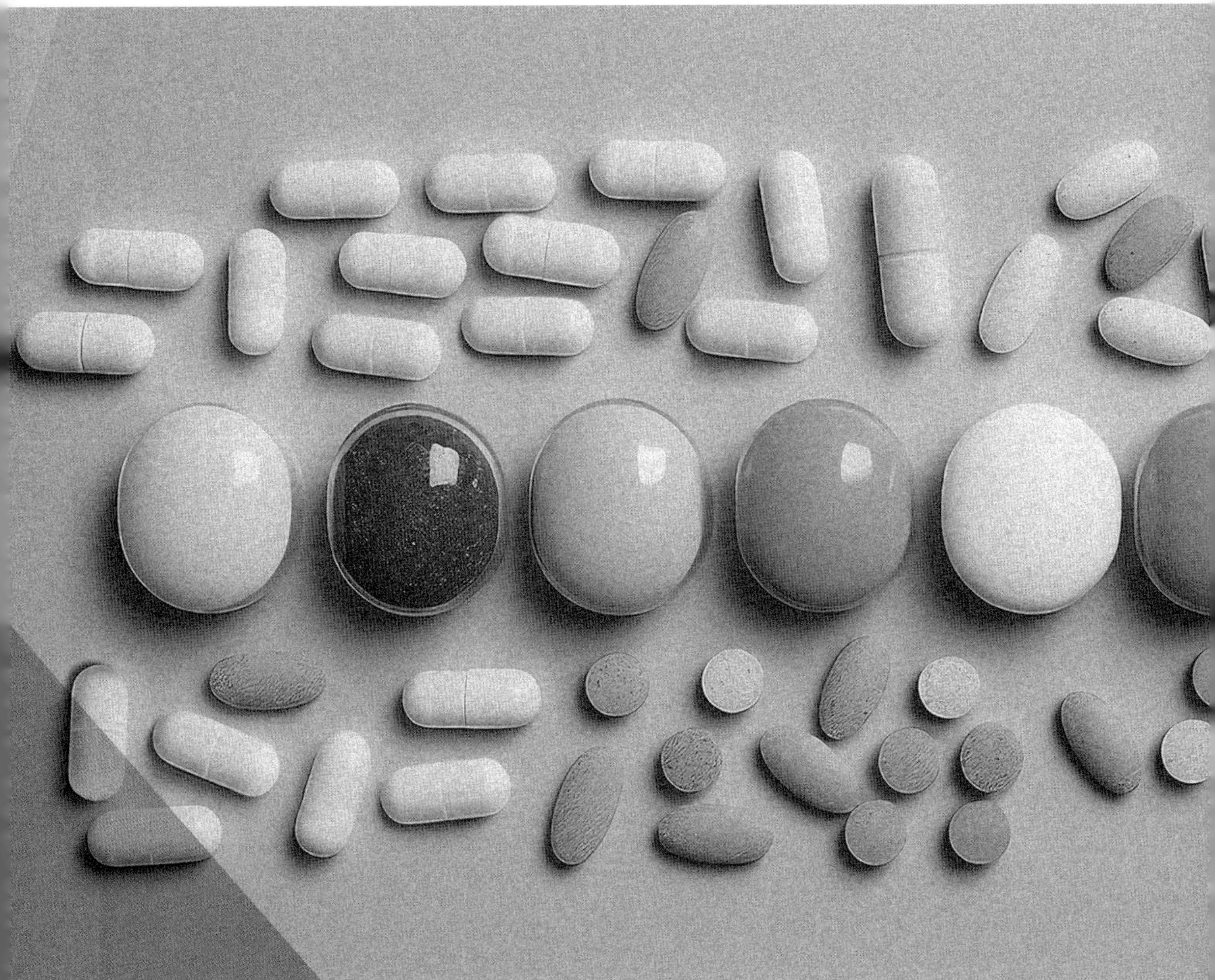

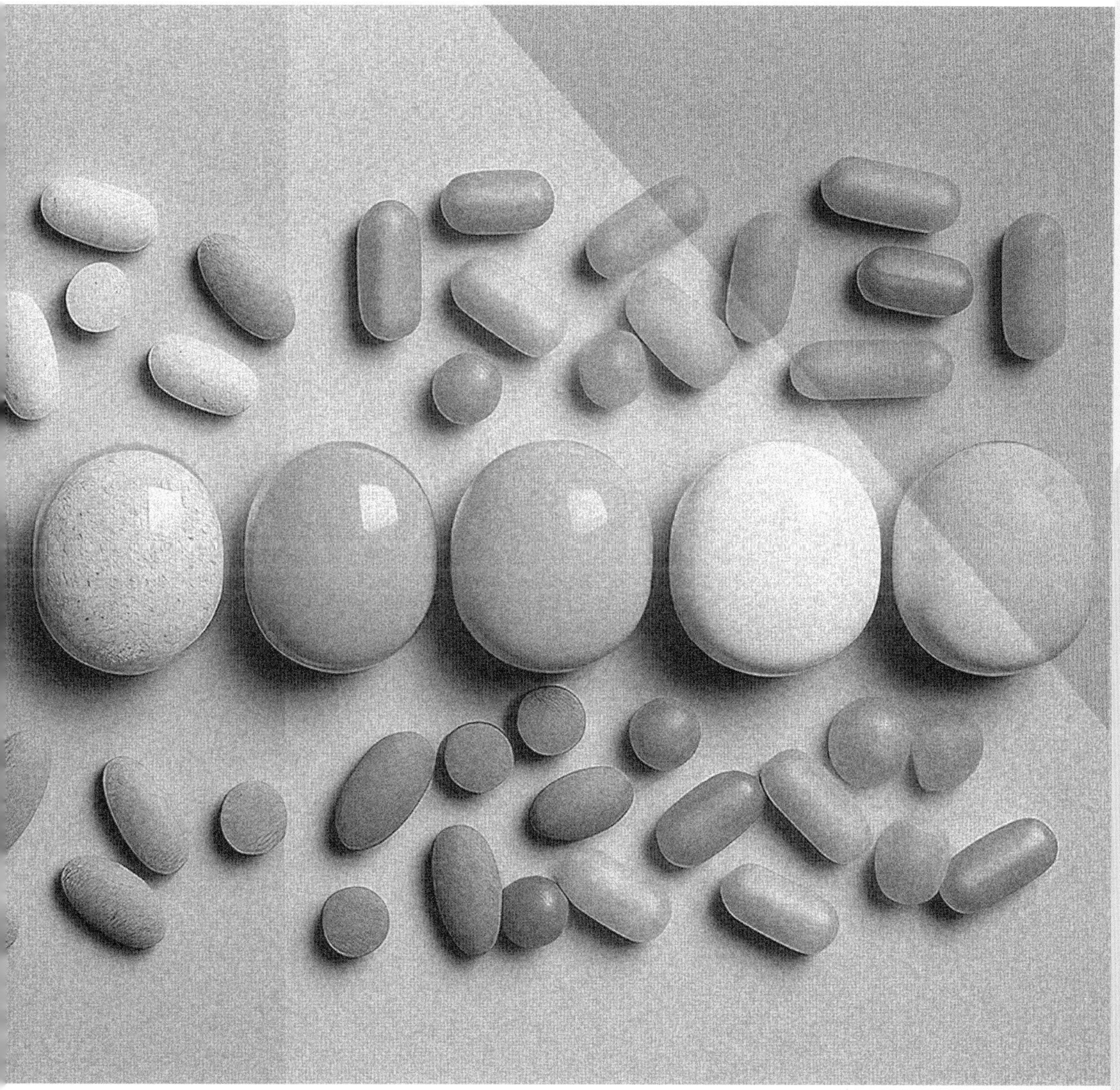

김의사박사의 이해하는 의학/과학 이야기

—

이해하는 약리학

4. 약력학(PD) vs. 약동학(PK)의 의미와 차이점 (중요)

앞장에서는 약리학의 개념과 기초적 용어에 대하여 다루어 보았다. 이제 약리학의 가장 대표적인 세부 학문인 약동학과 약력학의 개념에 대하여 알아보자. 이 두 학문은 약리학 공부를 하는 데 있어 필수적인 학문이며 약물과 관련된 실무를 하다 보면 수없이 자주 듣게 되는 단어이다. 따라서 약동학과 약력학을 정확하게 이해하고 활용하는 것은 약물 관련 업무에 종사하는데 있어서도 필수적이라고 할 수 있다. 그러나 실제 현장에서 약동학과 약력학의 개념을 잘 모르거나 혼동하는 상태로 실무를 보는 안타까운 일을 종종 볼 수 있다.

이런 일이 발생하는 주요한 이유는 이 두 개념이 헷갈리기 쉽기도 하지만, 이 두 개념의 차이에 대해 친절하고 직관적으로 설명해주는 자료들이 부족하기 때문인 것으로 사료된다. 이런 이유로 본서에서는 약동학과 약력학의 개념에 대해 별도의 단원으로 상세히 설명하고자 하니 독자들은 이런 혼동을 겪지 않게 되기를 기원한다.

이해를 돕기 위해, 일반적인 약물이 인체에 들어왔다가 빠져나가기까지의 과정을 간략히 살펴보면서 시작을 하자(그림 2-1). 물론 아래와 같은 과정 중에 일부를 거치지 않거나 다르게 거치는 예외들이 존재하며, 이런 예외들에 대해서는 각 약물의 각론을 공부할 때 다루게 될 것이므로 본서의 범위를 넘어선다.

약물이 체내에 투여된 순간부터, 배설되어 체내에서 제거되기까지 일반적으로 거치는 과정은 다음과 같다. 우선, 약물은 여러 투여경로를 통해 투여된다. 이렇게 투여된 약물은 체내로 흡수되는 과정을 거쳐야 체내로 들어갈 수 있게 되는데, 가령 경구로 복용한 약물의 경우는 소화관이 약물을 흡수해야 한다. 이렇게 흡수된 약물은 대개는 혈관 속으로 들어가며, 혈관의 혈액을 통해 약물이 온몸에 분포되어 퍼지게 된다. 물론 국소적으로 작용하는 약물의 경우 혈관에 들어가는 과정 없이 투여 장소에만 국한되어 국소적으로만 퍼져 있기도 하다.

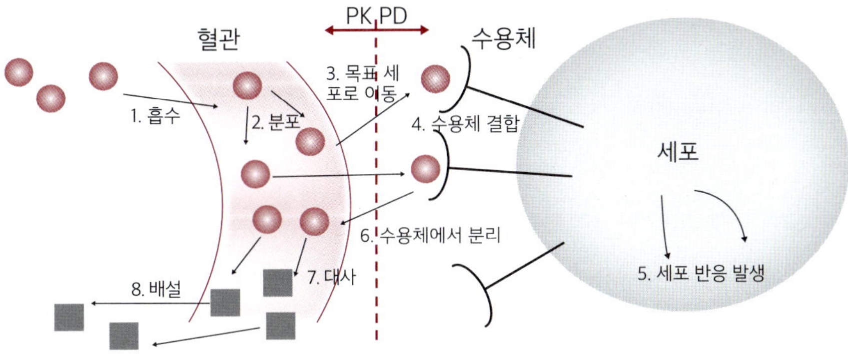

그림 2-1. 약물의 작용기전

약물이 투여되면, 가장 먼저 약물이 체내에 흡수되고(1), 주로 혈관을 통하여 온몸에 퍼지는 분포 과정을 거친다(2). 이렇게 분포된 약물이 작용을 나타내는 표적 세포(target cell) 근처까지 이동하게 되면, 표적 세포에 있는 약물 수용체에 결합하여(4) 세포 반응을 유발하게 된다(5). 시간이 지나 다시 약물이 수용체에서 분리되면(6) 다시 체내를 돌아다니다가 주로 간이나 효소에 의해 약물이 대사되고(7), 주로 신장에서 배설되어 몸 밖으로 배출되게 된다(8). 빨간 점선의 왼쪽에서 이루어지는 과정들이 약동학(PK), 오른쪽에서 이루어지는 과정들이 약력학(PD)이라고 볼 수 있다.

약물이 분포되면서 약물에 반응할 수 있는 표적 세포(target cell)를 만나게 되면, 약물은 표적 세포에 존재하는 약물 수용체(receptor)에 결합한다. 약물 수용체에 약물이 결합하면 수용체는 구조가 변화하면서 세포에 반응을 유발하고 이러한 세포반응은 세포에서 알맞은 작용을 하여 생물학적인 효과를 나타낸다.

약물이 수용체에 결합한 후에 대부분은 시간이 지나면 다시 떨어져 나오게 된다. 수용체로부터 떨어져 나온 약물은 다시 체내를 떠돌아다니다가 체내 곳곳(특히 간에 풍부하게)에 존재하는 약물대사효소들에 의해 다양한 대사과정을 거치면서 배설이 가능한 대사산물로 변형된다. 이렇게 변형된 대사산물은 다양한 경로(주로 신장)를 통해 배설되어 체내에서 제거된다.

교과서적인 정의를 설명하자면, **약동학**(pharmacokinetics, PK)은 약물에 대한 신체의 작용을 의미하며, **약력학**(pharmacodynamics, PD)은 신체에 대한 약물의 작용을 의미한다. 언뜻 들었을 때 이러한 정의가 직관적이지는 않으므로 부연 설명을 하도록 하겠다.

그림 2-1에서 설명한 일반적인 약물의 작용기전에 나타난 단계들을 크게 2가지로 나눠 볼 수 있다. 하나는 물리적, 화학적으로 설명되는 과정들인 약물이 체내로 흡수되고, 퍼져 나가고, 대사되고, 배설되는 부분이다. 다른 하나는 생물학적으로 설명되는 과정들로서 약물이 세포에 있는 수용체에 달라붙고, 특정 작용을 통하여 세포가 어떠한 효과와 반응을 보이는지와 같은 과정이라 할 수 있다.

영어단어 동학(kinetics)이 물리학같은 느낌을 주는 기계적인 단어이고, 역학(dynamics)이 역동적이고 생물학적인 느낌을 주는 단어라는 것을 상기하면 전자인 물리학적 화학적인 과정들을 약동학(pharmacokinetics), 후자인 생물학적으로 설명되는 과정들을 약력학(pharmacodynamics)라고 정의했을 것이라고 유추할 수 있다. 결국, 그림 2-1에서 빨간 점선으로 표시한 부분 왼쪽에 있는 단계들을 약동학(PK)으로, 빨간 점선의 오른쪽에 위치한 단계들을 약력학(PD)이라 이해할 수 있다.

보다 상세히 설명하자면, 약동학은 약물에 대한 신체의 작용으로서 약이 체내에 어떻게 퍼지고 대사되는가를 나타내는 것으로 약물의 효과에는 관심이 없다. 약동학은 크게 흡수(Absorption), 분포(Distribution), 대사(Metabolism), 배설(Excretion)이라는 네 가지 과정(ADME)으로 나뉠 수 있다. 그래서 약동학은 ADME에 대한 학문이라고 정의하기도 한다. ADME 모두 신체가 약물에 가하는 작용들이라는 점을 상기하기 바란다.

반대로 약력학은 신체에 대한 약물의 활동으로서, 약물이 수용체에 붙어서 무슨 작용을 하는가를 나타내는 것으로, 약물의 효과에 대한 학문이다. 약력학에서는 주로 Agonist(효현제), Antagonist(길항제), Potency(효능), Efficacy(효력), 용량-반응 곡선(Dose-response curve), 치료지수(Therapeutic index) 등의 개념에 대해 다루게 된다.

이들 용어에 대해서는 추후 약력학 단원에서 자세히 설명할 것이므로 간략히만 설명하자면, Agonist는 약물이 세포 고유의 기능을 하는 경우를 의미하고, Antagonist는 약물이 수용체에 결합하여 아무 작용도 하지 않을 때를 의미한다. 즉, 약물의 효과에 대한 개념이다. 나머지 용어들 역시 약물이 어떻게 세포에 결합하여 작용하는가에 대한 개념들이다. 약력학에서 다루는 개념들은 약물이 신체에 가하는 작용들이라는 점을 상기하기 바란다.

앞으로 서술될 약리학 총론 단원의 대부분은 지금 설명할 약동학과 약력학에 대한 것이다. 본서에서는 학문의 구조에 따라 단원을 구분할 것이므로 각 단원의 양이 방대할 뿐만 아니라 분량에서도 단원 차이에 편차가 클 것이다. 그럼에도 불구하고, 이러한 방식은 독자들이 약리학이라는 학문을 머릿속에 구조화하고 이해하는 데 큰 도움이 되기 때문에 이와 같은 방식을 채택하였다. 독자들께서는 항상 차례의 위계질서(hierarchy)를 통해 현재 공부하는 부분이 약리학이라는 학문의 어느 위치에 해당하는 것인지를 상기하면서 공부를 하면 공부의 줄기를 파악하고 길을 잃지 않는 데 큰 도움이 될 것이다.

℞ 핵심 point

【약동학과 약력학의 개념】

- **약동학(pharmacokinetics, PK)**: 약물에 대한 신체의 작용(신체 ⇨ 약물). 약물의 흡수(Absorption), 분포(Distribution), 대사(Metabolism), 배설(Excretion)에 대한 학문(=ADME에 대한 학문).

- **약력학(pharmacodynamics, PD)**: 신체에 대한 약물의 작용(약물 ⇨ 신체). 약물이 수용체(receptor)에 붙어 무슨 작용을 하고 어떠한 생물학적인 반응과 효과를 보이는지에 대한 학문. 주요 개념으로 Agonist(효현제), Antagonist(길항제), Potency(효능), Efficacy(효력), 용량-반응 곡선(Dose-response curve), 치료지수(Therapeutic index) 등에 대해 다룸.

제 3 장

약력학(Pharmacodynamics, PD)

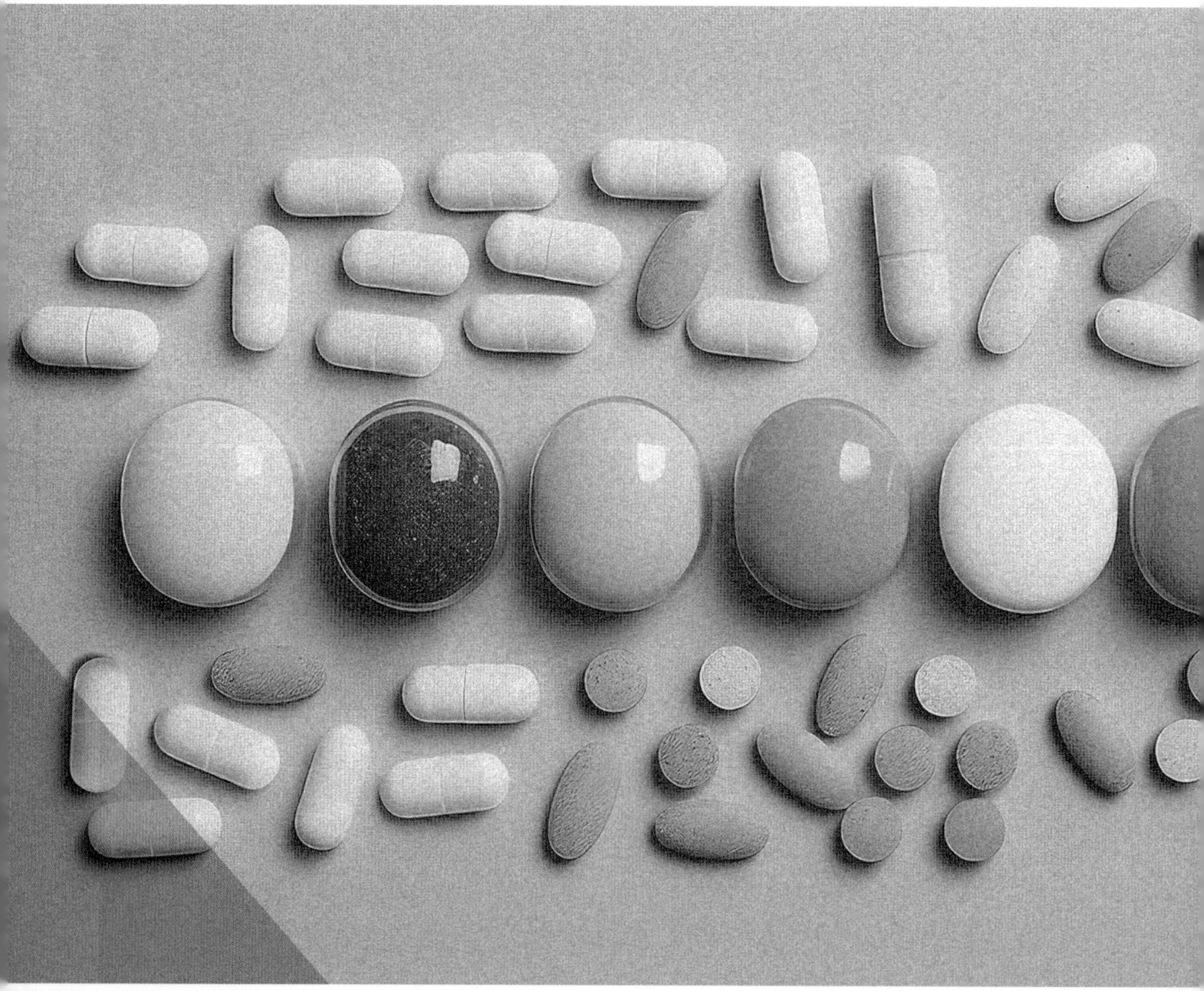

CONTENTS

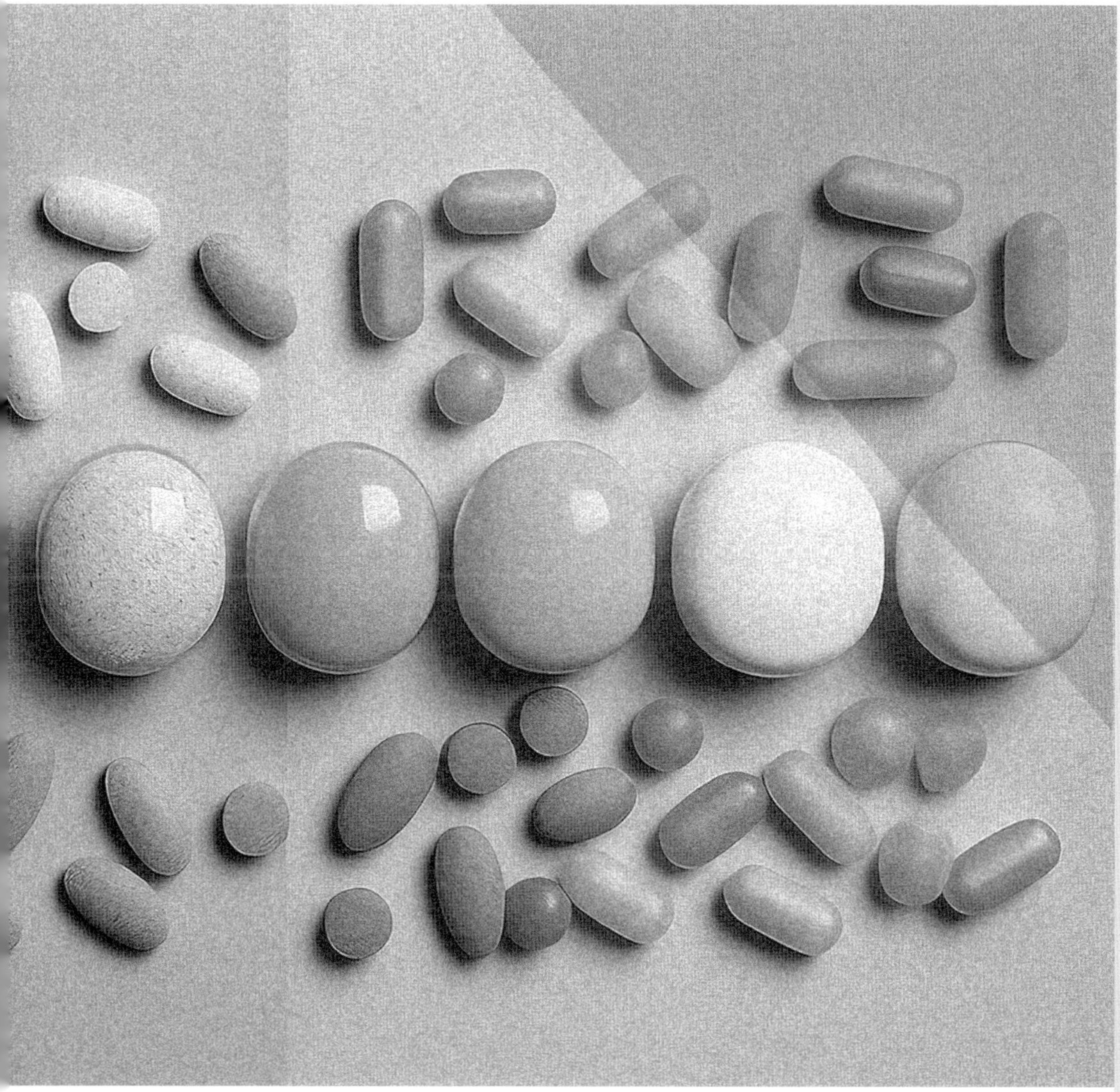

1. 약력학이란?

김의사박사의 이해하는 의학/과학 이야기

—

이해하는 약리학

5. 용량-반응 곡선 (1) 개념, 단계형 용량-반응 곡선

앞장에서 설명하였듯이 **약력학**(Pharmacodynamics, PD)은 신체에 대한 약물의 작용, 즉 약물이 신체에 가하는 생물학적인 효과를 다루는 것이라 할 수 있다. 약력학에서 다루게 되는 분야들로는 약물이 수용체와 어떻게 결합하고 생물학적인 반응을 보이는지를 나타내는 반응--용량 곡선(Dose-response curve), 약물의 치료효과와 위해효과에 따른 치료 농도를 결정하기 위해 사용되는 치료지수(Therapeutic index), 약물이 얼마나 수용체에 잘 결합하는지를 나타내는 Potency(효능), 수용체에 결합한 약물이 나타내는 효과의 크기를 나타내는 Efficacy(효력), 수용체에 결합하여 세포 고유의 효과를 나타내게 하는 Agonist(효현제), 수용체에 결합하여 아무 작용도 하지 않는 Antagonist(길항제) 등의 개념에 대해 공부하게 된다. 이들 분야는 모두 약물이 신체에 가하는 작용이라는 점에서 약력학의 분야의 속한다는 사실을 다시 한번 상기하자. 참고로 신체가 약물에 가하는 작용들인 약물의 흡수, 분포, 대사, 배설 작용은 약동학의 관심분야이다.

2. 용량-반응 곡선(Dose-response curve)

약력학의 첫 주제로서 용량-반응 곡선에 대해 알아보도록 하자. 약물을 투여하는 용량에 따라서 신체는 다른 정도의 반응을 보이게 된다. 직관적으로 생각해봐도 약물을 많이 투여하면 신체의 반응은 더 커지게 될 것이다. 그러나 약물 용량이 증가함에 따라 정확히 얼마나 반응이 커지게 될 것인가? 이를 이해하기 위해 약물 용량에 따른 인체의 반응 정도를 그래프로 표현한 것이 **용량-반응 곡선**(Dose-response curve)이다. 약물의 용량에

따른 반응의 정도는 약리학을 학습하는 동안 지속적으로 다루게 되는 주제로서, 용량-반응 곡선은 추후 다른 개념들을 공부하는데 있어서도 계속 출현하게 되므로 용량-반응 곡선에 대한 이해는 매우 중요하다고 할 수 있다.

약물 용량에 따른 인체의 반응은 크게 단계형(graded) 반응과 실무형(quantal, all or none) 반응으로 나눠볼 수 있다. 단계형 반응이란 약물의 용량이 올라갈수록 반응 역시 연속적으로 오르는 형태로서, 인슐린 투여 후 혈당이 연속적으로 내려가거나 고혈압 약물을 투여하면 혈압이 점차 내려가는 것처럼, 연속적인 지표를 측정한 곡선이다. 반대로 실무형 반응은 약물 투여로 일어난 신체의 반응을 생사여부처럼 반응의 유무를 통해 "있다(all) 혹은 없다(none)"라는 2가지 범주로만 나누어서 표현한 곡선이다. 물론 다른 형태의 용량-반응 곡선도 존재할 수 있으나, 본서에서는 가장 널리 쓰이는 이 2종류의 곡선에 대해서만 논할 것이다.

참고로 본 용량-반응 곡선 단원에서 이해를 돕기 위해 매우 단순화하거나 변형을 한 수식과 계산이 많이 등장하는데, 엄밀히는 정확하지 않은 설명들이므로, 이해에 도움이 되지 않는다면 수학적인 부분은 건너뛰어도 무방하다.

가. 단계형 용량-반응 곡선(Graded dose-response curve)

단계형 용량-반응 곡선은 약물의 용량 및 농도와 반응의 관계를 단계적으로 나타낸 곡선으로써, 주로 연속적인 지표 반응에 대한 곡선이다. 연속적인 지표라고 함은, 혈당, 혈압, 심장의 수축력, 신장 혈류량 등 연속적으로 측정 가능한 지표들을 뜻한다.

단계형 용량-반응 곡선을 표현하는 방법은 다양하지만, 가장 대표적인 2가지는 산술용량-반응 곡선과 대수용량-반응 곡선이 있다. 두 용량-반응 곡선 모두 x축은 약물의 용량, y축은 반응으로 약물 용량에 따른 반응 정도를 나타내는 곡선이다. y축의 약물에 대한 반응 정도는 편의상 맨 위를 최대 반응 정도인 100%로 설정하고서 % 정도로 표시하고는 한다(BOX 1). 산술용량-반응 곡선은 이름 그대로 x축을 산술적으로 1,2,3,4,5...순서대로 증가하게 표시한 곡선이다. 반면, 대수용량-반응 곡선은 이름 그대로 x축을 대수적(=지수적)으로 10,100,1000,10000...(혹은, 10^1, 10^2, 10^3, 10^4....)으로 대수적으로 증가하게 표시한 곡선이다. 표기하기 용이하도록 x축의 값들에 log를 취하여 log(x)=1, 2, 3, 4...로 표시하기도 한다. 일부 학생들의 경우에는, 직관적으로 생각했을 때 떠오르는 산술 용량-반응 곡선으로 충분할 것 같은데, 왜 굳이 대수용량-반응 곡선이란 것을 따로 만들어서 헷갈리게 하는가 싶을지도 모르겠다. 이를 이해하기 위해 이제 이 두 가지의 단계형 용량-반응 곡선에 대해 알아보도록 하자.

참고로 일반적으로 생각하는 약물에 대한 대부분의 반응은 단계형 용량-반응곡선을 따르게 된다. 따라서 이후 다른 단원들에서 별다른 설명 없이 용량-반응 곡선이 나왔다면, 단계형 용량-반응 곡선, 그중에서도 가장 널리 쓰이는 곡선인 단계형 대수용량-반응 곡선이라고 생각하고 그래프를 분석해도 무방하다.

Box 1: 용량-반응 곡선의 y축을 약물 반응 정도의 백분율(%)로 표기하는 이유

이 부분은 학부생 수준에서 굳이 알아야 하는 내용은 아니므로 각주로 적으려고 하였으나, 이해를 돕기 위해 서술하다 보니 분량이 많아져서 Box에 넣은 부분으로, 건너뛰어도 무방한 내용이다. 그럼에도 불구하고 필자는 공부할 때 궁금했었던 내용이라서, 혹시라도 궁금해 할 독자를 위해 마련한 파트임을 밝힌다.

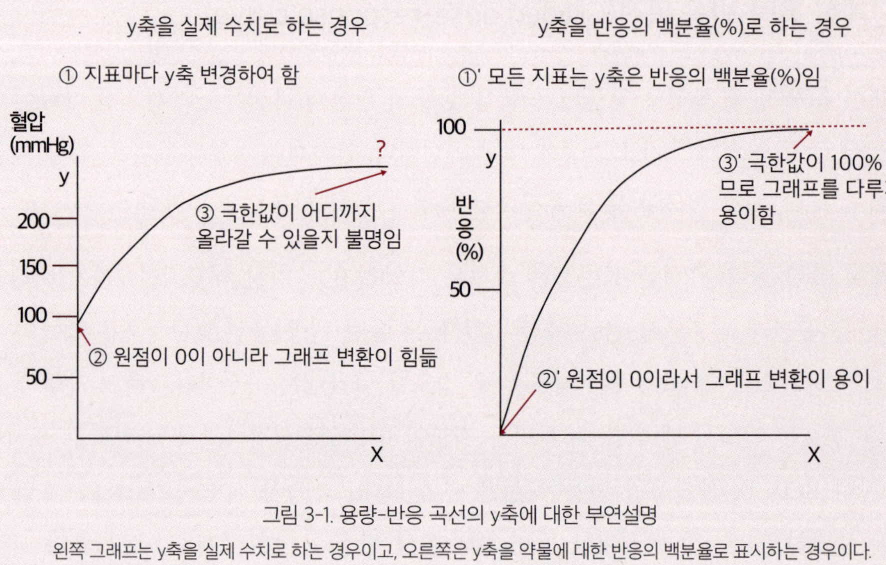

그림 3-1. 용량-반응 곡선의 y축에 대한 부연설명

왼쪽 그래프는 y축을 실제 수치로 하는 경우이고, 오른쪽은 y축을 약물에 대한 반응의 백분율로 표시하는 경우이다.

만약 y축의 약물 반응을 %로 표시하지 않고, 원래 수치를 표기한다면 어떤 일이 생길까?(그림 3-1)
가령 인슐린에 대한 반응인 혈당 수치를 y축으로 해서 표기해보는 것이다. 이러면 직관적이고 이해가 쉬울 것이라고 생각될 수 있지만, 의외로 여러 가지 귀찮은 문제점들이 생긴다.
첫 번째로, 반응 종류에 따라 y축의 눈금이 매번 바뀌어야 할 것이다(그림의 ①). 가령 혈당의 경우에는 y축이 0~수백까지의 범위를 포함하는 mg/dL 단위의 축이 되고, 혈압의 경우에는 y측이 0~약 200까지의 범위를 포함하는 mmHg 단위의 축이 되어야 할 것이다. 반면 약물 반응의 %로 표기하면 y축의 눈금 자체는 변할 필요가 없다(그림의 ①'). 명칭만 매번 바꾸면 될 일이다.
두 번째로, 각 그래프가 원점에서 시작하지 않는 경우가 많아서 혼동이 될 것이다(그림의 ②). 가령, 혈당이나 혈압의 경우라면, 약물이 없는 경우에도 혈당이나 혈압이 0이 되지는 않으므로, 그래프가 원점이 아니라 y축의 기저수치 지점(가령 혈당이라면 공복혈당의 최저치, 혈압이라면 이완기 혈압의 최저치)에서 시작하게 되므로, 추후 그래프를 다루고 분석하기 복잡해지는 단점이 있다. 반면 y축을 약물 반응의 백분율로 표시한다면, 약물이 없는 원점에서 약물 반응의 백분율은 항상 0%므로 원점에서 그래프가 시작된다(그림의 ②').
셋째로, 그래프의 상한이 점근선이 아니라 이론상 상한치가 되므로 그래프 표기가 난감해진다. 가령, 혈압을 올리는 약물이 있을 경우에, 약물이 올릴 수 있는 혈압의 상한치를 100%라고 하면, y축의 최대값은 100%이고, 아무리 약물 용량을 올려도 100%에 무한히 가까워질 뿐, 100%를 넘지는 못 한다(그림의 ③'). 그리고 실제 현장에서, 약물의 이론적 상한치만큼의 효과를 나타낼 용량의 약물을 투여하는 것은 불가능하다. 왜냐하면, 이론상 상한치는 모든 수용체를 약물이 모두 점유하여야 가능한데, 이것은 실제로는 불가능하고 이론상 약물을 무한정 투약했을 때의 극한값이기 때문이다. 따라서 실제 혈압 수치를 적어 넣게 된다면, 이론상 y축의 값은 아주 적게나마 계속 올라가야 하므로 수학적으로 생각하기에 복잡하게 된다(그림의 ③).
넷째로, 수치를 감소시키는 약물의 경우 반대로 해석해야 하는 복잡함이 생긴다. 가령, 혈당을 낮추는 인슐린의 경우 y축을 반응 정도의 %로 표시하게 되면 점차 약물 반응이 증가하는 그래프로 표현 가능하지만, 혈당으로 표현하게 되는 경우 약물 용량이 증가할수록 혈당은 감소하는 그래프를 그려야 한다. 물론 이는 y축을 혈담 감소폭으로 정의하면 해결되는 문제이긴 하지만, 직관성이 떨어지게 된다. 추후 다른 단원들을 공부하다가 보면, 약물 반응을 최대 효과의 %로 표현하는 것이 그래프를 다룰 때 얼마나 유용하고 편리한지 이해하게 될 것이다.

1) 단계형 산술용량-반응 곡선

산술용량-반응 곡선은 이름 그대로 x축의 약물농도를 산술적으로 1, 2, 3, 4, 5...순서대로 증가하게 표시하고, 이에 상응하는 반응을 y축으로 나타낸 용량-반응 곡선이다. 인체에 단계형 반응을 일으키는 약물은 보통 저용량 구간에서는 그 반응 정도가 매우 극적으로 나타나지만, 이후 약물 수용체가 점점 포화되어가면서 점점 약물농도가 증가해도 반

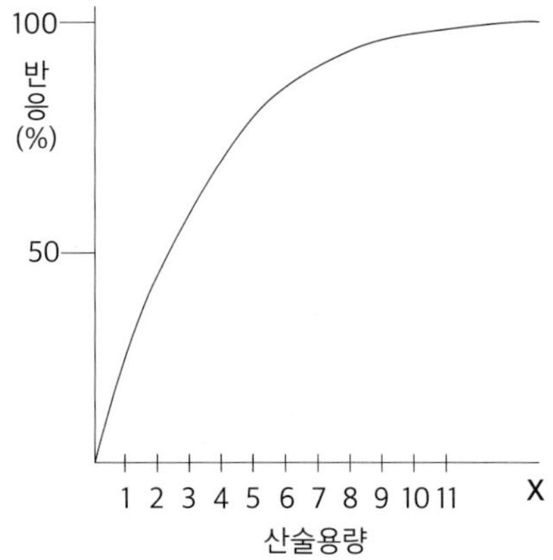

그림 3-2. 산술용량-반응 곡선

위 그림은 단계형 용량-반응 곡선 중 산술용량-반응 곡선 중 대표적인 곡선을 표현한 것이다. x축은 약물의 산술용량이며, y축은 반응 정도를 %로 표기하였다.

응의 증가 정도가 감소하는 경향을 보인다(그림 3-2, BOX 2).

이해를 위해 일상에서의 예시로 설명해보자면, 배가 굶주린 상태에서는 밥을 한 숟갈 더 먹을 때마다 포만감이 급격히 증가한다.(= 밥의 용량이 적을 때는 용량이 늘수록 포만감이라는 반응이 급격히 증가) 그러나 배가 불러올수록(= 먹은 밥의 용량이 늘어날수록) 밥을 한 숟가락 더 먹었을 때 증가하는 포만감의 폭은 점점 적어진다(= 반응 증가폭은 점점 작아진다). 계속 밥을 먹으면 포만감은 나아지지 않으면서(= 약물 반응은 증가하지 않으면서), 배가 빵빵하게 부풀어서 아프기만 할 뿐이다(= 약물 부작용만 증가한다). 음식물은 약물이 아니므로 본 예시는 약물 반응의 예시라고 할 수는 없지만, 약물 반응의 증가폭이 변화하는 원리를 직관적으로 이해하기 위해 약물 대신 음식물의 예시를 사용하였다.

BOX 2: 단계형 산술용량-반응 곡선에서 x축이 증가할수록 y축의 증가폭이 작아지는 이유

이 단계형 산술용량-반응 곡선이 저용량 구간에서는 약물 용량이 증가할 때 반응이 크게 증가하지만, 용량이 높아질수록 반응 증가폭이 작아지는 이유에 대해 매우 단순화하여 이해해보자면 다음과 같이 설명해볼 수 있다(그림 3-3).

우리 몸의 약물 A에 대한 수용체가 5개가 있다고 가정해보자. 처음에 약물을 3개를 넣었다면, 이 약물들은 5

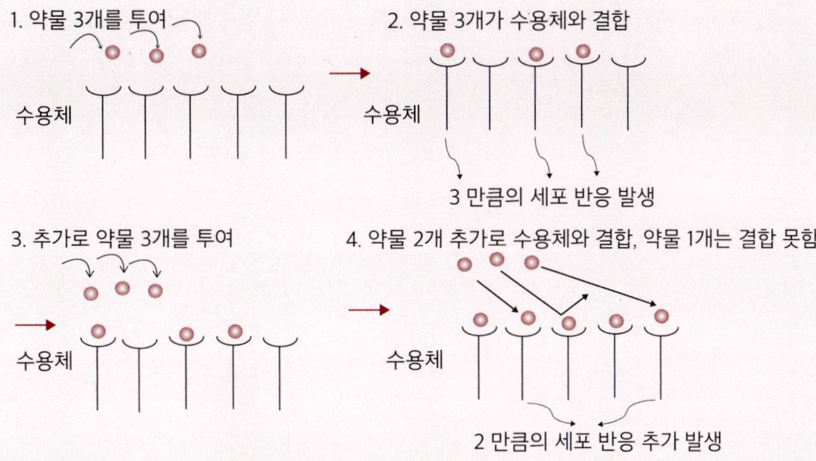

그림 3-3. 단순화한 약물 용량이 증가할수록 반응폭 증가량이 작은 이유

단순화해서 설명하면, 약물에 대한 수용체가 5개가 있다고 가정하고 약물을 처음에 3개 투여한 경우는 모두 수용체에 결합하여 3만큼의 반응을 유발한다. 그러나 이후 3개의 약물을 추가로 투여하면, 남은 수용체 자리가 2개뿐이므로, 1개의 약물은 결합할 곳이 없어서 수용체와 결합한 2개 약물만큼의 반응만 추가로 발생하게 된다. 여기에 추가로 약물을 투여해도, 결합할 수용체 자리가 없으므로 반응이 더 증가하지 못할 것이다. 물론 이 설명은 이해를 돕기 위해 지극히 단순화했으므로 엄밀히는 틀린 설명이다.

개의 텅 비어있는 수용체들을 맞이하므로 아무 수용체와 결합하면 된다. 따라서 약물이 결합한 수용체가 3개가 생기므로 3만큼의 반응이 만들어지게 될 것이다. 그러나 다음에 약물 3개를 더 넣게 된다면, 이미 60%의 수용체는 약물과 결합해 있기 때문에 새로 들어온 약물 중 최대 2개만이 추가로 결합할 수 있고 나머지 약물은 결합할 곳이 없게 된다. 따라서 추가로 만들어지는 반응은 추가로 결합한 약물 2개 어치만큼의 반응만 추가로 생길 것이다. 여기에 약물 3개를 더 넣으면 이미 수용체는 가득 차 있으므로 추가적인 반응의 증가는 없을 것이다. 즉, 똑같이 약물을 3개씩 증량하더라도 처음에 3개는 3만큼의 반응을 추가로 만들지만, 다음 3개는 2만큼의 반응을, 다음 3개는 0만큼의 반응을 만들게 된다. 이 예시는 엄밀히는 틀린 설명이지만, 대략적으로 감을 잡기 위해 매우 단순화한 예시이므로 대략 이런 방식이라고 이해해도 무방하다.

위 설명을 이해하고 나서도 의문이 드는 분들을 위해 보다 엄밀한 설명을 추가하고자 한다(그림 3-4). 사실 약물은 한번 수용체와 결합하면, 계속 결합한 채로 있는 것이 아니다. 약물은 끊임없이 1초에도 여러 번 수용체와 결합했다가 분리되었다가를 반복한다. 따라서 보다 엄밀하게 설명을 하자면 다음과 같이 된다. 약물은 수용체가 모두 비어있더라도 수용체에 대한 친화도(receptor affinity)에 따라(다음 단원에서 potency[효력]라는 개념으로 배우게 될 것이다) 수용체에 결합해 있는 약물의 개수가 달라진다. 약물은 친화도에 따라서 그림 3-4에서 나온 다양한 상태를 끊임없이 왔다갔다 할 것이다. 가령, 친화성이 낮은 약물은 수용체와 덜 결합해 있으려고 할 것이므로 그림 3-4 중에서 약물이 1개만 결합해 있거나 결합해 있지 않은 상태에 자주 놓이게 되고 2~3개가 동시에 결합한 상태에는 드물게 놓이게 될 것이다.

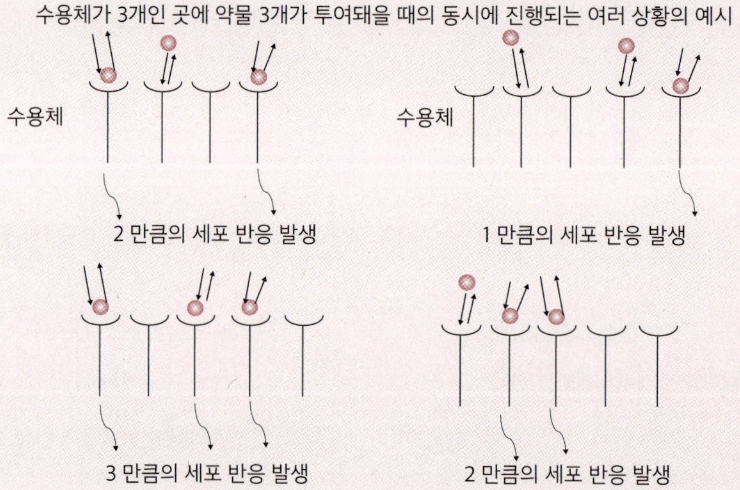

그림 3-4. 약물과 수용체 사이의 역동적인 상호작용의 예시

약물은 수용체와의 결합 친화도(affinity)에 따라 끊임없이 수용체와 결합했다가 분리되었다는 반복하는 역동적인 작용이 일어난다. 따라서 그림처럼 수용체 개수가 5개인 곳에 약물이 3개 투여된다고 가정했을 경우, 위의 예시들과 같은 다양한 상태가 공존하는 역동적인 상태에 놓이게 된다. 약물이 얌전하게 3개 모두 수용체에 달라붙어서 떨어지지 않는 상태로 있는 정적인 상태로 존재하는 것이 아님에 주의하라.

반대로 친화성이 높은 약물은 수용체와 더 많이 결합해 있으려고 할 것이므로, 그림 3-4의 상태들 중에 약물 2~3개씩 결합한 상태에 더 오래 놓이게 되고, 0~1개 결합한 상태에 놓일 확률은 낮아질 것이다. 편의상 친화도 정도가, 수용체가 5일 때 평균적으로 3개 중 2개 정도의 약물이 결합해 있는 상태라고 해보자. 처음에 약물 3개를 넣으면, 이 3개의 약물 중 2개의 약물이 수용체와 결합할 것이다. 여기에 3개의 약물을 더 넣으면, 이미 평균적으로 2개의 수용체는 약물과 결합해 있는 상태이므로, 나머지 3개의 수용체 자리를 놓고 경쟁하게 된다. 약물 용량이 2배가 되었고 친화도는 같더라도, 수용체 5개 자리를 약물 6개가 경쟁을 하게 되므로, 약물이 결합하려고 할 때 이미 결합한 약물에 의해 튕겨져 나갈 확률이 증가하므로, 수용체에 결합할 확률은 2배보다 작은 확률이 된다. 따라서 약물에 의한 반응 역시 2배보다 작은 만큼이 되므로, 증가폭은 감소하는 결과가 된다.

만약 여기에 약물을 3개 더 넣어서 총 9개의 약물이 돌아다니고 있다고 가정해보자. 이제는 5개의 수용체 자리를 놓고 다투는 약물은 6개에서 9개로 증가하므로, 아마도 대부분의 수용체에는 약물이 결합해있게 될 것이다. 따라서 이미 자리를 잡고 있는 약물 때문에 결합하지 못하고 튕겨 나올 확률도 더욱 증가하므로, 그만큼 확률이 약간 감소한다. 이렇게 수용체가 포화 상태에 가까워지면, 반응은 거의 100%에 가까워지지만, 수용체의 개수는 제한되어 있으므로 상한값이 정해져 있어서 반응의 증가는 더더욱 적어지게 된다.

이렇게 사실상 포화가 된 상태에서도 더 많은 약물을 넣는다면, 아주 약간이라도 모든 수용체가 약물에 의해 결합되어 있을 확률이 오르게 된다. 그러나 그렇다고 해서 수용체 100%를 초과하는 반응을 나타낼 수는 없으므로, 이렇게 약물농도가 증가할수록 조금씩 반응 100%에 한없이 가까워지게 되는 것이다. 이 예시 역시 엄밀히는 틀린 설명이지만, 처음 설명에 비해서는 더 정확한 설명이라고 할 수 있다.

이 상황을 이해하기 쉽게 비유하면 버스를 타는 상황과 비슷하다. 버스라는 신체에서 의자라는 수용체에 앉아있는 사람이라는 약물이 반응을 유발한다고 생각해보자. 처음에 빈 버스에 사람이 타면 대부분의 사람은 앉을 수 있다(= 대부분의 약물이 수용체에 결합). 그러나 점점 더 많은 사람이 타면, 이들 중 일부는 어쩔 수 없이 서서 가게 될 것이다(= 수용체에 결합하지 못하는 약물이 생김). 왜냐하면 앉으려고 해도 이미 앉아있는 사람이 있으면 앉지 못하기도 하고(= 이미 수용체에 결합한 약물이 있는 경우), 어떤 사람은 앉았다가도 일어나기도 하고(= 수용체에서 분리되기도 하고), 버스에서 내리기도(= 배설되기도) 하기 때문이다.

그런데 버스에 사람이 늘어나면 늘어날수록(= 약물 용량이 늘수록) 누군가가 앉아있는 의자의 비율은 늘어난다(= 약물과 결합한 수용체의 비율은 늘어난다). 그러나 빈 자리가 다소 있더라도 일부 사람은 서 있고는 한다(= 약물이 많다고 수용체와 100% 결합해 있는 것은 아님). 그런데 버스에 탄 사람의 수가 더 늘어난다면, 아무리 서 있거나 내리는 사람이 있더라도 버스의 의자는 거의 항상 대부분 누군가가 앉아있게 될 것이다(= 반응이 거의 100%에 수렴함). 그러나 아무리 사람이 많아도(= 아무리 약물을 많이 투여해도), 의자 수보다 많은 사람이 앉아있을 수는 없다(= 최대 반응을 넘길 수는 없다). 그저 빈 의자가 남아있을 확률이 감소할 뿐이다(= 점점 점근선인 최대 반응에 다가갈 뿐이다). 이렇게 끊임없이 사람이 타고, 내리고, 앉고 서는 버스의 모습은 실제 약물-수용체 상호작용 모습과 상당히 유사하다. 그리고 이러한 약물과 수용체의 역동적인 상호작용이 머릿속에 그려진다면, 약리학이라는 학문을 이해하는데 큰 도움이 될 것이다.

비록 산술용량-반응 곡선의 형태는 약물마다 다를 수 있으나 이는 수학적으로 $y=1$(100% 반응)을 점근선으로 하며 원점을 지나는 그래프로 표현할 수 있다. 이러한 형태의 그래프는 약물의 종류와 반응의 종류에 따라서 무수히 많은 식을 보일 수 있다.

결론적으로, 상술한 원리들로 인해 약물 용량이 증가하면 증가할수록 반응이 증가하는 폭은 점점 감소하게 된다. 결국 거의 모든 수용체가 포화되는 수준에 이르면, 이후로는 추가로 약물을 투여하여도 추가로 반응이 거의 증가하지 않게 된다. 그래서 그래프 상의 100%의 점근선을 향해 점점 나아가는 것이다.

위의 산술용량-반응 곡선 그래프는 약물과 인체의 반응에 대해 직관적으로 이해하는데는 도움 될 수 있으나, 실제로 연구나 임상에서 약물에 대한 정보를 얻기 위해 이를 사용하기는 상당히 어렵다. 왜냐하면, 임상적으로는 반응 정도가 50% 이상인 구간이 효과가 있다고 간주하므로, 반응 정도가 50% 이상인 약물 용량 구간의 그래프가 연구나 임상에서 중요한 구간이 되기 때문이다. 그런데 그림 3-2의 x축을 산술용량으로 하는 용량 반응 곡선 그래프에서는 중간반응(y = 50%인 곳)을 보이는 구간은 용량 증가에 따른 반응의 증가 폭이 너무 커서 중간반응 전후의 용량과 반응의 관계를 파악하기가 어렵다. 그 밖에 약물의 특성을 파악하는데 중요한 여러 지표를 찾아내기도 어렵다. 이러한 산술 용량-반응 곡선의 한계를 극복하기 위해 대수적으로 변환한 그래프가 다음에 다룰 결합해 있는-반응 곡선이다.

2) 단계형 대수용량-반응 곡선

대수용량-반응 곡선은 이름 그대로 x축을 대수적(=지수적)으로 10, 100, 1000, 10000...(혹은, 10^1, 10^2, 10^3, 10^4....)으로 증가하게 표시한 곡선이다. 표기에 용이하도록 x축의 값들에 log를 취하여 log(x)=1, 2, 3, 4...로 표시하기도 한다.

앞서 설명했듯이 산술용량-반응 곡선은 중간용량 이상의 구간이 잘 보이지 않고, 보다 자세한 분석이 힘들다는 한계로 인해 편의상 실제 연구와 임상에서는 x축이 대수적으로 증가하는 대수용량(=log 용량)-반응 곡선이 쓰인다(그림 3-5). 따라서 이후에 별도의 설명 없이 용량-반응 곡선으로 표시된 경우는 대부분 대수용량-반응 곡선이라고 간주해도 무방하다.

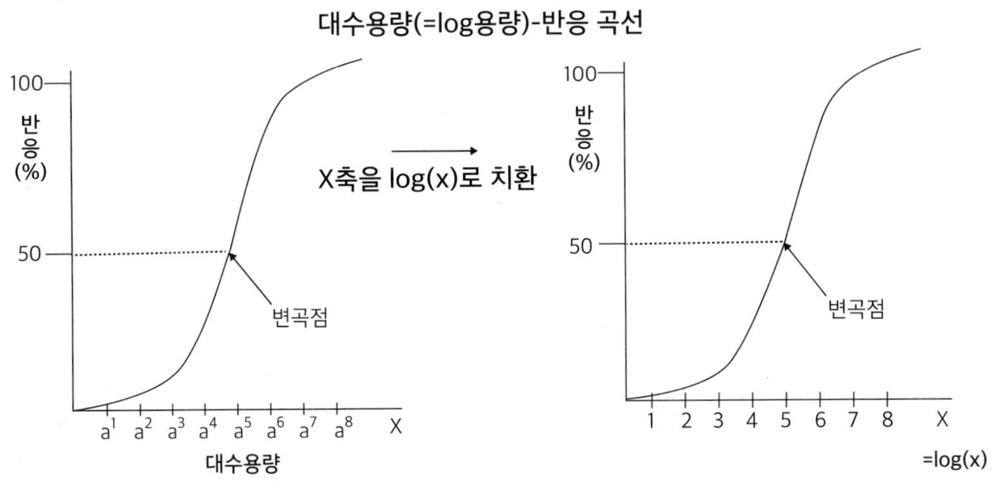

그림 3-5. 대수용량-반응 곡선

위 그림은 단계형 용량-반응 곡선 중 대수용량-반응 곡선 중 대표적인 곡선을 표현한 것이다. x축은 약물의 대수용량(=log용량)이며, y축은 반응 정도를 %로 표기하였다. a는 그래프를 그리는 필요에 따라 달라지므로 문자로 표기하였다.

그림 3-5를 보면 알 수 있듯이, x축을 산술용량으로 표기했다가 대수용량으로 표기를 바꾸면서, 그래프의 모양이 함께 바뀌는 것을 알 수 있다. 산술용량-곡선이었을 때는 점차 증가량이 감소하는 분수함수 그래프였던 형태가 대수용량-반응 곡선으로 변형하면 S자 형태(sigmoid)를 띈 곡선으로 변형된다.

이 곡선의 특징은 $y = 0.5$인 지점, 즉 반응이 50% 나타나는 지점에서 항상 최대 기울기를 나타내는 변곡점이 나타난다는 것이다. 일반적으로 약물의 효과를 파악하기 위해서는 50%의 환자들이 약물에 반응을 보이는 농도 구간을 관찰하는 것이 매우 중요한데, 대수용량-반응 곡선에서는 오히려 50% 인근의 그래프를 자세히 관찰할 수 있어 약물 사용에 따른 반응의 변화도를 쉽게 예측할 수 있다. 결국 대수용량-반응 곡선을 이용하면, 임상에서 필요한 약물 용량 구간에서 작은 약물 용량의 변화에 따른 반응의 차이를 정확히 분석할 수 있다. 또한 x축이 지수적으로 증가하므로, 비교적 넓은 범위의 용량에 따른 반응의 변화도 파악할 수 있다는 장점도 있다.

3) 단계형 용량-반응 곡선의 수학적 해석

김의사박사의 이해하는 의학/과학 이야기

이해하는 약리학

5. 용량-반응 곡선 (2) 용량-반응 곡선의 수학적 해석

이제 앞에서 다뤘던 용량-반응 곡선의 두 가지 형태인 산술용량-반응 곡선과 대수용량-반응 곡선의 변환과 적용에 관하여 좀 더 수학적으로 다뤄보자. 참고로 해당 내용은 의학도 입장에서 알아야 할 분야는 아니라고 생각되므로 건너뛰어도 무방하며, 결론인 대수용량-반응 곡선에서 y값이 최대 반응의 절반(50%)이 되는 곳이 곧 기울기가 최대인 변곡점이 되며, 변곡점의 약물 용량(=x값)을 **중간유효용량**(Effective dose 50%, ED50)이라고 한다는 결론만 알아두면 된다. 그러나 향후 약리학 분야에 종사할 분들의 경우 이해하는 것이 도움이 될 수도 있으므로 해당 현상에 대해 간단하게 논하고 지

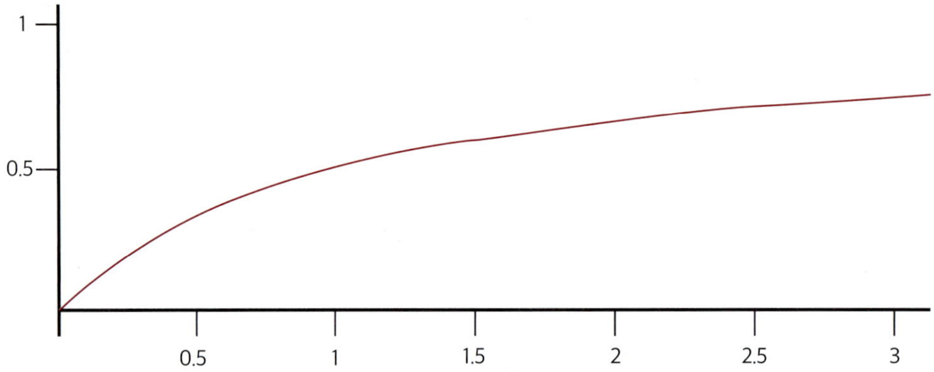

그림 3-6. 가장 기본적인 분수함수 그래프

위 그래프는 함수 $y = x/(x + 1)$를 그린 것으로, 산술용량-반응 곡선을 이해하기 위해 계산이 용이한 가장 단순한 곡선으로서 사용할 것이다. 물론 실제의 산술용량-곡선들은 이 함수보다 훨씬 복잡하고 다양하다.

나가고자 한다. 필자 역시 수학에 있어서는 전문가가 아니어서 깊이 있는 논의는 하지 않을 것이다.

이미 앞에서 다뤘듯이 산술용량-반응 곡선에서는 저용량에서 반응이 빨리 일어나다가 고용량에서 포화 되면서 점점 반응증가속도가 줄어들면서 반응 값이 1(= 100%)로 수렴하게 된다. 수학적으로 이는 $y = 1$을 점근선으로 하여 원점을 지나는 그래프로 이해와 계산의 편의를 위해서 가장 단순한 형태의 함수 중 하나인 $y = x/(x + 1)$를 따르는 약물이 있다고 가정하고 설명한다(그림 3-6). 물론 약물과 반응에 따라서 무수히 많은 방식의 그래프가 나타날 수 있다.

반면 대수용량-반응 곡선은 앞서 설명했듯이 S자 형태(sigmoid) 곡선으로 나타나게 되는데, S자 형태 곡선의 기본 함수식은 $y = 1/(1 + e^{x})$으로서, S자 형태 곡선들은 이 기본형태의 곡선을 이동하고 변형한 형태가 된다(그림 3-7). 역시나 이해와 계산의 편의를 위해서 대수용량-반응 곡선을 설명할 때 편의상 이 기본 함수식을 이용한 계산으로 이해를 도울 것이다.

흥미로운 점은, 앞에서 가장 기본적인 산술용량의 예시로 들었던 $y = x/(x + 1)$을 대수용량-반응 곡선으로 치환하기 위해 $X = \log(x)$로 치환하고 계산을 하면, 흥미롭게도 S자형 곡선의 기본 함수였던 $y = 1/(1 + e^{-x})$가 도출된다는 점이다(그림 3-8 **BOX 3**).

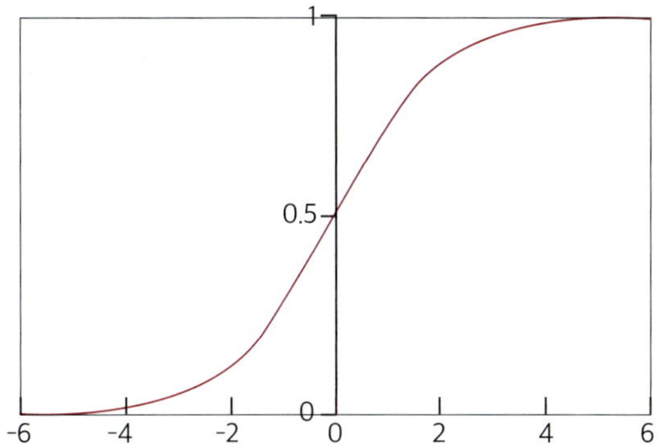

그림 3-7. 가장 기본적인 S자 형태 곡선(sigmoid function)의 함수

위 그래프는 함수 $y = 1/(1 + e^{-x})$를 나타낸 그래프로, S자 형태를 나타내는 곡선들은 이 함수를 기본으로 이동 및 변형을 한 것이다. 본 파트에서는 계산의 용이성을 위해 가장 기본식만을 가지고 함수의 특징을 논할 것이다. 물론 실제의 대수용량-곡선들은 이 함수보다 훨씬 복잡하고 다양 하다.

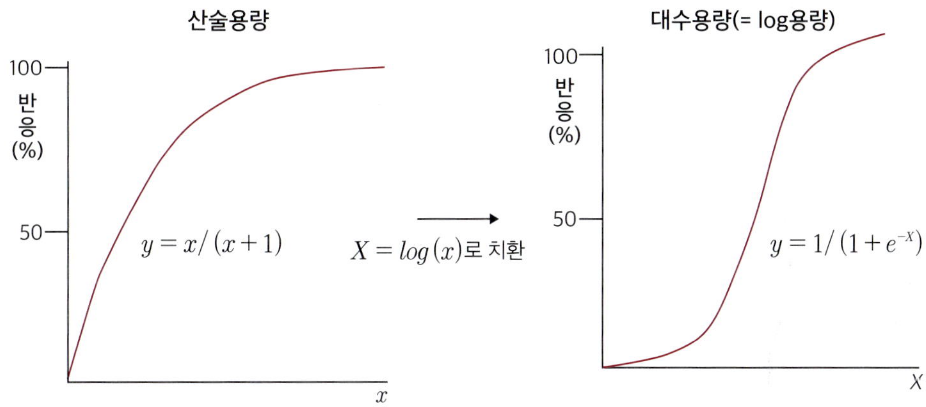

그림 3-8. 산술용량-반응 곡선을 대수용량-반응 곡선으로 변형하기

x축을 x의 대수용량으로 바꾸려면, x축의 값을 log(x)로 치환해서 x에 대한 식으로 다시 풀어쓰면 된다. 가장 기본적인 산술용량의 예시였던 $y = x / (x + 1)$을 $X = \log(x)$로놓고 치환하는 계산을 하면, 흥미롭게도 S자형 곡선의 기본 함수였던 $y = 1 / (1 + e^{-x})$가 도출된다.

이제 위에 제시한 두가지 단순화한 식을 가지고 추가로 이해할 수 있는 것들을 알아보자.

우선 대수용량-반응 곡선의 기본식인 $y = 1/ (1 + e^{-x})$의 특징을 알아보자. 이 함수를 미분하면 $y' = 1/ (e^{x} + e^{-x} + 2)$라는 식을 얻을 수 있다. 고등학교 수학 시간에 많이 풀어보았듯이, 이 곡선은 x가 0일 때 최댓값이 되고 $y = 1/2$이 되면서 도함수가 최대값인

BOX 3: $y = x/(x+1)$을 대수용량-반응 곡선으로 치환하기

$y = x/(x+1)$을 X축이 대수용량으로 표현되는 X에 대한 그래프로 변형하기 위해서는 $X = log(x)$로 치환하고 계산을 하여 y를 X에 대한 식으로 표현하고 그래프를 그리면 된다. 계산하는 과정은 다음과 같다.

우선, $X = log(x)$이므로, $x = e^X$

산술용량-반응 곡선의 식인 $y = x/(x+1)$을 X에 대한 식으로 표현하기 위해, x에 e^X를 대입하는 계산을 수행함.

$y = x/(x+1)$ ← 이 식에 $x = e^X$ 대입

$= e^X/(e^X+1)$ ← 이 식에 분모와 분자를 모두 e^X로 나눔

$= 1/(1+e^{-X})$

위처럼, X축을 대수적으로 표현을 하는 변형을 하면, 식이 sigmoid 곡선의 기본 형태인 $y = 1/(1+e^{-x})$이 도출되게 된다. (사실 이 곡선은 sigmoid 곡선의 기본형태이므로, 실제 대수용량-반응 곡선이 되려면 추가적인 변형을 해주어야 한다)

$y' = 1/4$의 기울기를 갖게 된다. 따라서 전형적인 대수용량-반응 곡선에서는 최대 반응의 50%가 되는 순간(y값이 1/2이 되는 순간)에 항상 도함수 값이 최대가 되는데 이러한 접선의 기울기가 최대인 곳을 변곡점이라 한다. 따라서 특이한 경우가 없는 한, 대수용량-반응 곡선에서 y값이 최대 반응의 절반(50%)이 되는 곳이 곧 기울기가 최대인 변곡점이 된다. 따라서 변곡점에 대응하는 x값은, 최대 반응의 절반을 볼 수 있는 약물의 용량을 의미하게 된다. 바로 이때의 약물 용량(= x값)을 약물의 반응을 판단하는 기준으로 삼는데, 이를 **중간유효용량(Effective dose 50%, ED50)**이라고 한다(그림 3-9).

이번에는 산술용량-반응 곡선을 이용하여 특성을 하나 알아보자. 만약에 어떤 약물을 한 알씩 계속 더 투여한다면 나타나는 총 반응량은 어떻게 될까? 이는 원래 농도함수를 적분하면 알 수 있을 것이다. 예시로 들은 간단한 함수인 $y = x/(x+1)$를 적분하면 $y = x - \ln(x+1) + C$(적분상수)라는 함수를 얻을 수 있다. 편의상 적분상수 C를 0이라고 생각하고 그래프를 그려보면 곡선은 그림 3-10과 같다.

이 그래프는 초반부에는 증가폭이 아주 느리다가, 약물 용량이 점차 올라가면서 기울기도 따라 올라간다. 그러다가 어느 순간부터 $y = x$처럼 일차 함수의 모습이 나타난다. 이는 x가 커질수록 x값은 커지지만, 상대적으로 $\ln(x+1)$의 값은 작아져서 무시할 수 있기

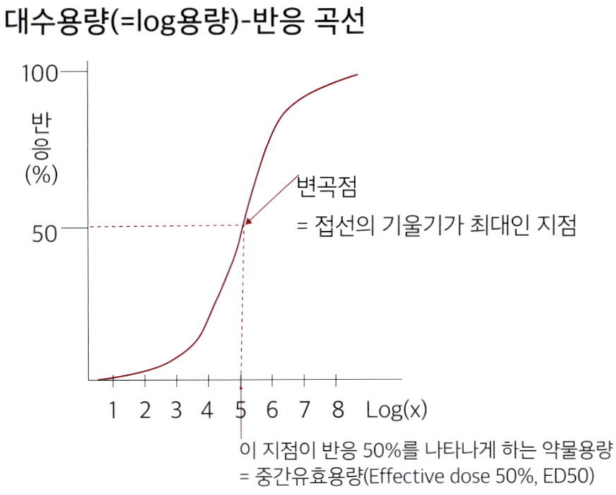

그림 3-9. 중간유효용량(Effective dose 50%, ED50)의 의미

대수용량-반응 곡선의 그래프는, 그 특성상 반응이 50% 나타나는 지점이 변곡점이 된다. 이 변곡점의 x좌표값인 약물의 용량은, 반응의 50%를 나타내는 용량이라는 의미가 된다. 따라서 이 지점의 약물 용량이 반응 50%를 나타나게 하는 약물 용량이 된다. 그래서 이 약물 용량을 중간유효용량 혹은 ED50이라고 부른다.

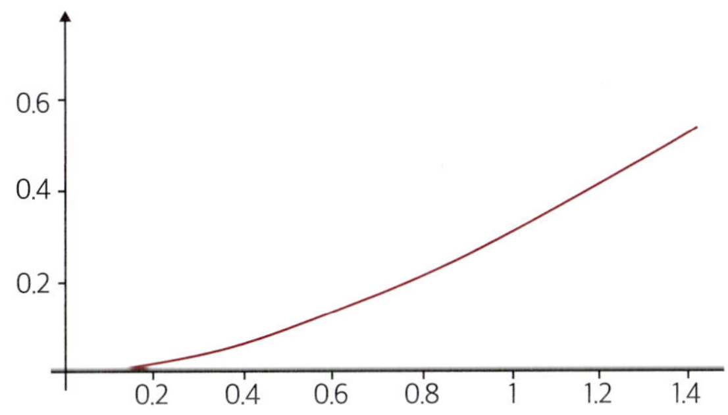

그림 3-10. 산술용량-반응 곡선을 적분하면 나오는 그래프의 예시

위 그림은 산술용량-반응 곡선의 식이 $y = x/(x + 1)$인 약물이 있다고 가정했을 때, 이를 적분하면 나오는 그래프이다. 초반에는 증가폭이 느리다가, 점차 증가 속도가 빨라지다가, 어느 순간 거의 1차 함수와 유사한 곡선이 된다.

때문이다. 이러한 그래프가 나오는 이유는 약물의 농도가 저농도일 때는 1차 역학을 따르지만, 약물의 양이 증가할수록 약물대사속도가 한계에 다다르면서 약물의 농도가 쌓이는 0차 역학을 따르기 때문이다. 이러한 1차 및 0차 역학에 대해서는 이후에 약동학(PK)의 대사(metabolism) 단원에서 자세히 다룰 것이다.

이처럼, 약리학과 수학은 밀접한 관계를 맺고 있다. 물론 이런 수학적인 부분 때문에 학생들이 약리학을 어려워하고 거부감을 느끼지만, 중고등학교에서 배운 몇 가지 수학 내용을 기억하고 적용한다면 약리학에 대해 더 잘 이해할 수 있을 것이다. 만약 대학 수학을 전공한 경우라면, 필자보다 훨씬 깊이 있는 이해를 할 수 있을 것이라고 생각한다.

나. 실무형 용량-반응 곡선(All-or-none dose-response curve)

김의사박사의 이해하는 의학/과학 이야기

이해하는 약리학

5.용량-반응 곡선 (3)실무형 용량-반응 곡선

실무형 용량-반응 곡선은 이름 그대로 유(all)/무(none)의 2가지의 상태로 나타낼 수 있는 반응을 가지고 그린 용량-반응 곡선이다. 가장 널리 쓰이는 변수의 예시로는, 사망/생존 상태를 이용하여 사망률을 표현한 곡선이다. 예를 들어, 어떤 약물이 독약이라고 하자. 그렇다면 이 약물을 생쥐에 투여하면 효과로 생쥐의 사망이 나타날 것이다. 생쥐의 사망과 생존에는 연속적인 중간 단계가 없이 죽거나(all)/살거나(none)의 2가지 상태만이 존재하므로, 단계형 반응 곡선으로는 표현하기 어렵고 실무형 반응 곡선으로 표현을 해야 한다.

실무형 용량-반응곡선을 그릴 때도 기본 원리는 단계형 용량-반응 곡선과 비슷하다. x축은 약물 용량을 표시한다는 점은 동일하다. 대신, y축은 '해당 반응이 나타날 확률(예. 사망률)'을 표시하게 된다. 역시나 실무형 용량-반응곡선도 x축에 약물 용량을 어느 지표로 넣느냐에 따라 산술용량 곡선과 대수용량 곡선을 모두 그려볼 수 있다.

실무형 용량-반응 곡선의 예시를 설명하기 위해, 독약을 사용하여 생쥐를 사망에 이르도록 하는 실험을 한다고 가정해보자. 약물의 종류에 따라서 용량-반응 곡선이 산술용량으로 표현하는 것이 더 적절할 수도 있고, 대수용량으로 표현하는 것이 더 적절할 수 있겠으나, 여기서는 편의상 약물이 실무형 산술용량-반응 곡선으로 표현했을 때 잘 표현되는 약물이라고 가정하고 논의를 진행하겠다. 그렇다면, 용량-반응 곡선에서 x축은 약물의

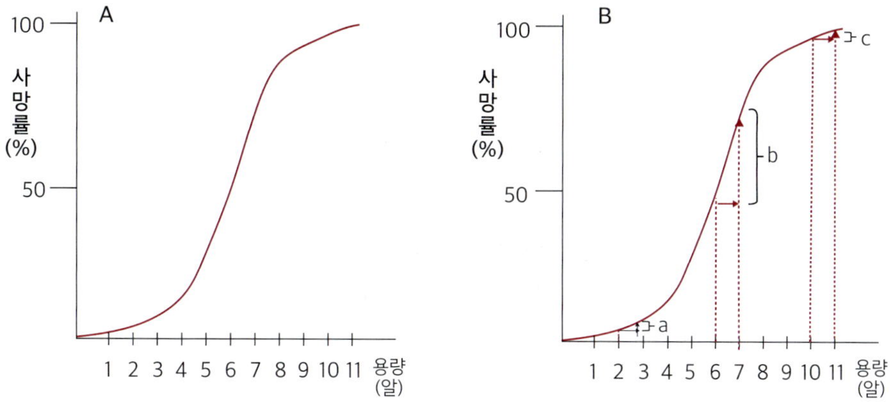

그림 3-11. 일반적인 실무형 용량-반응 곡선

일반적인 실무형 용량-반응 곡선의 예시이다. x축은 약물의 용량이 되며, y축은 누적 반응(=사망률)의 백분위(%)를 표시하게 된다. 당연하게도 독약의 용량이 올라갈수록 누적 사망률을 누적되어 쌓여가게 된다. 일반적인 약물은 누적 사망률 곡선을 그리면 S자 형태(sigmoid) 곡선을 그리게 된다.

산술용량이 되며, y축의 반응은 쥐의 사망률이 된다(그림 3-11). 여기서 특이 사항으로는 실무형 용량-반응 곡선을 표현할 때 누적을 하여 표현하는 방법이 있고, 누적을 하지 않고 표현하는 방법이 존재한다는 점이다. 일반적으로 많이 쓰이는 실무형 용량-반응 곡선은 누적식으로 표현하는 곡선이므로 위 그림 3-11과 같이 S자 형태가 된다. 이 예시에서는 편의상 생쥐의 독약에 대한 내성은 정규분포를 따른다고 가정하고 그렸다.

이 곡선을 관찰해보면 x축을 따라 독약의 용량이 증가할수록 쥐들이 사망해가기 시작한다. 약물 용량이 1알씩 증가할 때마다 증가하는 생쥐의 사망률을 보면(그림 3-11 B), 약물이 2알에서 3알로 증가할 때는 사망률이 a만큼밖에 증가하지 않는 것을 볼 수 있다. 이 구간은 일부 독성에 민감한 쥐가 적은 용량에서도 사망하는 것을 의미한다. 이후로 용량이 증가할수록 사망률 증가폭은 점점 커지다가 특정 순간에 증가율이 최대에 이른다. 이 그래프 기준으로 6알에서 7알로 용량이 증가하는 구간에서 사망률이 b만큼 증가하여 가장 큰 폭으로 사망률이 증가한다. 이 부분은 대부분 평범한 쥐들은 특정 용량(약 6~7알)에서 가장 많이 사망하는 반응을 보인다는 것을 의미한다.

이제 평범한 범주의 쥐들은 거의 사망하여 약물에 다소간에 내성이 있는 생쥐들만이 남으므로 약물 용량이 증가할수록 증가하는 사망률은 다시 감소한다. 그래프에서 약물 용량이 10알에서 11알로 넘어가는 구간에서 사망률이 c만큼만 증가하는 사실은 이미 대부분의 쥐가 사망하여 남아있던 일부 내성이 있는 쥐가 이 구간까지 살아남고 있다가 그 일부가 결국 사망하는 상태임을 의미한다.

이 경우에 약물 용량에 따라 추가로 사망하는 생쥐의 비율을 그래프로 표현해볼 수 있다. 수학적으로 미분을 해서 도함수를 구해보면 되는데, 미분은 접선의 기울기이므로 직관적으로 생각해봐도 증가폭이 점점 증가하다가 어느 순간에 정점(peak)을 찍고 다시 서서히 내려가는 형태가 될 것으로 예측할 수 있다. 결국 이 그림은 생쥐의 내성 정도를 정규분포라고 가정해서 그렸던 것을 반영해서 종(bell) 모양의 정규분포 그래프가 나타난다(그림 3-12). 즉, 약물 용량이 증가함에 따라 증가하는 사망률의 폭(=도함수의 기울기)은 점차 증가하다가 특정 용량(그림 3-12에서 a)에서 정점에 도달하고 이후로는 점차 감소하는 형태를 보인다.

이 그래프에서 전체 생쥐의 절반이 사망하게 되는 특정 용량이 존재하게 된다(그림 3-13). 앞에서 전체 반응의 50%를 보이는 용량을 중간유효용량(Effective dose 50%, ED50)이라고 했었다. 따라서 이 지점의 용량 역시 사망이라는 반응에 대해서 ED50라고 부를 수도 있다. 그러나 반응이 사망인 경우에 한해서 이 용량을 절반이 사망에 이르는 용량이라는 뜻에서 **중간치사용량**(Lethal dose 50%, LD50)이라고도 명칭한다. 약리학

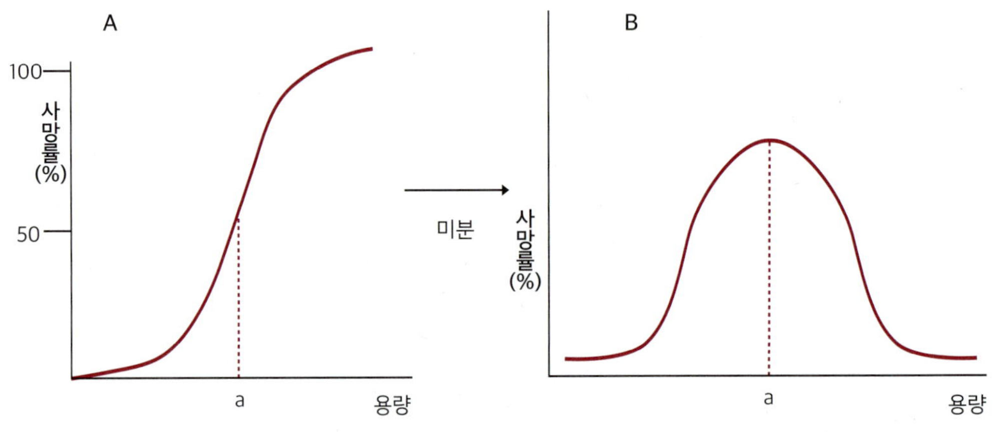

그림 3-12. 실무형 용량-반응곡선의 도함수

위 그림은 앞에 그림 3-11에서 예시로 든 누적식 용량-반응 곡선과 그 곡선을 미분해서 찾은 도함수의 그래프이다. 도함수는 접선의 기울기(= 사망률의 증가폭)가 되므로, 점차 증가하다가, a 순간에 정점(peak)를 찍고, 다시 점차 감소하는 형태가 된다. 이 경우는 쥐의 약물에 대한 내성을 정규분포로 가정했으므로 도함수 역시 정규분포와 유사한 곡선이 나오게 된다.

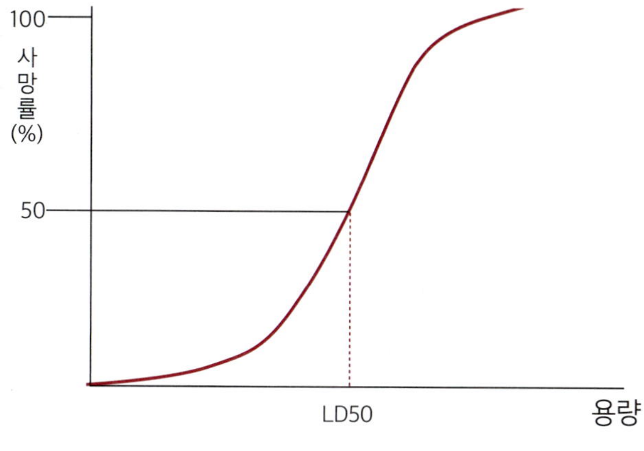

그림 3-13. 중간치사용량(Lethal dose 50%, LD50)의 개념

반응이 사망률인 용량-반응 곡선에서, 누적 사망률이 50%에 이르는 약물 용량이 존재하게 된다. 이 용량을 절반이 사망하는 용량이라는 뜻에서 중간치사용량이라고 부른다.

의 여러 분야 중에 독성학에서 특히 LD50라는 개념은 유용하게 사용된다.

여기서 간단한 수학적인 고찰을 해보자. 만약 생쥐의 약물에 대한 사망률 곡선(그림 3-12 B)이 정규분포를 이룬다고 가정을 해보면, 이 곡선은 a용량을 기준으로 좌우 대칭이 되게 된다. 이 곡선을 가지고 누적 사망률로 표현하기 위해 적분을 하면, 그림 3-12 A 그래프와 같은 S형 곡선을 얻을 수 있다. 3-12 B곡선이 좌우 대칭이므로, a용량을 기준으로 그래프 왼쪽의 면적과 오른쪽의 면적은 각각 반반으로 동일할 것이다. 그 뜻은, a용량까지의 누적 사망률은 50%라는 뜻이다.

결국, 약물에 대한 사망률 반응이 정규분포를 따르는 경우에 그림 3-12의 용량 a는 결국 절반이 사망하는 시점인 LD50가 된다는 의미이다. 누적 그래프인 3-12 A곡선을 기준으로 생각하면 a용량은 곧 변곡점이자 LD50가 된다는 의미이다. 자연계의 상당수 반응은 대략적으로 정규분포를 따른다는 점을 고려해보면 약물에 대한 반응이 정규분포를 따르는 경우에 누적 사망률 곡선에서 변곡점은 대략적으로 LD50(혹은 ED50)가 됨을 알 수 있다.

핵심 point

【용량-반응 곡선(Dose-response curve)】

- 약물 용량에 따른 인체의 반응 정도를 그래프로 표현한 것이 용량-반응 곡선임

- 크게 단계형(graded) 반응과 실무형(quantal, all or none) 반응으로 나눠볼 수 있음

- 단계형 용량-반응 곡선은 약물의 용량과 연속적인 반응(예시: 혈압, 혈당 등)의 관계를 단계적으로 나타낸 곡선임

- 실무형 용량-반응 곡선은 유(all)/무(none)의 2가지의 상태로 나타낼 수 있는 반응(가장 대표적으로 사망률)을 가지고 그린 용량-반응 곡선임

- x축의 약물 용량을 표현하는 방식에 따라 산술용량-반응 곡선과 대수용량-반응 곡선이 있음

- 대부분의 용량-반응 곡선은 대수용량-반응 곡선임

- 대수용량-반응 곡선은 S자 형태(sigmoid)를 띈 곡선이 됨. 일반적인 경우, 반응이 50% 나타나는 지점인 중간유효용량(ED50) 혹은 중간치사용량(LD50)인 지점 주위에서 대략 최대 기울기를 나타내는 변곡점이 나타남.

3. 효력과 효능(Potency and Efficacy)

김의사박사의 이해하는 의학/과학 이야기

이해하는 약리학

6.효력과 효능(potency and efficacy)

이번 장에서는 약력학에서 매우 중요한 개념인 효력(Potency)과 효능(Efficacy)에 대해 알아본다. 효력과 효능 역시 추후 약리학 단원들에서 꾸준히 활용되는 개념이므로 숙지해두는 것이 중요하다. 또한 해당 개념은 그래프를 활용한 시험문제에서 빈출하는 개념이므로 학생의 경우는 시험공부를 위해서도 필수적으로 알아야 한다고 할 수 있겠다. 경험상 효력과 효능이라는 단어가 서로 유사해서 서로 뚜렷하게 다른 영어 용어로 설명하는 편이 혼동이 적으므로 편의상 이후로는 영어 용어인 potency, efficacy로 설명한

다. 개념적으로 그래프를 통해 해석하는 설명이 많고 본서에서는 엄밀하게 설명하기 위해 설명을 자세히 해두었기 때문에 본 파트는 쉬운 이해를 위해 온라인 강의를 참조하길 권장한다.

약리학에서 potency(**효력**)란 특정 용량에서 나타나는 효과로 정의한다. 여기서의 효과는 효과의 절대치가 아니라 최대 효과 대비 백분율(%수치)을 의미한다. 예를 들어, X라는 약물의 이론상 최대 효과는 30인데, 10mg/L라는 용량에서 15라는 효과를 냈다면 potency의 관점에서의 효과는 절대치인 15가 아니라 백분율인 50%를 가지고 계산한다는 뜻이다.

Potency가 큰 약물은 특정 용량에서 나타나는 효과 백분율(%)이 큰 약물이므로 수용체에 잘 달라붙어서 빨리 빨리 큰 효과 백분율을 나타내는 약물이라고 할 수 있다. 그래서 potency라는 용어가 직관적이지 않아 필자는 potency를 "약물이 얼마나 수용체에 잘 결합하는가?"로 설명하고는 한다. 약물이 얼마나 수용체에 잘 달라붙는지 정도를 수용체 친화성(receptor affinity)이라고도 하는데, potency가 높은 약물은 receptor affinity가 높다는 것과 관련성이 높다고도 할 수 있다.

그렇다면 실제 상황에서 potency를 어떻게 나타내는 것이 좋을까? 약물이 수용체에 잘 결합을 한다는 뜻은 비교적 적은 용량에서도 수용체와 척척 결합해서 큰 반응을 나타낸다는 뜻이다. 그 결과, potency가 큰 약물은 수용체가 빠르게 약물과 결합하게 되므로 빠르게 포화되면서 높은 효과를 나타내는 방향으로 나타나게 된다. 달리 표현하면 potency가 큰 약물은 같은 용량에서 더 높은 반응(정확히는 최대 반응 대비 백분율 %)을 나타낸다는 뜻이다. 또 달리 표현하면 potency가 큰 약물은 더 적은 용량에서도 같은 반응(정확히는 최대 반응 대비 백분율 %)을 유발할 수 있게 된다는 뜻이다.

따라서 potency를 달리 표현하면 "같은 반응을 내기 위해 얼마나 적은 용량으로도 충분한가?"를 나타낸다고도 볼 수 있다. 실제 현장에서는 같은 반응 백분율의 기준으로 이론상 최대 반응의 절반 수치인 ED50(중간유효용량)(혹은 사망이라는 반응에 대해서는 LD50)를 나타내는 용량을 사용한다. Potency가 큰 약물이라면 최대 반응의 50%를 나타낼 정도의 수용체와 결합하는 순간 역시 빠르게 도달할 것이다. 따라서 potency가 큰 약물은 ED50도 적은 용량에서 도달하게 된다. 달리 표현하면 potency가 큰 약물일수록

ED50가 낮은 용량에서 나타난다. 즉, potency의 정도는 ED50를 통해서 비교할 수 있게 되는 것이다. 또 달리 표현하면 ED50가 작은 약물일수록 potency가 좋은 약물이다.

만약 가상의 약물 X가 10mg/L에서 ED50에 도달했고, 가상의 약물 Y가 20mg/L에서 ED50에 도달했다고 가정해보자. 약물 X쪽이 Y에 비해 절반이나 적은 용량에서 이미 절반의 수용체와 결합하여 최대 용량의 50%에 도달했다는 뜻이므로, 약물 X의 potency가 약물 Y에 비해 크다고 비교할 수 있을 것이다. 달리 표현하면, ED50가 더 작은 약물 X의 potency가 ED50가 더 큰 약물 Y의 potency에 비해 더 크다고 할 수 있다. 이를 더 쉽게 표현하면, 더 적은 용량에서 50%의 효과에 도달하는 약물 X가 더 수용체에 잘 결합한다(=potency가 좋다)고 표현할 수 있을 것이다.

Potency와 ED50의 반비례 상관관계에 대해 많은 학생이 헷갈려하는 개념이라서 여러 가지 방식으로 반복해서 설명하였으므로 양해를 바란다.

약리학에서 **efficacy(효능)란** 최대 효과를 기준으로 하여 비교 평가한 약물의 효과 정도라고 정의할 수 있다. 그냥 쉽게 생각해서, efficacy는 약물의 최대 효과 정도라고 생각하면 된다. 편의상 약물이 최대로 낼 수 있는 반응(= 효과) 수치를 E_{max}**(maximum effect, 최대 효과)**이라고 표현하고는 한다. 즉, E_{max}가 큰 약물일수록 efficacy가 크고, E_{max}가 작은 약물일수록 efficacy가 작다고 한다. 가령 어떤 가상의 약물 X가 혈압을 이론상 최대로 50mmHg까지 상승시킬 수 있다면, 이 약물의 E_{max}는 50mmHg가 된다. 만약 가상의 약물 Y가 혈압을 이론상 최대로 30mmHg까지 상승시킬 수 있다면, 이 약물의 E_{max}는 30mmHg가 된다. 이 둘을 비교해보면, 혈압 상승에 있어서 "약물 X가 약물 Y에 비해 E_{max}가 크므로, efficacy가 더 크다"라고 할 수 있다.

Potency와 efficacy의 개념 자체만 보면 간단하지만 이 두 개념의 활용도는 무궁무진하므로 정확하게 이해하고 적용하는 것이 중요하다. 특히 potency와 efficacy를 용량-반응 곡선에서 해석하는 것은 아주 중요한 개념이다. 그림 3-14는 여러 가상의 약물 a, b, c, d, e의 용량-반응 곡선을 표현한 것이다. 곡선의 형태가 S형인 것을 통해 이 그래프는 대수용량-반응 곡선임을 알 수 있다. 이와 유사한 여러 약물의 용량-반응 곡선을 해석하는 문제는 약리학 시험에서 단골 주제이므로, 그림 3-14와 비슷한 형태의 그래프의 의미와 해석법을 잘 알아두는 것은 매우 중요하다.

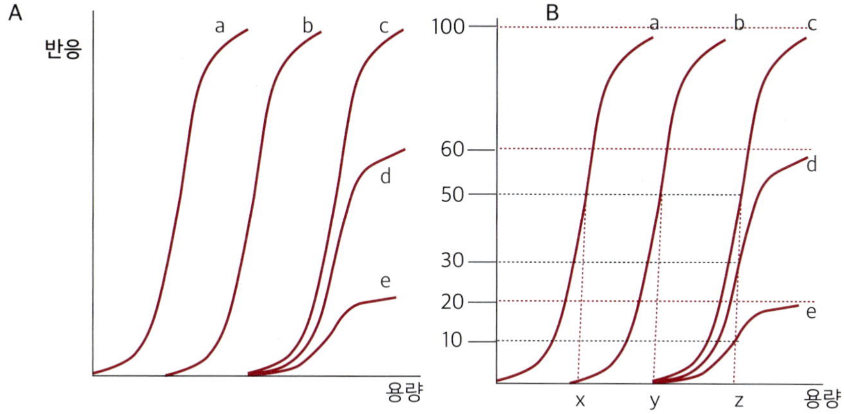

그림 3-14. 여러 형태의 용량-반응 곡선

위 그림은 여러 가지 약물 a, b, c, d, e의 대수용량-반응 곡선을 표현한 것이다. 설명의 편의를 위해, B곡선에서는 임의의 수치와 보조선을 표현하였다. 붉은 보조선은 각 약물이 최대 반응을 보이는 점근선들이며, 검은색 보조선은 50% 반응을 보이는 용량을 표현하기 위한 보조선들이다. 각 약물이 반응의 50%를 보이는 지점(=중간유효용량, ED50)의 약물 용량을 x, y, z로 표시하였다.

우선 용량-반응 곡선의 기본을 해석해보자. 그림 3-14 B에서 a 약물의 용량-반응 곡선을 보면, a 약물은 최대로 반응을 100만큼까지 생성할 수 있는 약물이다. 즉, 약물 a의 E_{max}는 100이다. a 약물이 보일 수 있는 최대 반응의 50%는 50이므로, 50만큼의 반응을 생성할 수 있는 용량인 x가 a 약물의 ED50(중간유효용량)이다. 같은 원리로, b 약물의 경우 최대 반응을 100만큼까지 생성할 수 있는 약물이므로 E_{max}는 100이고, b 약물이 보일 수 있는 최대 반응의 50%는 50이므로, 50만큼의 반응을 생성할 수 있는 용량인 y가 b 약물의 ED50이다.

마찬가지 방식으로 c 약물의 E_{max}는 100이고 ED50은 용량 z이다. 약물 d의 경우는 최대로 반응을 60까지 보일 수 있는 약물이므로 E_{max}는 60이다. 따라서 약물 d가 보일 수 있는 최대 반응의 50%는 30이므로, d 약물이 30만큼의 반응을 생성할 수 있는 용량인 용량 z가 d 약물의 ED50이다. 약물 e는 최대 20까지의 반응을 생성할 수 있는 약물이므로 E_{max}는 20이다. 따라서 약물 e가 보일 수 있는 최대 반응의 50%는 10이므로, e약물이 10만큼의 반응을 생성할 수 있는 용량인 용량 z가 약물 e의 ED50이다.

위에서 자세하게 풀어쓴 내용을 정리하면 다음과 같다. 약물 a, b, c, d, e의 efficacy는 생성할 수 있는 최대 반응(=E_{max})이므로, 이들의 관계를 부등식으로 표현하면 a(100) =

b(100) = c(100) > d(60) > e(20)이다. 약물 a, b, c, d, e의 ED50의 순서는 a(x) < b(y) <c(z) = d(z) = e(z)이다. 앞에서 ED50가 작을수록 약물이 수용체에 잘 결합한다는 뜻이므로 potency가 크다고 했으므로, 약물들의 potency의 순서는 a(x) > b(y) > c(z) = d(z) = e(z)이다. 이와 같은 비교 관계를 묻는 문제는 약리학에서 빈출하는 단골 문제이므로 정확히 이해하길 바라는 마음에서 자세히 풀어서 서술하였다.

이론적으로는 potency와 efficacy가 엮여서 같이 설명되고는 하지만, 실제 임상에서는 potency보다 efficacy가 훨씬 더 중요시된다. 이는 potency가 떨어지는 약물은, 현실에서는 약물 용량을 더 늘려서 투여하면 원하는 효과를 달성할 수 있으나, efficacy가 떨어지는 약물은 아무리 많은 용량을 투여하여도 원하는 효과를 달성하기 어렵기 때문이다. 따라서 임상 현장에서 약물의 특성을 공부할 때는 약물의 potency보다는 efficacy와 후술되는 치료지수와 치료범위 등에 더욱 초점을 맞추게 된다.

Rx 핵심 point

【Potency와 Efficacy】

- Potency(효력): 특정 용량에서 나타나는 효과(= 얼마나 수용체에 잘 결합하나?). ED50가 작을수록 potency는 크다.
- Efficacy(효능): 최대 용량에서 반응의 정도(= 약물의 최대 효과). E_{max}가 클수록 efficacy가 크다.

4. 치료지수와 치료범위

김의사박사의 이해하는 의학/과학 이야기

이해하는 약리학

7.치료지수와 치료범위(Therapeutic index & range)

이번 장에서는 약물의 용량을 정하는 데 있어 매우 중요한 치료지수와 치료범위에 대해 다룬다. 치료하기 위해 약물 용량은 얼마를 주는 것이 적절할 것인가? 약물을 많이 준다고 능사일 것인가? 아니다. 약물을 너무 많이 주면 부작용(side effect)과 유해작용(adverse effect)이 너무 많아질 수 있어서 한계가 있다. 그러나 그렇다고 너무 적게 주자니 효과가 부족해서 문제이다. 결론적으로, 약물의 용량은 "적절히" 주는 것이 필요하다. 이런 적절한 약물 사용 범위를 정하기 위해 활용하는 개념이 바로 치료지수와 치료범위이다.

가. 치료지수(Therapeutic index, TI)

치료지수(TI)란 약물이 원하는 효과를 나타내는 약물의 용량과 독성을 나타내는 약물의 용량의 비율로서, 정의상 TD50/ED50 또는 LD50/ED50으로 구한다. 여기서 사용하는 ED50(effective dose 50%)과 LD50(lethal dose 50%)은 이전에 설명했듯이 반응(LD50의 경우는 사망)의 50%를 나타내는 약물의 용량을 의미한다. 같은 맥락에서 TD50은 중간독성용량(Toxic dose 50%)으로서, 전체 개체 중 50% 이상이 독성작용(toxic effect, 같은 의미로 유해작용[adverse effect]이 있음)을 보이는 약물 용량을 뜻한다. LD50은 사망 반응에 대해서 사용하는 표현이라면, TD50은 보다 광범위한 독성작용이나 유해작용에 대해서 사용한다. 즉, 치료지수는 50%의 개체가 독성작용을 나타내는 용량을 50%의 개체가 효과를 보는 용량으로 나눈 값이라고 할 수 있다.

앞에서 설명했듯이 약물은 모두 다양한 부작용과 독성작용이 존재하며, 어떤 약물이

든 용량을 많이 주면 독성작용이 생긴다고 하였다. 가령, 아무리 물이 몸에 좋더라도 한 번에 10L를 마시면 사람에게 문제를 일으키는 것과 같다. 그러나 반대로 용량이 너무 적으면 효과가 떨어진다. 가령 탈수 상태인 사람에게 물을 10cc만 먹인다면, 탈수 상태가 충분히 좋아지지 못할 것이다. 따라서 어떤 약물이든지 효과는 있으면서도 심각한 독성작용은 없는 적정한 용량의 약물을 사용하는 것이 중요하다. 그래서 이 적정 용량을 구하기 위해서 효과를 보는 용량을 대표하는 ED50로 독성을 나타내는 용량을 대표하는 TD50을 나누어 비율을 계산하는 것이다. 치료지수의 정의인 TD50/ED50이라는 공식을 보다 쉽게 풀어서 설명하면 "치료 효과가 있는 농도 대비 몇 배의 약물을 더 넣는 순간에 독성작용이 나타나기 시작하는지"를 의미한다.

이해를 돕기 위해 그림 3-15를 보도록 하자. 이 곡선은 치료 효과라는 반응을 대상으로 한 대수용량-반응 곡선과 독성작용이라는 반응을 대상으로 한 대수용량-반응 곡선을 동시에 표현한 그래프이다.

그림 3-15에서 치료 효과에 대한 용량-반응 곡선은 계속 보아오던 형태를 지니고 있음을 알 수 있다. 그러나 독성작용은 약물 용량이 낮을 때에는 나타나지 않다가, 일정 용량이 초과하는 순간부터 나타나기 시작한다. 가령, 물을 마실 때 적은 양의 물을 마셨을 때

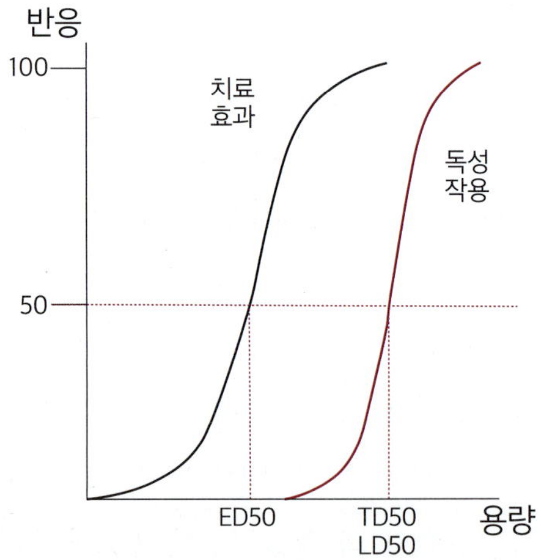

그림 3-15. 치료지수의 개념

치료지수의 개념을 이해하기 위한 용량-반응 곡선 그래프를 표현하였다. 왼쪽의 검은색 그래프는 치료 효과라는 반응을 대상으로 한 대수용량-반응 곡선이며, 우측의 빨간 그래프는 독성작용이라는 반응을 대상으로 한 대수용량-반응 곡선이다. x축의 대수용량은 두 곡선 모두 공유한다.

는 따로 독성작용이 없는 것과 동일한 이치이다. 치료 효과 곡선에서 50%의 반응이 나타나는 약물 용량은 ED50이며, 독성작용 곡선에서 50%의 독작용이 나타나는 약물의 용량은 TD50(사망이라면 LD50)이다. 일반적으로 독작용이 나타나는 용량이 치료효과가 나타나는 용량보다 높아야지만 약물로 사용될 수 있기 때문에, TD50은 통상 ED50에 비해서 높다(**BOX 4**). 여기서 치료지수는 ED50으로 TD50(사망의 경우 LD50)을 나눈 값이다. 만약 ED50을 나타내는 용량이 5mg이고, TD50을 나타내는 용량이 10mg라면, 치료지수는 TI = TD50/ED50 = 10mg ÷ 2mg = 5이다.

치료지수의 임상적인 의미를 이해하기 위해 가상의 예시인 그림 3-16을 보도록 하자(참고로 아래의 예시는 엄밀하게는 x축이 대수용량이므로 단순히 숫자의 배수가 아니라 지수 배수가 되어야 하지만, 이해를 돕기 위해 산술용량인 것처럼 단순화해서 설명하였다. 따라서 아래 예시는 개념을 느낌으로 이해하기 위한 것이지 수치적으로는 틀렸음을 밝힌다).

그림 3-16에서는 치료지수의 임상적 의미를 설명하기 위해 가상의 약물인 X와 Y의 치료효과와 독성작용에 대한 용량-반응 곡선들을 제시하였다.

약물 X는 ED50이 용량 5에서 나타나고 TD50이 용량 10에서 나타나는 약물이므로, 치료지수 TI = TD50/ED50 = 10 / 5 = 2이다. 약물 Y는 ED50이 2에서 나타나고 TD50

BOX 4: 치료지수가 1 미만인 약물은 없는가?

물론 LD50가 ED50보다 낮은 용량이어서 치료지수가 1 미만인 경우도 존재한다. 치료지수가 1 미만이라는 뜻은 이 약물은 50% 이상이 치료효과를 보는 용량에서 50% 이상의 환자가 독성작용을 경험한다는 뜻이다. 상식적으로 생각할 때 치료 효과를 보는 용량에서 더욱 높은 확률로 독성작용이 나타나는 약물을 임상에서 쓰기는 쉽지 않을 것이다. 그러나 치료지수가 1보다 적은 경우가 없는 것은 아니다.

가장 흔히 볼 수 있는 것은 이 독성작용이 경미하여 무시할 수 있는 경우이다. 가령 감기약을 먹으면 약간 졸립거나 진통제를 먹으면 속이 좀 쓰린 정도로 대부분은 별 문제가 되지 않는다. 다른 경우로는 독성작용이 경미한 것은 아니지만, 치료 효과가 독성작용을 감수할 정도로 중요한 사항에서이다. 즉, 독성작용을 감수하고 약효를 보는 것이 더 중요한 경우라고 생각해볼 수 있다. 가령 항암제들은 치료용량에서 거의 확실히 소화불량, 구역감, 탈모 등의 심한 독성작용이 있지만, 치료 효과를 보기 위해 독성작용을 감수하고 사용한다.

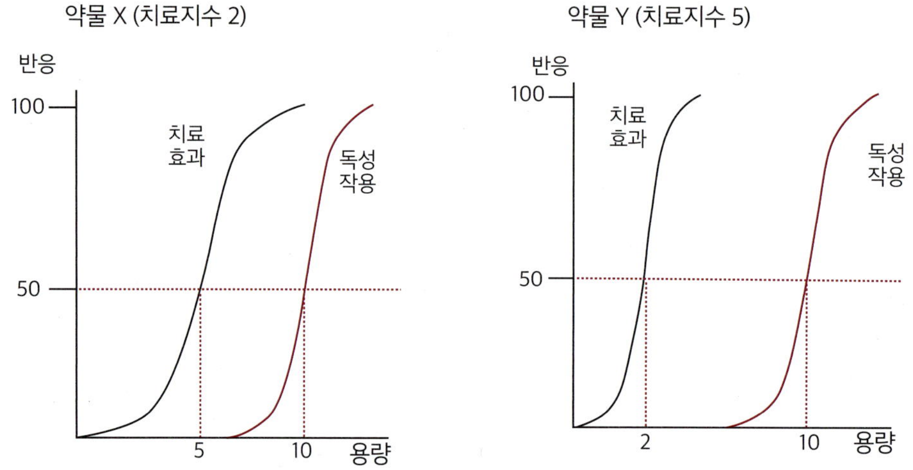

그림 3-16. 치료지수의 적용

치료지수의 임상적 의미를 설명하기 위해 2가지 가상의 약물인 X와 Y의 용량-반응 곡선들을 제시하였다. 자세한 내용은 본문 참조.

이 10에서 나타나는 약물이므로, 치료지수 TI = TD50/ED50 = 10 / 2 = 5이다. 만약 약물 X를 1알에 5에 해당하는 용량만큼이 들어있는 알약으로 만들었다고 가정해보면, 이 약을 1알 먹으면 50%의 환자는 치료효과만 보이고 0%의 환자가 독성작용을 보일 것이다. 약물 X를 2알을 먹는다면(= 용량 10이라면), 대부분의 환자는 치료효과를 보겠지만, 50%의 환자는 독성작용을 동시에 보이게 될 것이다.

반면 약물 Y의 경우를 들어보자. 만약 약물 Y를 1알에 2에 해당하는 용량만큼이 들어있는 알약으로 만들었다고 가정해보면, 약물 Y를 1알 먹으면 50%의 환자는 치료효과만 보이고 0%의 환자가 독성작용을 경험할 것이다. 약물 Y를 2알을 먹는다면(=용량 4라면), 대부분의 환자는 치료효과를 보이고 여전히 0%의 환자가 독성작용을 경험할 것이다. 약물 Y를 5알을 먹는다면(=용량 10이라면), 대부분의 환자는 치료효과를 보이고, 50%의 환자가 독성작용을 보일 것이다.

위 예시에서 알 수 있듯이, 치료지수가 클수록, ED50에 비해서 많은 용량을 투여해야만 독성작용이 나타난다. 만약 치료지수가 작다면, 실수로 약을 한~두 알 더 복용한다면 바로 독성작용이 나타나게 될 것이다. 만약 치료지수가 크다면, 실수로 약을 몇 알 더 복용하더라도, 독성작용이 없을 것이다. 즉, 치료지수가 클수록 사용하기 안전한 약물이라는 뜻이 된다.

실제로 임상에서 사용하는 대부분의 약물은 치료지수가 충분히 커서, 실수로 몇 알 정도 추가로 복용한다고 해서 심각한 독성작용이 나타나는 경우는 별로 없다고 할 수 있다. 특히 의사 처방 없이 구입할 수 있는 약물의 경우는 치료지수가 더 커서 안전한 약물인 경향이 있고 치료지수가 낮아서 사용에 유의해야 하는 약물은 대개 전문가의 처방이 있어야지만 사용할 수 있게 되어있다.

일상생활에서의 예시를 보면, 타이레놀 500mg정의 경우 일반적으로 8알까지 복용하도록 안내문에 적혀있는데, 이 약물의 치료지수는 8보다 크기 때문에 8알까지는 복용해도 무방하다고 설명되어 있을 것이라고 유추해볼 수 있다.

실제 임상에서는 비록 치료지수가 낮아서 조금만 더 투여하면 독작용이 나타나는 위험한 약물임에도 특정한 이유로(대개는 대체할 약이 없는 경우) 약물을 사용하기도 한다. 치료지수가 낮은데 사용해야 하는 약물의 경우는 약물의 용량이 약간만 과다해도 독성작용이 나타날 수 있다. 따라서 이런 약물의 경우는 심각한 독성작용을 방지하기 위해 약물의 농도를 매우 엄격하게 관리해야 한다.

혈중 약물농도를 엄격하게 관리하기 위해서 이런 약물의 경우는 주기적으로 혈중 약물농도를 측정하고 평가하는 **치료적 약물농도 감시**(Therapeutic drug monitoring, TDM)라는 것을 시행하여 혈중 약물농도가 안전한 혈중 농도 범위 내에 있는지를 주기적으로 확인한다. TDM이 필요한 대표적인 약물로는 항경련제와 리튬(Li) 등이 있다. 따라서 이들 약물을 복용할 시에는 반드시 의사와 상의하고 꾸준히 혈액농도 검사를 잘 시행하여 TDM을 통한 농도 조절을 잘 수행해야 안전하게 약물을 사용할 수 있다.

나. 치료범위(Therapeutic range)

치료범위(Therapeutic range)란 확률적 개념으로서 개인마다 약물마다 모두 다른 치료범위가 있다고 정의하고 있다. 이를 다시 말하면, 개인마다 약물마다 어느 정도 이상 효과를 보면서 심각한 독성작용이 나타나지 않는 약물 용량의 범위가 된다.

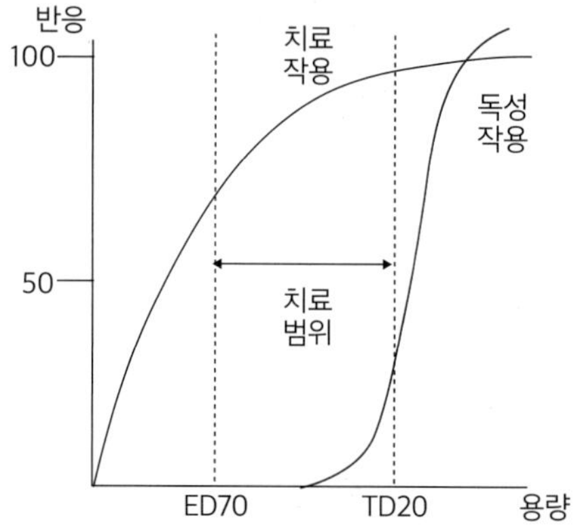

그림 3-17. 치료범위의 개념

그림 3-17과 같이 특정 개인에서의 특정 약물의 효과와 독작용의 용량-반응 곡선이 있다고 가정해보자. 만약 이 약물이 이 개인에서 원하는 효과를 보기 위해서는 반응이 최고 효능의 70% 이상의 용량이 필요하다면, 이 약물을 이 환자에게 사용하기 위해서는 70% 이상의 효과를 나타내는 용량인 ED70 이상의 용량이 필요하게 될 것이다. 만약 이 약물의 독성이 상당히 심각하여서 독성작용이 나타날 확률을 20% 이하로 유지하는 것이 필요하다고 판단했다면, 이 약물을 환자에게 사용하기 위해서는 20% 환자에서 독성작용이 나타나는 용량인 TD20 이하의 용량만을 사용해야만 할 것이다. 즉, 이 환자에서 사용가능한 약물의 치료범위는 ED70 이상, TD20 이하가 된다.

다른 예시로 만약 어떤 독성작용이 경미하여 그 독성작용에 대해서는 TD70까지도 환자가 감내할만하다고 판단이 된다면, TD70 이하의 범위가 치료범위가 될 것이다. 이처럼 치료범위는 약물에 따라. 사람에 따라, 치료효과와 독성작용에 따라서도 달라질 수 있으므로 일관되게 적용할 수 없다. 따라서 약물을 선택할 때는 위의 요소들을 고려하여 적절한 치료범위를 조절해야 한다.

핵심 point

【치료지수와 치료범위】

- 치료지수(Therapeutic index, TI): TD50/ED50. 치료 효과가 있는 농도 대비 몇 배의 약물을 더 넣는 순간에 독작용이 나타나기 시작하는지를 의미. 치료지수가 클수록 사용하기 안전한 약물이라는 뜻. 치료지수가 낮은 약물은 치료적 약물농도 감시(Therapeutic drug monitoring, TDM)를 시행.

- 치료범위(Therapeutic range): 개인마다 약물마다 모두 다른 치료범위가 있음.

5. 효현제(Agonist)와 길항제(Antagonist)

김의사박사의 이해하는 의학/과학 이야기

이해하는 약리학

8. 효현제와 길항제(Agonist & Antagonist)의 개념

이번 장에서는 약리학에서 아주 중요한 개념인 효현제(Agonist)와 길항제(Antagonist, 저해제)에 대해 다룬다. 특히 길항제에 대한 개념을 이외로 잘 못 알고 있는 경우가 많아 주의가 필요하다. 해당 항목을 이해하기 위해서는 앞에서 설명한 efficacy(효능)의 개념을 잘 숙지하고 있어야 한다.

효현제(Agonist)란 세포의 수용체와 결합하여 수용체를 활성화시켜 장기의 고유한 생물학적인 작용을 유발하는 물질이다. 일례로 심장근육의 고유 작용은 수축을 하는 것으로서 심장근육의 교감신경 수용체의 활성의 결과로 나타난다. 이때 교감신경 수용체를 활성화하는 신경전달 물질인 노르에피네프린(norepinephrine)과 에피네프린(epinephrine) 등은 교감신경 수용체에 대한 효현제가 된다.

효현제 중에는 장기 고유의 작용을 최대 효과까지 낼 수 있게 해주는 **완전효현제(full agonist)**와 최대 효과까지는 낼 수 없이 부분적인 효과까지만 낼 수 있는 **부분효현제(partial agonist)** 그리고 수용체에 붙어서 장기 고유의 작용과 반대로 작용하는 **역효현**

제(inverse agonist)가 있다.

다시 심장근육을 예를 들면 심장근육을 최대치까지 수축하게 만드는 약물이 완전효현제, 그리고 부분적으로만 수축하게 만드는 약물이 부분효현제가 된다. 그러나 장기의 고유능력의 최대치는 이론적으로만 알 수 있어서 이를 정확히 파악하기가 어렵다. 그래서 일반적으로는 생리적으로 존재하는 효현제가 할 수 있는 efficacy만큼의 efficacy를 모두 발휘할 수 있는 약물을 완전효현제라 하고, 이보다 상대적으로 낮은 efficacy를 나타내는 것을 부분효현제라고 한다. 즉, 심장근육의 경우 생리적인 효현제인 노르에피네프린이나 에피네프린만큼의 수축력을 낼 수 있는 약물은 완전 효현제가 되며, efficacy가 이보다 낮으면 부분효현제가 된다.

역효현제는 장기 고유의 작용과 반대로 작용하는 약물이라고 했는데, 심장근육을 예시로 들면 역효현제는 심장의 고유작용인 수축과는 반대되는 작용인 심장근육의 이완을 유도하는 약물이 된다. 역효현제에 대해서는 길항제까지 설명한 후에 다시 한번 자세히 서술하도록 하겠다.

길항제(Antagonist)는 수용체에 붙어서 아무런 작용도 나타내지 않는 약물로 정의할 수 있다. 일반적으로 약리학을 공부할 때 길항제를 효현제의 반대 물질로 배워서 길항제가 결합하면 세포가 고유 기능의 반대되는 작용을 하는 것이라는 오개념을 갖게 되기 쉽다. 그러나 앞에서 설명했듯이 세포 고유 기능의 반대되는 작용을 하게 만드는 물질은 역효현제이다. 길항제가 효현제의 반대라는 의미는 효현제는 수용체에 결합하여 세포가 고유작용을 "하도록" 하는 약물인데 반해, 길항제는 수용체에 결합하여 세포가 고유작용을 하지 "못 하도록" 하는 약물이라는 뜻이다.

일반적으로 인체의 세포는 아무런 자극이 없어도 생리적인 효현제들로 인해서 약간의 기저활성도(baseline activity)가 존재한다. 가령 심근세포는 평소 완전히 수축하지도 않았지만, 완전히 이완되어 늘어져있지도 않은 적정한 상태로 존재한다. 이는 별다른 자극이 없을 때라도 생리적인 효현제가 약간씩은 작용하면서 세포의 기저활성도를 유지하고 있기 때문이다.

그런데 길항제를 투여하면 기저에 존재하는 생리적인 효현제가 작용하는 것을 방해하기 때문에 평소에 비해서 활성도가 감소되는 것으로 보인다. 그래서 길항제를 투여하면 세포 고유 기능의 반대되는 작용을 하는 것으로 보이게 된다. 사실은 아무 작용도 하지 않아서 기저 활성도만큼의 작용을 없애는 것뿐인데 말이다.

심근세포의 예시를 들자면 교감신경 수용체의 길항제를 투여하면 심근 세포가 전혀 수축력을 발휘하지 않는 상태까지 돌아가는 것뿐이지(=고유 작용이 없는 상태, 기저활성도도 없는 상태), 원래 길이보다 더 이완되는 것(=고유 작용의 반대되는 작용을 나타내는 상태)은 아니라는 뜻이다. 이 점을 헷갈리지 말아야 한다.

그렇다면 효현제에 반대되는 작용을 하는 약물은 무엇일까? 그건 바로 길항제가 아닌 **역효현제**(inverse agonist)로서 이는 수용체에 붙어서 장기 고유의 작용과 반대작용을 나타내는 약물이다. 그렇다면 역효현제는 어떻게 세포 고유 기능의 반대되는 역할을 수행하는 것일까? 세포 수용체 중에는 리간드(ligand, 세포의 수용체에 결합할 수 있는 물질을 부르는 말)가 결합해야만 활성이 되는 것도 있으나, 리간드가 전혀 없는 상태에서도 세포 안쪽에 기본적인 활성을 보이는 수용체들이 있다. 그래서 수용체 중에는 세포 내부로 신호(signal)를 보내는 상태와 세포 내부에 신호를 보내지 않는 상태를 왔다 갔다 하는 종류의 수용체도 있다. 이 두 상태 중에 세포 내부로 신호를 보내는 상태의 수용체를 활성화 상태(active form)라 하고, 아무 작용도 하지 않는 상태의 수용체를 비활성화 상태(inactive form)라 부른다.

역효현제는 평소에도 활성이 있는 상태와 없는 상태를 오가는 수용체에 달라붙어서 이 수용체를 전혀 작용하지 않는 비활성화 상태로 고정시킨다. 이는 곧 수용체를 비활성화 상태로 안정화시키는 것이다. 결국 역효현제가 결합해 있으면, 수용체가 활성화 상태로 있지도 못하게 되면서 결국 기본적인 활성도 유지되지 않아서 오히려 세포 고유 기능과 반대되는 작용이 나타난다. 예를 들자면, 근육의 경우는 역효현제가 결합하면 수축을 안 하는 것이 아닌 오히려 반대로 이완되게 된다.

대표적인 역효현제의 실제 예시로는 플루마제닐(flumazenil)이 있다. 플루마제닐은 벤조디아제핀(Benzodiazepine, BDZ) 계열 약물의 해독제이다. 벤조디아제핀 약물은 GABA 수용체에 작용하여 신경세포 내에 GABA라는 신경전달물질을 증가시켜서 신경세포를 억제시키는 작용을 한다. 벤조디아제핀에 의해 신경세포가 억제되면 다양한 약리작용(진정, 안정, 항불안, 항경련, 근육이완 등)을 나타내게 된다.

벤조디아제핀은 중독성이 있어서 오남용에 따른 과다 복용으로 급성 중독이 생기는 경우가 있다. 이때 해독제로 사용되는 약물이 바로 플루마제닐이다. GABA 수용체는 평소에 활성화 상태와 비활성화 상태를 오가는 수용체로서 벤조디아제핀과 결합하면 활성화 상태로 오래 존재하여 세포 내에 많이 흘러 들어간다. 물론, 벤조디아제핀이 없더라도 활성화 상태와 비활성화 상태를 오가기 때문에 아주 약간의 기저 활성도는 존재한다.

플루마제닐은 벤조디아제핀 계열 약물의 역효현제로서 GABA 수용체를 작동하지 않는 상태로 고정하여 더는 작동하지 못하도록 한다. 그리하여 벤조디아제핀이 체내에 과량으로 존재하여도 약물이 수용체를 활성화시키지 못 하도록 막는다.

추가로 기저 상태에서도 간헐적으로 나타나는 활성화 상태도 나타나지 못하게 비활성화 상태로 고정해두므로, 기저 활성도조차도 나타나지 못하게 하여 평소 고유 기능보다 반대방향으로 작용이 나타나게 한다. 이러한 기전으로 플루마제닐은 벤조디아제핀 계열 약물의 해독제가 된다.

앞에서 설명한 효현제들과 길항제를 용량-반응 곡선으로 설명해보면 그림 3-18과 같다. x축은 약물의 용량(정확히는 대수용량), y축은 장기의 반응, 즉 장기가 얼마나 고유의 기능을 했느냐를 나타내는 것이다. 가령, 근육의 경우는 얼마나 수축을 하는 가를 나타낸다. 여기서 0은 생체 내 리간드가 없이 유지되는 기저 활성 상태(baseline activity)이며 음수(-)로 갈수록 고유 기능의 반대작용(가령, 근육이라면 이완)을 나타낸다. 이때 생체 내 리간드만큼의 반응만큼의 efficacy를 완전히 보일 수 있는 물질은 완전 효현제(full agonist)이고, 생체 내 리간드에 비해 부분적인 반응만큼의 efficacy만 보일 수 있는 물질이 부분 효현제(partial agonist)이다.

역효현제(inverse agonist)는 세포 고유 반응의 반대되는 반응을 보이는 약물이므로 약물 반응 곡선에서 음수값을 나태낸다. 길항제(antagonist)는 수용체와 결합하여 아무런 반응도 나타내질 않는 물질이라고 했으므로, 아무리 투여하여도 생체 내 리간드가 없는 상태에서 보이는 최소한의 기저 활성도(baseline activity)만 보이게 만드는 약물이다. 자칫하면 역효현제 곡선이 길항제의 곡선이라고 착각하기 쉬우므로 주의를 요한다.

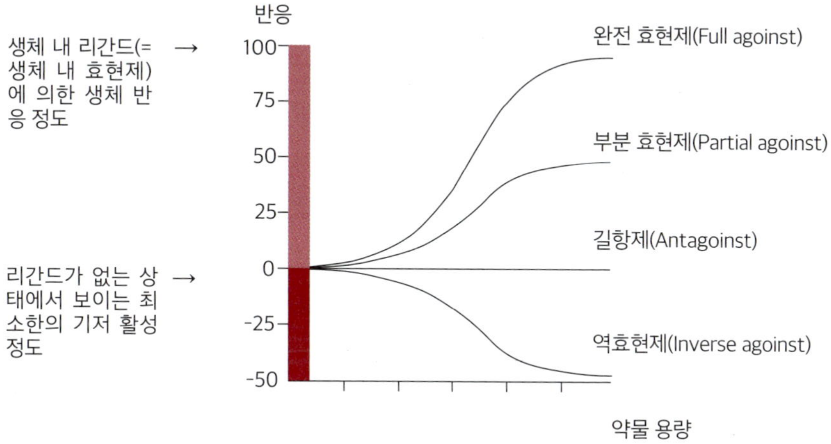

그림 3-18. 효현제와 길항제의 용량-반응 곡선

효현제의 종류인 완전 효현제, 부분 효현제, 역효현제와 길항제의 용량-반응 곡선이다. 완전 효현제는 생체 내 리간드만큼의 반응을 완전히 보일 수 있는 약물이고, 부분 효현제는 생체 내 리간드 대비 부분적인 반응만 보일 수 있는 약물이고, 역효현제는 세포 고유 반응의 반대되는 반응을 보이는 약물이다. 길항제는 수용체와 결합하여 아무런 반응도 나타내질 않아서 생체 내 리간드가 없는 상태에서 보이는 최소한의 기저 활성도(baseline activity)만 보이게 만드는 약물이다.

참고로 그림 3-18은 생체 내 리간드가 없는 상태에서 약물을 점차 투여했을 때의 세포 반응을 의미하므로, 실제 생체 내에서 약물이 보이는 실제 반응 곡선과는 차이를 보이게 된다. 그러나 실제 생체 내에서 나타나는 반응은 생체 내 리간드나 약물 종류에 따라서 무수히 가능하므로 일일이 설명하기는 어렵다. 그럼에도 불구하고 알아야 할 개념이 하나 있는데, 그것은 바로 생체 내 리간드가 존재하는 상황에서 부분 효현제와 길항제의 작용에 대해서이다. 이에 대해서는 추후 논의할 것이다.

앞에서 보았듯이 길항제는 수용체에 결합하여 아무 작용도 하지 않는 약물이라고 하였다. 길항제는 작용 기전에 따라서 경쟁적 길항제와 비경쟁적 길항제로 나뉜다. **경쟁적 길항제**(competitive antagonist, **경쟁적 저해제**)는 효현제가 달라붙는 수용체 부위에 효현제와 경쟁하면서 가역적으로 결합하는 길항제이다(그림 3-19).

경쟁적 길항제는 수용체 결합부위의 형태는 리간드와 비슷하게 생겨서 수용체와 결합은 가능하지만, 다른 부분의 단백질 구조가 원래 리간드와 달라서 결합 후의 반응들을 유발하지 못한다. 수용체에 리간드와 비경쟁적 길항제가 모두 결합이 가능한 상태여서 수용체 결합부위를 놓고서 두 물질이 서로 경쟁하는 관계가 된다. 이처럼 경쟁적 길항제는

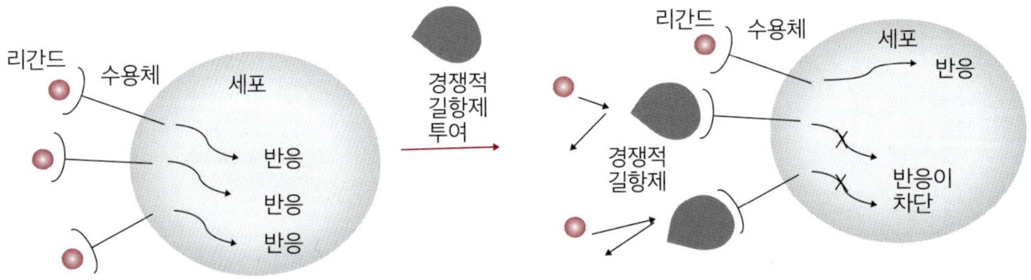

그림 3-19. 경쟁적 길항제의 작용

왼쪽은 생체 내 리간드(= 효현제)가 존재하는 평소의 상황의 세포를 의미한다. 우측 그림은 경쟁적 길항제(회색)를 투여한 경우 세포의 변화를 의미한다. 경쟁적 길항제(회색)를 투여한 경우, 수용체의 결합부위를 놓고 리간드와 길항제가 서로 경쟁을 한다. 경쟁적 길항제가 결합한 자리는 리간드가 결합하지 못하게 되고, 길항제는 결합 후에 아무런 반응도 하지 않으므로 반응이 차단된다.

수용체의 결합부위를 놓고서 효현제와 경쟁하는 사이라고 하여 경쟁적이라고 부른다. 만약 경쟁의 결과로 수용체에 효현제가 아니라 길항제가 결합하는 경우, 길항제가 수용체의 결합부위는 자리를 차지하고 있으면서도 수용체에서는 아무런 반응도 나타나지 않는다. 이렇게 경쟁적 길항제가 수용체 결합부위를 차지하고 있으면 그 자리에 원래 효현제가 결합을 못하므로 효현제의 작용을 저해하게 된다.

경쟁적 길항제는 결국 같은 수용체 결합자리를 놓고서 얼마나 길항제가 결합하느냐에 따라서 저해되는 정도가 결정되기 때문에 길항제의 개수와 리간드 개수의 비율에 따라서 저해제의 저해 능력 정도가 바뀐다. 만약 경쟁적 길항제가 어느 정도 들어가 있다고 하더라도 리간드가 아주 많다면, 경쟁의 결과로 수용체는 대부분 리간드와 결합할 것이므로 길항제는 별 저해 효과를 보지 못 할 것이다. 반대로 리간드에 비해 길항제의 양이 많다면, 수용체에 경쟁의 결과로 길항제가 상대적으로 많이 결합할 것이므로 길항제의 효과가 세게 나타날 것이다.

이와는 반대로 **비경쟁적 길항제**(non-competitive antagonist, **비경쟁적 저해제**)는 수용체에서 효현제가 결합하는 부위가 아닌 다른 부위에 비가역적으로 결합하는 길항제이다(그림 3-20). 이 경우는 수용체의 결합부위를 두고서 효현제와 경쟁하는 관계가 아니므로 비경쟁적이라고 부른다.

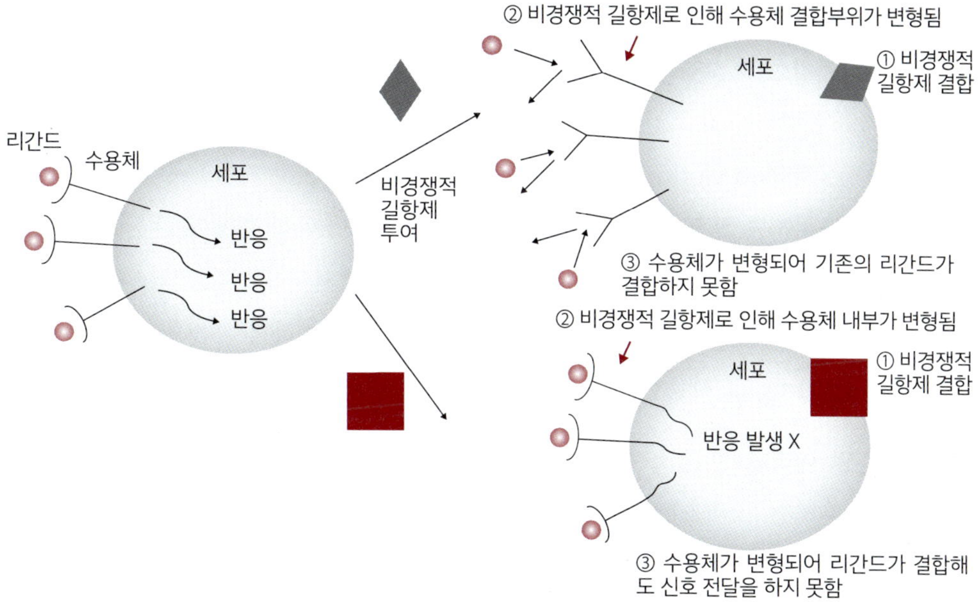

그림 3-20. 비경쟁적 길항제의 종류와 작용

왼쪽은 생체 내 리간드(= 효현제)가 존재하는 평소의 상황의 세포를 의미한다. 우측 그림은 비경쟁적 길항제를 투여한 경우 세포의 변화를 의미한다. 위쪽의 회색 비경쟁적 길항제를 투여한 경우는 세포의 수용체의 구조가 변형되어(그림에서 결합부위가 동그라미에서 세모형으로 바뀜) 리간드가 결합하지 못하게 되어 반응이 차단되는 경우이다. 아래쪽의 붉은색 비경쟁적 길항제를 투여한 경우는 세포 수용체의 구조가 변경되어(그림에서 수용체의 세포 속 부분이 꼬불꼬불하게 변형됨), 리간드가 결합하더라도 세포 반응이 유발되지 않게 되는 경우이다. 두 가지 경우 모두 길항제가 리간드와 수용체의 결합부위를 놓고 경쟁하지 않으므로 비경쟁적이라고 한다.

비경쟁적 길항제가 세포에 결합하는 경우 세포의 구조나 세포 수용체의 구조를 변형시켜서 효현제를 수용체에 달라붙지 못하게 하거나, 설령 효현제가 수용체에 달라붙더라도 세포가 아무런 반응을 못 하게 한다. 비경쟁적 길항제는 수용체 결합부위에 결합하지 않으므로 효현제가 달라붙을 자리는 비어 있음에도 세포가 반응하지 못 하는 상태이다. 이 경우들 모두 길항제가 수용체 결합부위를 놓고 효현제와 서로 경쟁하지 않으므로 비경쟁적 길항제라고 부르는 것이다.

비경쟁적 길항제의 경우 수용체와 무관하게 그저 비경쟁적 길항제가 결합하는 부위가 따로 존재하는 것이기 때문에 리간드 양과 무관하게 비경쟁적 길항제의 양에 따라서 저해되는 정도가 결정된다. 아무리 리간드가 많아도 비경쟁적 길항제가 비활성화해버린 세포는 반응하지 못 하기 때문이다. 따라서 경쟁적 길항제와는 반대로 비경쟁적 길항제의 효과는 리간드 양에 구애받지 않는다.

대표적인 비경쟁적 저해제의 예시로 아스피린이 있다. 아스피린은 비경쟁적으로 혈소판의 COX-1이라는 효소를 길항하는 효과가 있는데 COX-1 효소는 트롬복산(thromboxane A2)을 만드는 효소이다. 그런데 이 물질이 있어야 혈소판은 응집(aggregation)되어 피가 응고(blood clotting)되어 혈전(= 피떡)이 형성되면서 지혈할 수 있다. 따라서 아스피린을 투여하면 혈소판의 COX-1 저해에로 인해 트롬복산 형성이 안 되어 혈소판이 응집할 수 없으며, 이로 인해 혈전이 형성되지 않아 지혈되지 않는다. 그리고 이러한 효과를 이용하여 아스피린을 혈전을 방지하고 혈액순환을 원활하게 하는 항-혈소판 제제(anti-platelet drug)로 사용한다.

아스피린의 이러한 항-혈소판 효과는 비가역적(irreversible)이어서 아스피린이 한번 혈소판에 작용하면 그 혈소판은 응고되는 능력을 영구적으로 잃어버리게 된다. 평소에는 혈전이 생기지 않으면 혈전증이 생기지 않아서 좋을 수 있지만, 수술 시에는 지혈이 되지 않아 곤란해질 수 있다. 따라서 수술 전에 아스피린의 효과를 없애야만 수술 중에 출혈이 생겨도 지혈이 된다.

그런데 아스피린은 앞서 설명했듯이 비경쟁적 길항제이기 때문에 아무리 리간드를 보충한다고 하여도 혈소판의 기능이 돌아오지 않는다. 따라서 수술 전에는 반드시 충분한 기간 동안 아스피린 복용을 중단하여 아스피린의 영향을 받지 않은 새로운 혈소판이 충분히 생성될 때까지 기다린 후에 수술에 들어가야 한다. 이러한 이유로 의료진이 수술 전에 환자에게 아스피린 복용을 중단할 것을 신신당부하는 것이다. 만일 이러한 경고를 간과하여 아스피린을 계속 복용하는 경우에는 수술 중에 지혈이 잘 안 되어 과다출혈이 일어나면서 큰 문제가 발생할 수도 있다.

가. 부분 효현제의 길항작용(Antagonism of partial agonist)

김의사박사의 이해하는 의학/과학 이야기

이해하는 약리학

9. 부분효현제의 길항작용(Antagonism of partial agonist)

이번 장에서는 앞에서 다룬 부분 효현제가 사용하기에 따라서 길항제와 같은 작용(antagonism)을 하는 원리와 임상에서의 활용에 대해 자세히 알아보도록 하자. 결론부터 설명하자면 완전 효현제에 중독이 된 상태에서, 수용체 친화도(receptor affinity)가 더 좋은 부분 효현제를 길항제로서 이용할 수 있다.

이해를 돕기 위해 예시를 들어보자. 가상의 예시로, 완전 효현제에 비해 40%까지 efficacy를 낼 수 있는 부분 효현제가 있다고 가정해보자(그림 3-21 A). 추가로 이 부분 효현제는 완전 효현제에 비해 수용체 친화도가 더 좋다고 가정해보자. 이제 몸에 완전 효현제가 아주 많은 양 있는 상황, 즉 중독된 상황에서 부분 효현제를 점점 투여해나가는 상황을 생각해보자(그림 3-21 B).

부분 효현제를 아예 투여하기 전에는 온몸의 수용체가 모두 완전 효현제와 결합하고 있기 때문에 최대 반응이 100%의 반응이 나타나게 된다. 여기에 투여한 부분 효현제의

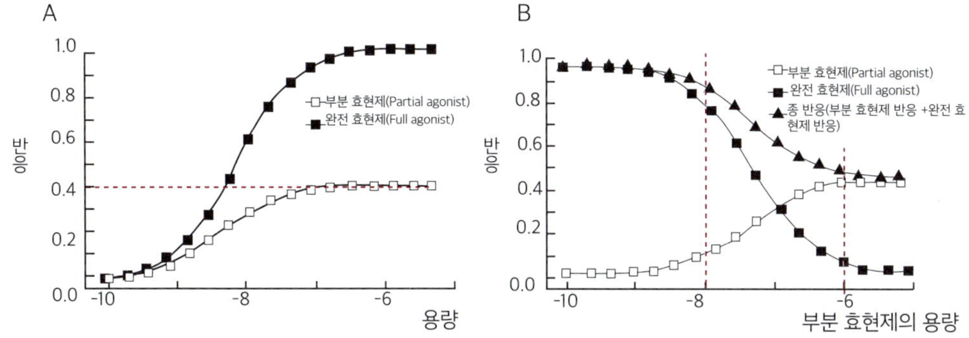

그림 3-21. 부분 효현제의 길항작용 원리

부분 효현제가 길항작용을 하게 되는 원리

용량이 점차 증가해갈수록 일부의 수용체가 완전 효현제 대신에 부분 효현제와 결합하기 시작한다. 특히 투여한 부분 효현제가 완전 효현제에 비해 수용체 친화도가 더 크기 때문에 부분 효현제를 투여하는 족족 수용체는 완전 효현제 대신 친화도가 더 높은 부분 효현제와 결합을 하려고 할 것이다.

가령, 그림 3-21 B에서 투여한 부분 효현제의 대수용량이 -8인 경우 부분 효현제가 차지하는 반응의 비율은 약 10%가 된다. 이렇게 부분 효현제에 의해 수용체가 점거되고 난 후에, 남은 완전 효현제가 만드는 반응은 그래프에 따라 약 80%가 된다. 따라서, 부분 효현제는 -8 대수용량만큼 투여한 후에 총 반응은, 부분 효현제에 의한 반응(10%) + 완전 효현제에 의한 반응(80%) = 총 90%가 된다. 즉, 부분 효현제를 대수용량 -8만큼 투여하면, 총 반응이 10% 감소하는 효과가 생긴다는 뜻이다.

부분 효현제의 양을 더 늘려서 -6만큼 투여하게 되면, 대부분의 수용체를 부분 효현제가 차지하게 된다. 이 시점에 부분 효현제에 의한 반응은 거의 부분 효현제의 최대 efficacy인 약 40%만큼까지 증가하게 된다. 대부분의 수용체가 부분 효현제에 의해 점거되었으므로, 완전 효현제가 차지하고 있는 수용체의 분율은 매우 감소하게 되어, 완전 효현제에 의한 세포 반응은 약 10%에 불과하게 된다. 따라서 부분 효현제를 -6 대수용량만큼 투여한 순간에 총 반응의 정도는, 부분 효현제에 의한 반응(40%) + 완전 효현제에 의한 반응(10%) = 총 50%가 된다.

부분 효현제의 용량이 약 -5 이상이 되면 거의 대부분의 수용체가 부분 효현제에 의해 점거되면서 총 반응이 거의 부분 효현제에 의해서만 발생하면서 총 반응이 부분 효현제의 efficacy인 40%에 수렴하게 된다.

결론적으로, 완전 효현제가 충분히 많이 있는 상태에서는 부분 효현제를 넣을수록 부분적으로 길항작용을 하는 상황이 된다는 것이다. 여기서 흥미로운 점은 완전 효현제를 따로 제거하지 않은 상태로 계속 부분 효현제만 투여하고 있으므로, 사실 체내의 약물들의 총량(완전 효현제의 양+부분 효현제의 양)은 점점 증가하고 있는데 총 반응은 오히려 점점 줄어들어 간다는 점이다.

앞에서 관찰한 역설적인 현상의 실제 적용 사례로는 급성 메탄올 중독의 치료법이 있다. 알코올 중독자들이 간혹 술 대신 공업용 알코올인 메탄올을 마셔 중독되곤 하는데, 메탄올은 치명적인 독성이 있어서 복용하면 실명과 같은 심각한 건강 문제가 나타날 수 있어 빠른 치료가 요구된다. 이렇게 메탄올에 중독되었을 때, 메탄올에 대한 길항제나 역효현제 등이 있으면 해독제로 사용할 수 있겠으나, 만일 이들이 준비되지 않았으면 메탄올보다 독성이 약한 에탄올(술)을 대량으로 주입하면 임시방편으로나마 부분적으로 치료할 수도 있다.

이에 대한 원리를 대략적으로 설명하면 다음과 같다. 에탄올은 메탄올보다 독성이 훨씬 적은 물질이므로, 편의상 사례를 단순화하여, 메탄올의 독성을 100, 에탄올은 그보다 약한 30이라 가정해보자. 이 경우 독성이 100인 메탄올은 완전 효현제가 되며, 독성이 30인 에탄올은 부분 효현제가 된다. 만약 인체에 알코올 수용체가 30개가 있다고 가정할 때, 메탄올 30개를 마셔서 중독된 경우에는 수용체 전체가 메탄올에 점거된 것이어서 100%의 독성이 나타날 것이다(그림 3-21 B의 원점의 상황).

이때 환자에게 에탄올(술)을 지속적으로 주입하면 혈중 에탄올 농도가 상승한다. 만약 에탄올을 15개 주입했다고 가정해보면 메탄올은 30개가 되고 에탄올은 15개가 되어 개수의 비율이 2:1이 되나 전체 알코올 수용체의 수는 30개여서 메탄올과 에탄올은 서로 경쟁하게 된다. 편의상 이 둘의 효력(potency)이 동일하다고 가정해보면 메탄올이 두 개 붙을 때 에탄올은 평균 하나가 붙으므로 세 개의 수용체 중에 두 개에는 메탄올이 붙고, 나머지 하나에는 에탄올이 붙어 전체적인 독성은 메탄올만 세 개 붙었을 때보다 낮아진다(100 + 100 + 30 < 100 + 100 + 100).

만약 에탄올의 수가 증가하여 30개까지 들어갔을 때는 개수의 비율이 1:1이 되므로 절반의 수용체에 메탄올이 붙고 나머지 절반에는 에탄올이 붙어서 독성의 정도는 이전보다 훨씬 더 낮아진다.

이후에도 지속적으로 에탄올을 주입하면, 비록 메탄올이 일부 존재하긴 하지만 수용체와는 결합하지 못하여 치명적인 독성은 발현되지 않고, 모든 수용체에 에탄올이 붙어서 단지 심각한 과음상태가 되어 메탄올의 급성 피해를 줄일 수 있다. 이 상황을 그림 3-21 B에 빗대어 표현해보면, 그림 3-22와 같이 된다. 여기서 y축의 총 독성반응 정도가 점차 감소한다는 것은 점차 총 독성효과가 떨어져 몸이 치료된다는 의미이다.

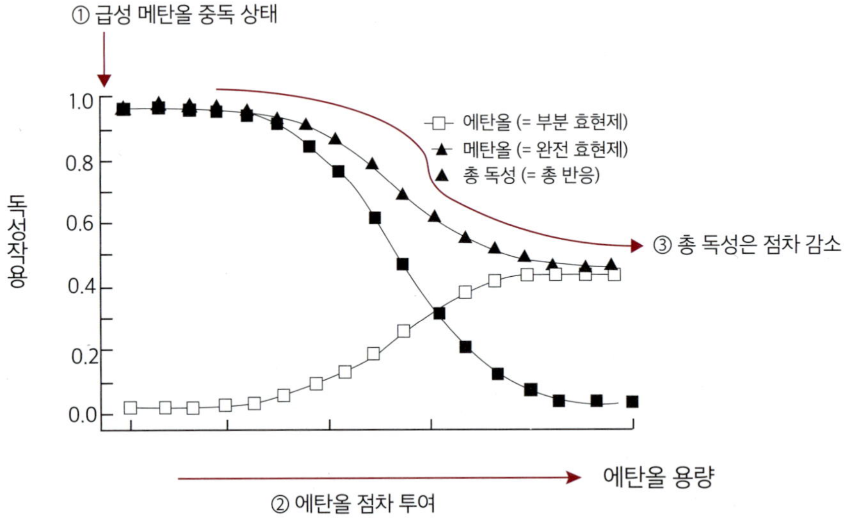

그림 3-22. 급성 메탄올 중독을 에탄올로 치료하는 원리

그림 3-21의 예시를 급성 메탄올 중독을 에탄올로 치료하는 과정에 대입한 그림. 알코올의 독성 반응의 관점에서 봤을 때, 완전 효현제인 메탄올에 중독된 상태에서, 부분 효현제인 에탄올을 계속 투여할수록, 총 독성이 줄어들면서 치료가 되는 것을 알 수 있다.

결론적으로, 메탄올에 중독된 사람이 있는데 따로 준비된 치료제가 없다면, 술을 일단 왕창 먹이는 것으로 임시방편으로 최악의 상황을 막을 수 있다는 뜻이다. 물론 실제 상황에서는 메탄올 중독 환자를 만나면 빨리 병원으로 이송해서 적절한 치료를 받게 해야 한다.

본서에서는 이해를 높이기 위해 직관적인 메탄올과 에탄올의 예시를 사용하였으나, 일반 교과서에서 주로 사용하는 예시인 마약류 중독 상태에서 점차 마약을 해독해 나가는 과정인 테이퍼링(tapering)에 대해 간략하게 설명을 덧붙인다(그림 3-23). 기본적인 원리는 동일하므로 차근차근 아래 곡선들을 해석해보도록 하자.

그림 3-23 A 곡선을 보면 알겠지만, Methadone(메타돈)은 완전 효현제, Buprenorphine(부프레노르핀)은 부분 효현제, Naloxone(날록손)은 길항제이다. 그래프의 ED50 위치를 통해 potency를 찾아보면 Buprenorphine이 더 낮은 ED50을 지님을 알 수 있고, 따라서 더 높은 potency를 지니고 있음을 알 수 있다.

앞서 설명했듯이 potency가 높다는 것은 수용체 친화도(receptor affinity)가 높은 경

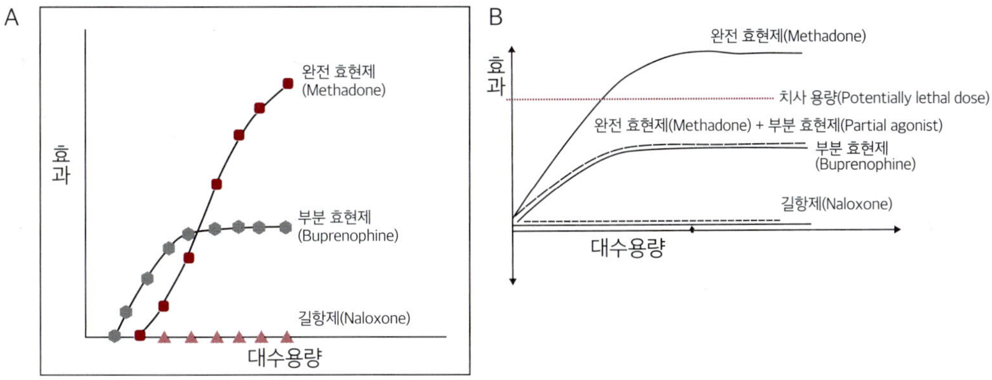

그림 3-23. 부분 효현제를 이용한 마약 중독의 치료

마약 중 하나인 Methadone 약물을 해독하는 방법들에 대한 그림. 길항제인 Naloxone을 이용하는 경우는 빠른 해독이 가능하지만 금단 증상이 나타날 위험성이 있다. 이런 경우 부분 효현제인 Buprenorphine을 이용하면, 치사용량에 도달하지 않을 정도의 부분적인 해독작용을 하면서도 금단 현상도 방지할 수 있다.

향을 보인다고 하였다. 즉, Buprenorphine은 Methadone보다 더 수용체 친화도는 높으면서도 efficacy는 적은 부분 효현제임을 알 수 있다. Naloxone은 아무리 투여해도 효과가 증가하지도 감소하지도 않으므로 길항제임을 알 수 있다. 만약 효과가 음수로 내려가는 약물이 있었다면, 이것은 역효현제였을 것이다.

이를 토대로 그림 3-23 B를 해독해보자. 그림에서 점선은 사망할 수 있는 용량(=치사량)을 의미한다. 그래프의 곡선은 약물 효과에 대한 용량-반응 곡선이다. 그래프를 보면 Methadone은 최고 효과에 도달하기 이전에 이미 치사량에 도달할 수 있는 위험한 약물임을 알 수 있다. 만약 methadone에 중독이 된 사람이 있다면, 안전하게 methadone을 해독해줄 필요가 있다. 물론 제일 간단한 방법은, 길항제인 Naloxone을 투여해버리는 것이다. 그러나 만성적으로 Methadone에 중독되어 있던 사람의 경우, 갑자기 methadone을 끊으면 금단 증상을 보이면서 위험에 처할 수 있으므로, 약물을 서서히 해독해줄 필요성이 있다.

이럴 경우 선택할 수 있는 방법이 바로 부분 효현제인 Buprenorphine을 활용하여 투여하는 것이다. 만약 부분 효현제인 Buprenorphine을 투여하면 길항제를 투여하는 것보다는 해독 효과는 떨어지지만, 약물의 최대 efficacy가 감소하므로 치사량에 도달하기가 어려워지면서 환자를 우선 안전하게 해줄 수 있게 된다. 그러면서도 일정량의 약물은 체내에 남아있으므로 금단 현상도 덜 보이게 된다.

만약 바로 부분 효현제를 주기도 힘들 정도로 중독된 경우에는 중간용량으로 Methadone과 Buprenorphine을 섞어서 투여할 수도 있다. 이러면 부분 효현제인 Buprenorphine만 투여하는 것보다 좀 더 높은 efficacy를 보이므로, 해독 효과는 더 약하지만 금단 현상을 더욱 예방할 수 있다.

나. 경쟁적 길항제와 비경쟁적 길항제의 용량-반응 곡선, 예비 수용체(Spare receptor)

해당 내용은 심화 내용이므로 온라인 강의에서는 생략하였으나, 본서에서는 해당 내용도 다루기로 한다.

앞에서 2가지 종류의 길항제로 경쟁적 길항제와 비경쟁적 길항제가 존재한다고 하였다. 두 길항제는 작용 원리가 다른 만큼, 약리학적으로 큰 차이점이 있다고 하였다. 바로 저해하는 효과가 리간드의 양에 따라 영향을 받는지 받지 않는지 여부였다. 경쟁적 길항제는 수용체 자리를 놓고 리간드와 경쟁하기 때문에 리간드가 많으면 저해 효과가 점차 감소한다고 하였다. 반면, 비경쟁적 길항제는 리간드와 경쟁하지 않고 세포 수용체의 기능을 막아버리므로 리간드 양과 무관하게 길항제의 양에 따라서 저해 정도가 정해진다고 하였다. 그렇다면 이러한 차이점은 용량-반응 곡선에서 어떤 차이를 만들게 될 것인가?

이 차이를 보여 주는 것이, 특정 용량의 길항제가 있는 상태에서 점차 리간드의 용량을 늘려가면서 이에 따른 반응을 본 용량-반응 곡선이다(그림 3-24).

우선 경쟁적 저해제의 양에 따른 용량-반응 곡선의 변화를 알아보기 위해 그림 3-24 A를 보도록 하자. Isoproterenol(이소프로테레놀)이란 약물은 혈압을 올리는 효현제이고 Propranolol(프로프라놀롤)은 혈압을 낮추는 경쟁적 길항제이다. 효현제인 Isoproterenol만 계속 투여해나가면 용량이 증가할수록 혈압 증가량이 올라가는 용량-반응 곡선이 나오게 된다.

만약 여기에 경쟁적 길항제인 Propranolol을 투여하면 어떻게 될 것인가? 그림 3-24

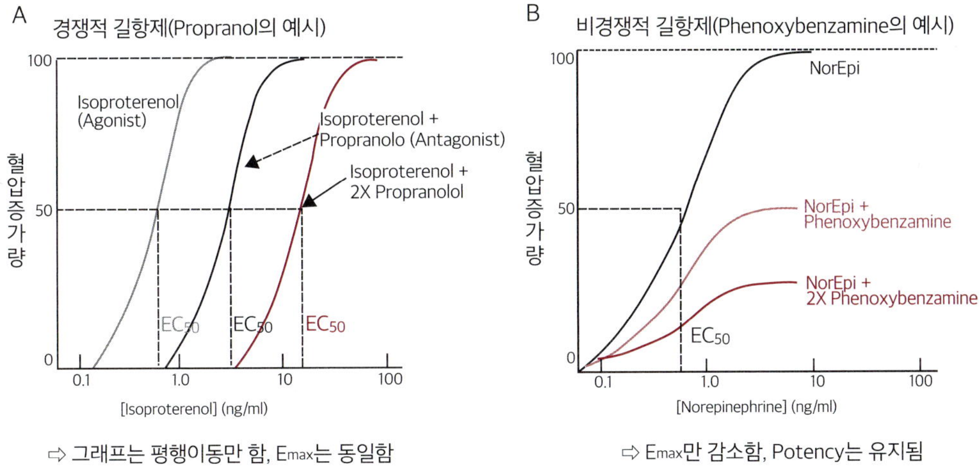

그림 3-24. 길항제에 따른 용량-반응 곡선

길항제의 종류에 따른 대수용량-반응 곡선의 변화를 표현한 그림이다. 경쟁적 길항제를 투여하는 경우(A) 곡선은 우측으로 평행이동은 하여 ED50이 증가하되, E_{max}와 efficacy는 유지된다. 비경쟁적 길항제를 투여하는 경우(B) 곡선은 E_{max}와 efficacy만 감소하고, ED50과 potency는 유지된다.

A에 따르면, Propranolol을 특정한 양을 투여한 경우에 Isoproterenol의 용량-반응 곡선은 우측으로 평행이동을 하는 모양이 된다. 이렇게 되는 이유는 앞에서 그림 3-19에서 보였던 것과 같은 원리이다.

Propranolol이 다량 존재하는 상황에서, 대부분의 수용체에는 Propranolol이 결합해 있을 것이다. Isoproterenol은 Propranolol과 수용체 자리를 놓고 경쟁을 해야 하므로 Isoproterenol의 용량이 적을 때는 이미 수용체를 다 차지하고 있는 Propranolol을 비집고 들어가지 못하여 수용체와 거의 결합하지 못한다. 그래서 Isoproterenol이 저용량인 구간에서는 반응이 나타나지 않는 것이다. 그러다가 Isoproterenol이 특정 용량을 넘어서기 시작하면서부터 Propranolol과 경쟁력이 생기기 시작한다. 그러면서 이 순간부터는 Isoproterenol이 Propranolol에 비해 많은 양이 되기 시작하므로, 이 순간부터 정상적인 용량-반응 곡선이 나타나게 된다.

앞에서 경쟁적 길항제는 길항제와 리간드 사이의 비율이 중요하다고 했었다. 마찬가지로 3-23 A를 보면 곡선이 대략 비슷한 간격만큼 우측으로 평행이동하면서 ED50도 증가한 것을 알 수 있다. x축이 대수용량이기 때문에 x축이 약 2배 움직였다는 의미는 산술용량으로는 약 10배 정도의 약물이 늘어난 것이라고 볼 수 있다. 즉, 약물의 비율은 서로 비율 관계이므로 늘어난 길항제를 상쇄하기 위해서는 배수인 대수적으로 증가하기 때문에 비경쟁적으로 10배 증가되면 x축이 대수용량일 때 1칸 증가한 것처럼 보인다(가령, 10배 증가할 때, 대수용량은 log(10) = +1 증가하는 것이다).

만약 Propranolol을 2배 용량 넣게 된다면 어떻게 될까? 그러면 그만큼 비율상 더 많은 양의 Isoproterenol이 있어야 Propranolol을 비집고 들어가기 시작할 수 있다. 마찬가지로 비율이기 때문에 산술용량-곡선으로 보면 대수적으로 증가해 보이지만, 대수용량 곡선으로 표현했기 때문에 마치 평행이동만 하고 곡선의 모양은 변하지 않은 채로 역시나 +1칸 정도 우측으로 이동한 것처럼 보이게 된다. 수학적인 내용은 차치하고, 중요한 점은 결론적으로 경쟁적 저해제가 있는 경우에는 대수용량-반응 곡선이 우측으로 이동하면서 ED50이 증가하지만, efficacy나 곡선의 형태는 변하지 않는다는 점이다.

다음으로는 비경쟁적 저해제의 양에 따른 용량-반응 곡선의 변화를 알아보기 위해 그림 3-24 B를 보도록 하자. Norepinephrine(NorEpi, 노르에피네프린)은 혈압을 상승시키는 생리적인 효현제(= 리간드)이며, Phenoxybenzamine(페녹시벤자민)은 혈압을 배수적인 대수적으로 증가하기 때문에 비경쟁적으로 저하시키는 길항제이다. 우선 길항제가 없는 상태에서 효현제인 NorEpi의 용량에 따른 대수용량-반응 곡선은 맨 위의 검은 곡선과 같은 형태로 나온다. 여기에 비경쟁적 저해제인 Phenoxybenzamine을 투여하면 어떻게 될 것인가?

그림 3-24 B의 곡선을 보면 알 수 있듯이, Phenoxybenzamine을 투여하면 투여할수록 용량-반응 곡선은 점차적으로 E_{max}가 감소하면서 potency는 유지하는 경향을 보이게 된다. 이렇게 되는 이유는 앞의 그림 3-20에서 설명했던 원리와 동일하다. 앞에서 설명했듯이 비경쟁적 저해제는 세포의 수용체 자체가 작동하지 못 하도록 저해하는 작용을 한다. 따라서 리간드의 양과 무관하게 비경쟁적 저해제가 작동을 멈추는 세포 수만큼 반응이 저해되게 된다.

결론적으로, 비경쟁적 저해제는 투여하면 할수록 정상적인 수용체의 개수가 줄어 드는 형국이 된다. 정상적으로 작동하는 수용체의 개수가 줄어들수록 수용체가 만드는 최대 반응 역시 줄어들게 되므로 E_{max}와 efficacy는 감소할 수밖에 없다. 그러나 정상적인 수용체의 개수가 감소해서 그렇지, 남아있는 수용체는 아직 정상적인 작동을 하는 상태이다.

이들 수용체는 평소와 수용체 친화성(receptor affinity)도 정상적인 상태이므로, ED50이나 potency도 평소와 똑같이 보존된다. 단지 몸 전체적으로 봤을 때 수용체의 전체 개수가 줄어들었으므로, 결국 수용체의 밀도만 줄어든 상태다. 따라서 용량-반응 곡선의 형태나 potency가 변하는 것은 아니다. 결론적으로 비경쟁적 저해제의 있는 경우에는 대수용량-반응 곡선이 E_{max}가 감소하면서 efficacy가 감소하지만, ED50나 potency는 변화하지 않는다. 그림 3-24 B에서 볼 수 있듯이 비경쟁적 저해제인 phenoxybenzamine의 용량이 2배로 증가하면 비활성화되는 수용체의 수가 대략 2배가 되므로 E_{max}가 대략 절반으로 줄어드는 것을 관찰할 수 있다.

이 시점에서, 예비 수용체라는 개념이 등장한다. 편의상 예비 수용체 중 세포막에 존재하는 수용체를 예시로 설명하겠다(그림 3-25). **여분 수용체**(Spare receptor)라는 것은, 이름 그대로 여분으로 존재하는 수용체라는 뜻으로, 최대 효과를 나타낼 때 아직 약물

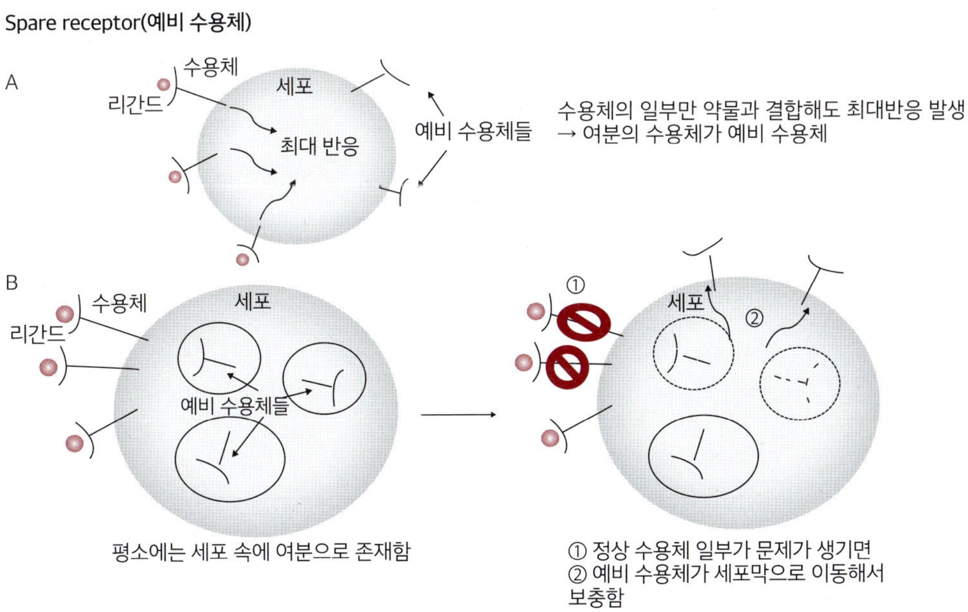

그림 3-25. 예비 수용체(Spare receptor)의 개념

예비 수용체는 여분으로 보관하고 있는 수용체로, (A) 일부의 수용체만 약물과 결합해도 이미 최대 반응이 발생하는 경우, 남아있는 수용체가 예비 수용체이다. (B) 어떤 경우는 예비 수용체를 세포 속에 보관하고 있다가 정상 수용체에 문제가 생기면 동원되어서 보충하는데 사용되기도 한다.

에 결합하지 않고 있는 여벌의 수용체를 의미한다. 수용체에 여분이 있어서 가령 총 10개의 수용체가 있으나 8개의 수용체만 약물과 결합해도 최대 효과가 나타나는 경우, 나머지 2개의 수용체가 여분 수용체가 된다. 일부의 경우, 여분 수용체를 평소에는 세포 속에 여분으로 보관하고 있다가 일부 수용체가 기능에 문제가 생기면 세포막으로 이동하여 보충해주는 방식도 있다.

그렇다면 예비 수용체란 것이 존재한다는 것을 어떻게 알 수 있을까? 앞에서 설명한 비경쟁적 길항제를 투여하는 실험을 하는 과정에서 예비 수용체가 존재한다는 사실을 발견할 수 있다. 예비 수용체가 존재하는 경우에 비경쟁적 길항제에 대한 용량-반응 곡선에 변화가 생긴다(그림 3-26).

앞에서 보았듯이, 본래 비경쟁적 길항제는 정상적으로 작동하는 수용체의 개수를 줄여버리기 때문에 용량-반응 곡선의 E_{max}가 감소하는 변화를 유발한다. 그러나 예비 수용체가 있는 경우에는 비경쟁적 길항제가 수용체를 저해하더라도 그만큼 예비 수용체가 있어서 최대 반응을 보일 만큼의 수용체 개수가 보존된다. 따라서 예비 수용체가 있는 동안

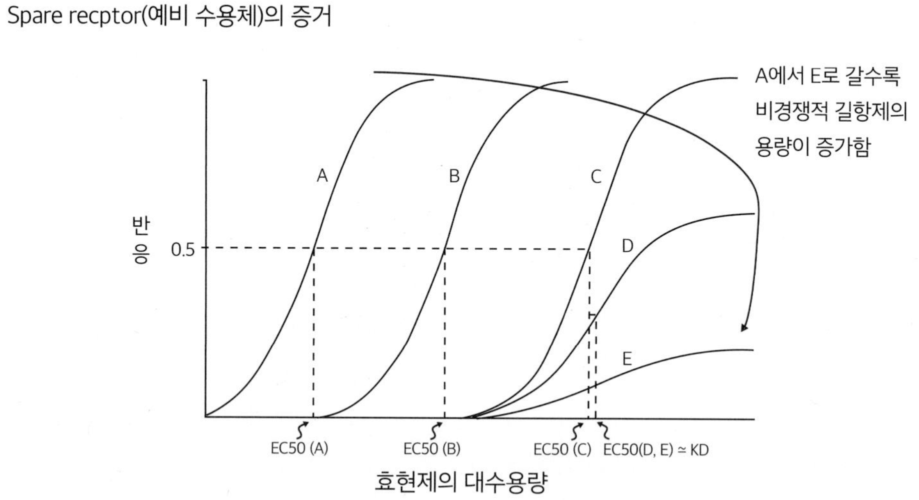

그림 3-26. 예비 수용체(Spare receptor)의 증거

비경쟁적 길항제를 투여하면 정상 수용체의 개수가 감소하면서 본래는 E_{max}가 감소하는 곡선이 나타나야 한다. 그러나 예비 수용체가 남아있는 동안은, 비경쟁적 길항제가 작용해서 수용체를 비활성화해도, 예비 수용체가 올라와서 빈자리를 메워주기 때문에 마치 경쟁적 저해제로 작동하는 듯이 곡선이 나타난다. 예비 수용체가 소진되고 나서야, 평소대로의 비경쟁적 저해제의 용량-반응 곡선처럼 E_{max}가 감소하는 경향을 보이게 된다.

은 비경쟁적 길항제를 더 투여하더라도 E_{max}에 변화가 생기지 않는다. 그래서 예비 수용체가 남아있는 동안은(그림 3-26의 곡선 A→B→C), 마치 경쟁적 길항제를 투여하는 것 마냥, 용량-반응 곡선이 점점 우측으로 평행이동을 할 뿐, E_{max}에는 변화가 생기지 않는다. 그러나 계속 비경쟁적 길항제를 투여하다 보면, 언젠가는 예비 수용체가 소진되는 순간이 온다(그림 3-26의 곡선 C).

그 이후로는 결국 전체 수용체의 개수가 감소하게 되므로, 일반적인 비경쟁적 길항제를 투여했을 때처럼 점점 E_{max}와 efficacy가 감소하는 경과를 보이게 된다(그림 3-26의 곡선 C→D→E). 이처럼 비경쟁적 저해제를 투여해도 바로 E_{max}가 감소하지 않는 현상은 예비 수용체가 존재한다는 사실을 반영하는 증거가 된다.

이번 단원에서는 효현제와 길항제에 대해 알아보았다. 효현제와 길항제의 다양한 종류와 특징들, 활용법, 그래프 독해 등 중요한 내용이 많은 단원이기 때문에, 이후 약리학 공부를 원활하게 하기 위해서는 잘 숙지할 필요가 있는 단원이므로 자세하게 서술하였으니, 다시 한번 숙지하기 바란다.

Rx 핵심 point

【효현제와 길항제】

- 효현제(Agonist): 세포의 수용체와 결합하여 수용체를 활성화시켜 장기의 고유한 생물학적인 작용을 유발하는 물질. 완전효현제, 부분효현제, 역효현제가 있음.

- 완전효현제(full agonist): 장기 고유의 작용을 최대 효과까지 낼 수 있게 해주는 물질. 일반적으로 생리적인 리간드가 만드는 반응만큼을 완전 효현제의 efficacy라고 간주함.

- 부분효현제(partial agonist): 장기 고유의 작용을 최대 효과까지는 낼 수 없이 부분적인 효과까지만 낼 수 있는 물질. 완전 효현제에 중독이 된 경우, 수용체 친화도가 더 좋은 부분 효현제를 길항제로 사용할 수 있음.

- 역효현제(inverse agonist): 수용체에 붙어서 장기 고유의 작용과 반대로 작용하는 물질

- 길항제(Antagonist): 수용체에 붙어서 아무런 작용도 나타내지 않는 물질(개념을 역효현제와 헷갈리면 안 됨!). 경쟁적 길항제와 비경쟁적 길항제가 존재함.

- 경쟁적 길항제(competitive antagonist, 경쟁적 저해제): 효현제가 달라붙는 수용체 부위에 효현제와 경쟁하면서 가역적으로 결합하는 길항제. 길항제의 개수와 리간드의 개수 비율에 따라서 저해제의 저해 능력 정도가 바뀜. 용량-반응 곡선에서 곡선이 우측으로 이동하면서 ED50가 증가하지만, E_{max}와 efficacy는 그대로임.

- 비경쟁적 길항제(non-competitive antagonist, 비경쟁적 저해제): 수용체에서 효현제가 결합하는 부위가 아닌 다른 부위에 비가역적으로 결합하는 길항제. 리간드 양에 무관하게 비경쟁적 길항제의 양에 따라서 저해되는 정도가 결정됨. 용량-반응 곡선에서 E_{max}와 efficacy가 감소하지만, ED50과 potency는 유지됨.

6. 약물의 병용효과(Combined effect)

김의사박사의 이해하는 의학/과학 이야기

이해하는 약리학

10. 약물의 병용효과

이제는 약물을 혼합하여 사용하는 병용효과(combined effect)에 대하여 알아보자. 약물을 섞어서 사용하는 이유는 다양한데 가장 대표적인 경우는 다양한 약물의 다양한 효과를 모두 얻고자 하는 경우이다. 가령 감기에 걸렸을 때 통증에 대해 진통 효과가 있는 진통제와 콧물에 대해 효과가 있는 항히스타민제를 한꺼번에 복용하는 경우이다. 다음으로 약물을 섞어서 사용하는 경우에는 주요한 약물의 부작용을 막기 위한 용도가 존재한다. 가령 진통제로 비스테로이드성 소염제(non-steroidal anti-inflammatory drugs, NSAIDs)를 사용하는 경우 약물 부작용으로 속쓰림이 흔히 생기는데, 속쓰림 부작용을 막기 위해 제산제를 함께 투여하는 경우이다. 이처럼 다양한 약을 사용하는 가장 대표적인 이유는 여러 가지 효과를 동시에 얻기 위해서이다.

그런데 한 가지 효과에 대해서 여러 약을 동시에 투여하는 경우(가령, 통증에 대해 진통제 2가지를 동시에 투여)도 있는데, 이처럼 여러 약물을 투여했을 때 특정 효과에 대해 나타나는 상호작용을 병용효과(combined effect)라고 부른다. 병용효과는 대표적으로 상합작용(addictive effect)과 상협작용(synergistic effect)이 있다.

상합작용(addictive effect)이란, A와 B라는 약물을 같이 사용했을 때 그 효과가 A의 효과와 B의 효과를 더한 만큼 나오는 경우이다. 이를 간략히 표현하면 (A + B의 효과) = (A의 효과) + (B의 효과)로 나타낼 수 있다. 이 경우 그 효과는 두 효과의 합이 되면서 더욱 강해진다. 언뜻 생각해보면 당연하다고 생각이 될 수 있지만, 약물들 사이에는 다양한 종류의 상호작용이 존재하기 때문에, 이처럼 단순하게 상합작용이 나타나는 것 외에도 무수히 많은 종류의 상호작용이 존재한다.

이런 다양한 상호작용 중에 알아두어야 하는 것 중 하나가 바로 **상협작용**(synergistic effect)이다. 상협작용이란, A와 B란 약물을 같이 사용했을 때 그 효과가 A의 효과와 B의 효과를 단독으로 사용했을 때의 합보다 더 크게 나타나는 경우로서 새로운 시너지 효과를 얻을 수 있는 경우이다. 이를 간략히 표현하면 (A + B의 효과) > (A의 효과) + (B의 효과)로 나타낼 수 있다. 이 경우 여러 약물을 섞으면서 시너지 효과를 노려서 더욱 큰 원하는 효과를 얻을 수 있다.

이러한 상합작용과 상협작용을 응용하면 매우 효과적인 병용효과를 얻을 수 있다. 일례로, 현새 환사에게 A라는 약물 1알을 투여하고 있는데 약물의 효과가 충분하지 않은 상황이라고 가정 해보자. 이 상황에서 취할 수 있는 전략은 여러 가지가 있지만, 가장 대표적인 것은 약물 A를 2알로 증량을 하는 방법과 A의 용량은 1알로 유지하고서 비슷한 효과가 있는 B라는 약물을 1알 추가로 섞어서 사용해 볼 수 있다. 이때 약물 A를 증량하는 선택을 한다면, 효과는 확실히 증가할 것으로 예상되지만, 대신 A 약물의 용량이 증가함에 따라 약물 A의 부작용이 나타날 가능성도 증가한다.

만약 A 약물은 증량하지 않고 B 약물을 추가하는 방법을 선택한다면 약물의 효과를 증가시키면서도, A 약물과 B 약물 각각의 용량은 적은 상태이기 때문에 각각의 약물로 인한 부작용이 발생할 위험성은 줄어든다. 만약 약물 B가 약물 A와 상협작용이 있다면, 적은 용량의 B를 추가함으로써 더 큰 효과를 얻을 수도 있다. 이처럼 상합작용과 상협작용을 잘 이용하면, 투여한 총 약물의 양도 적어지고 약물 각각의 용량도 적어지므로,

각 약물로 인한 유해작용(adverse effect)은 적게 유지하면서도 충분한 효과를 볼 수 있게 된다.

상협작용의 대표적인 예로는 술(에탄올)과 수면제의 상협작용이 있다. 술과 수면제 모두 신경계를 안정시키는 안정제로써 작용하는데 술이나 수면제를 개별적으로 복용할 때보다 둘을 함께 복용하면 더욱 졸리는 효과를 얻을 수 있다. 이는 술을 급성으로 마시면 술로 인해 수면제의 대사가 억제되면서 수면제가 더 높은 농도로 유지되어 그 효과가 더욱 커지기 때문에 나타나는 현상이다. 따라서 술을 먹는 동시에 수면제를 먹으면, 술만 두 배 마시거나 수면제만 두 배 먹은 것보다 더욱 졸린 현상이 나타난다. 이러한 상협작용으로 인해 술을 마시고 나서 추가로 수면제를 섞어 먹으면 자칫 오랫동안 깨어나지 못하거나 의식소실 등이 올 수도 있으므로 주의해야 한다.

임상에서 볼 수 있는 상협작용의 또 다른 예시로는 물에 타서 먹는 마약이어서 흔히 '물뽕'이라 불리는 GHB(Gamma-HydroxyButyrate)가 있다. 이 GHB는 신경계를 안정시켜서 수면을 유도하거나 몸을 잘 가누지 못하게 만드는데, GHB 역시 술(에탄올)과 상협작용을 한다. 따라서 술을 고용량으로 제공한 후 GHB를 투여하면, GHB의 수면효과를 상승시켜 이를 복용한 사람이 순간적으로 의식을 잃을 수 있게 만든다. 이 GHB는 데이트 강간 약물(Date rape drug)이라 불리면서 커다란 사회적 문제를 유발하고 있다. 이처럼 알코올과 함께 상호작용을 일으키는 약물의 종류가 매우 다양하다. 따라서 약을 복용하는 경우에는 알코올 섭취 시 약물의 효과나 부작용이 매우 증대될 수 있어 반드시 주의해야 한다.

약물의 병용효과에는 상합작용과 상협작용 외에도 상승작용이 있다. 상승작용은 상협작용과 같은 의미로 쓰기도 하지만, 이와 구분하여 쓰기도 한다. 구분하여 사용하는 경우 협의의 **상승작용(potentiation)**은 상협작용 중에 특정 작용이 없는 약물과 특정 작용이 있는 약물을 병용했을 때 특정 작용이 훨씬 강하게 나타나는 경우로 정의할 수 있다.

이에 관한 대표적인 예로는 임상에서 통증을 호소하는 환자에게 강력한 마약성 진통제인 펜타닐(fentanyl)과 진통작용이 없는 드로페리돌(droperidol)을 혼합하여 투약할 경우, 펜타닐의 진통 효과가 더 강해지면서 강한 진통 효과를 보이는 경우를 들 수 있다. 진통 효과가 없는 약물인 드로페리돌이 진통 효과가 있는 펜타닐의 진통 효과를 강하게

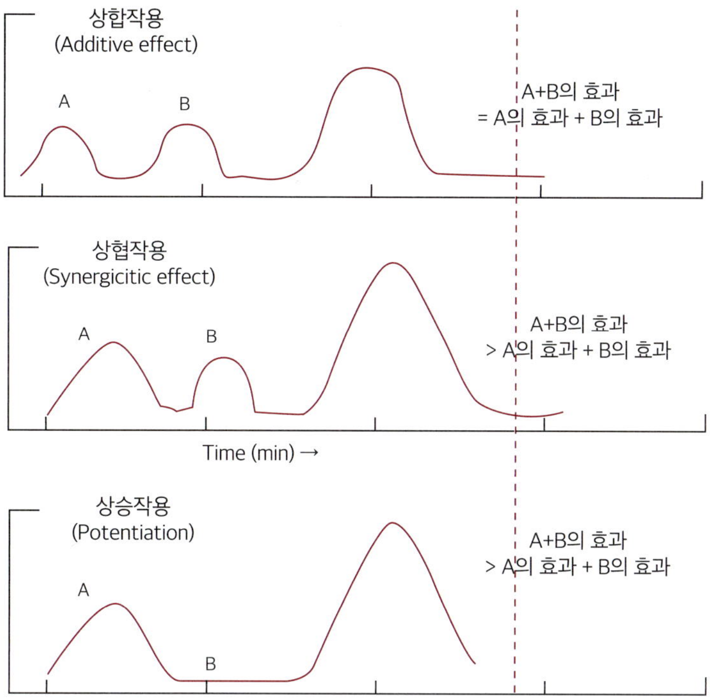

그림 3-27. 상합작용, 상협작용, 상승작용의 차이

상합작용은 병용효과의 크기가, 각각의 약물의 효과의 합과 같은 경우이다. 상협작용은 병용효과의 크기가 각각의 약물의 효과의 합보다 더 큰 경우이다. 협의의 상승작용은 상협작용 중에서 특정 효과가 없는 약물이 특정 효과가 있는 약물의 효과를 상승시키는 경우이다.

나타나게 돕기 때문에 상승작용에 해당한다. 물론 상승작용은 상협작용의 일부분이어서 상협작용으로 부를 수도 있다.

앞에서 설명한 상합작용, 상협작용, 상승작용을 그래프로 표현하면 그림 3-27와 같다. 약물을 병용투여하였을 때의 효과의 크기가 개별 약물의 효과 크기를 더한 값과 같으면 상합작용, 더 크면 상협작용이다. 협의의 상승작용의 경우 특정 효과가 없는 약물(그림 3-27의 B약물)이 특정 효과가 있는 약물(그림 3-27의 A약물)의 효과를 상승시키는 경우를 뜻한다. 상승작용의 경우 앞의 펜타닐과 드로페리돌의 예시에 대입해보면 A는 펜타닐의 진통효과, B는 드로페리돌의 진통효과(진통효과가 없으므로 곡선이 상승하지 않음), A + B는 펜타닐과 드로페리돌을 병용투여 했을 때의 진통효과 곡선이라고 생각할 수 있다.

핵심 point

【약물의 병용효과】

- 여러 약물을 혼합하여 사용하는 이유: 다양한 약물의 다양한 효과를 모두 얻고자 하는 경우, 주요한 약물의 부작용을 막기 위한 경우, 효과를 더 크게 얻기 위한 경우 등의 다양한 이유가 존재함.

- 병용효과(combined effect)의 종류: 대표적으로 상합작용과 상협작용 등이 있음

- 상합작용(addictive effect): (A + B의 효과) = (A의 효과) + (B의 효과)

- 상협작용(synergistic effect): (A + B의 효과) 〉(A의 효과) + (B의 효과)

- 상승작용(potentiation): 상협작용과 같은 의미로 사용하기도 하고 협의로는 특정 작용이 없는 약물과 특정 작용이 있는 약물을 병용했을 때 특정 작용이 훨씬 강하게 나타나는 경우를 지칭

- 약물의 병용효과들을 잘 활용하면 각 약물로 인한 유해작용은 적게 유지하면서도 충분한 효과를 볼 수 있게 됨.

제4장

약동학(Pharmacokinetics, PK)

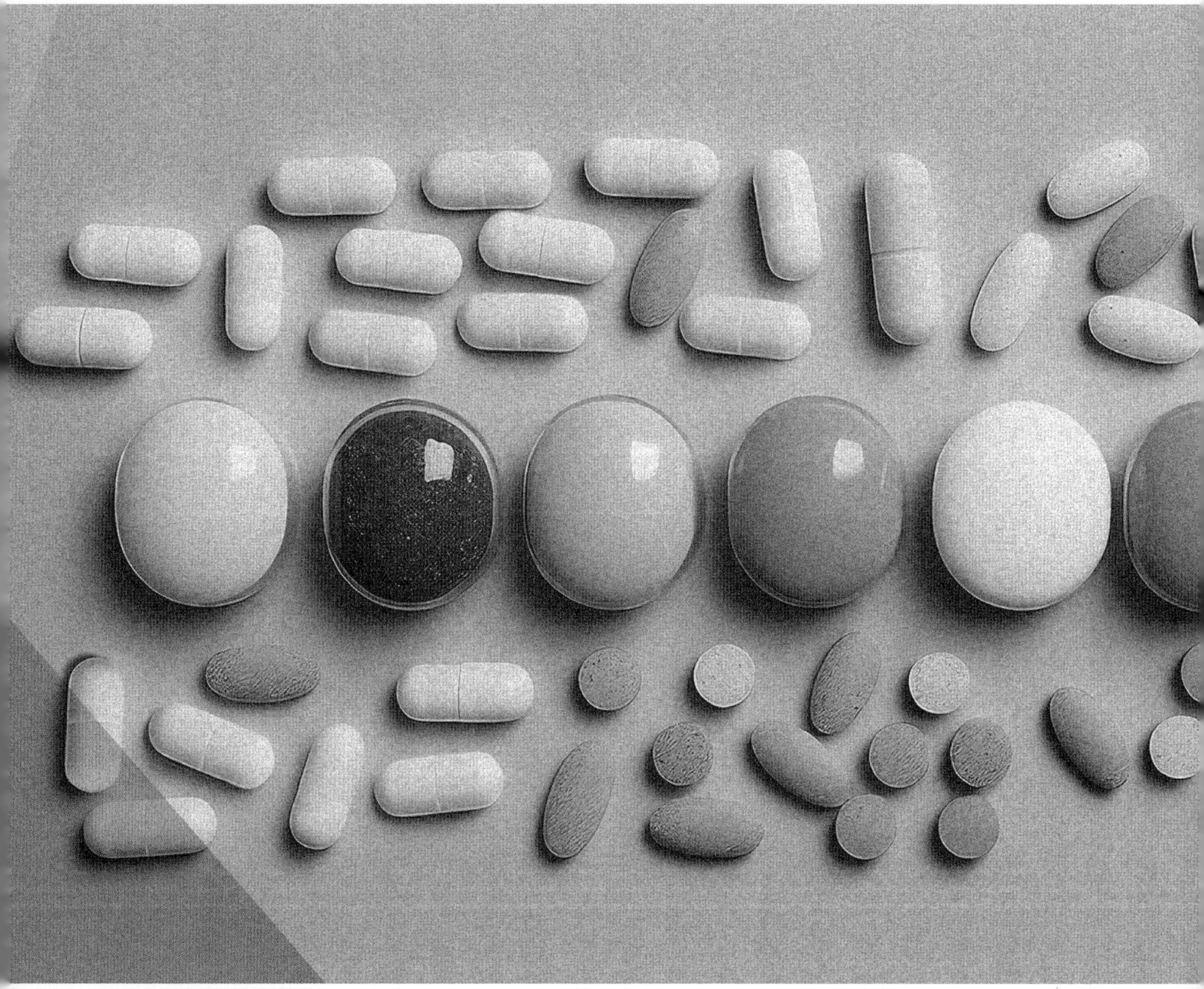

CONTENTS

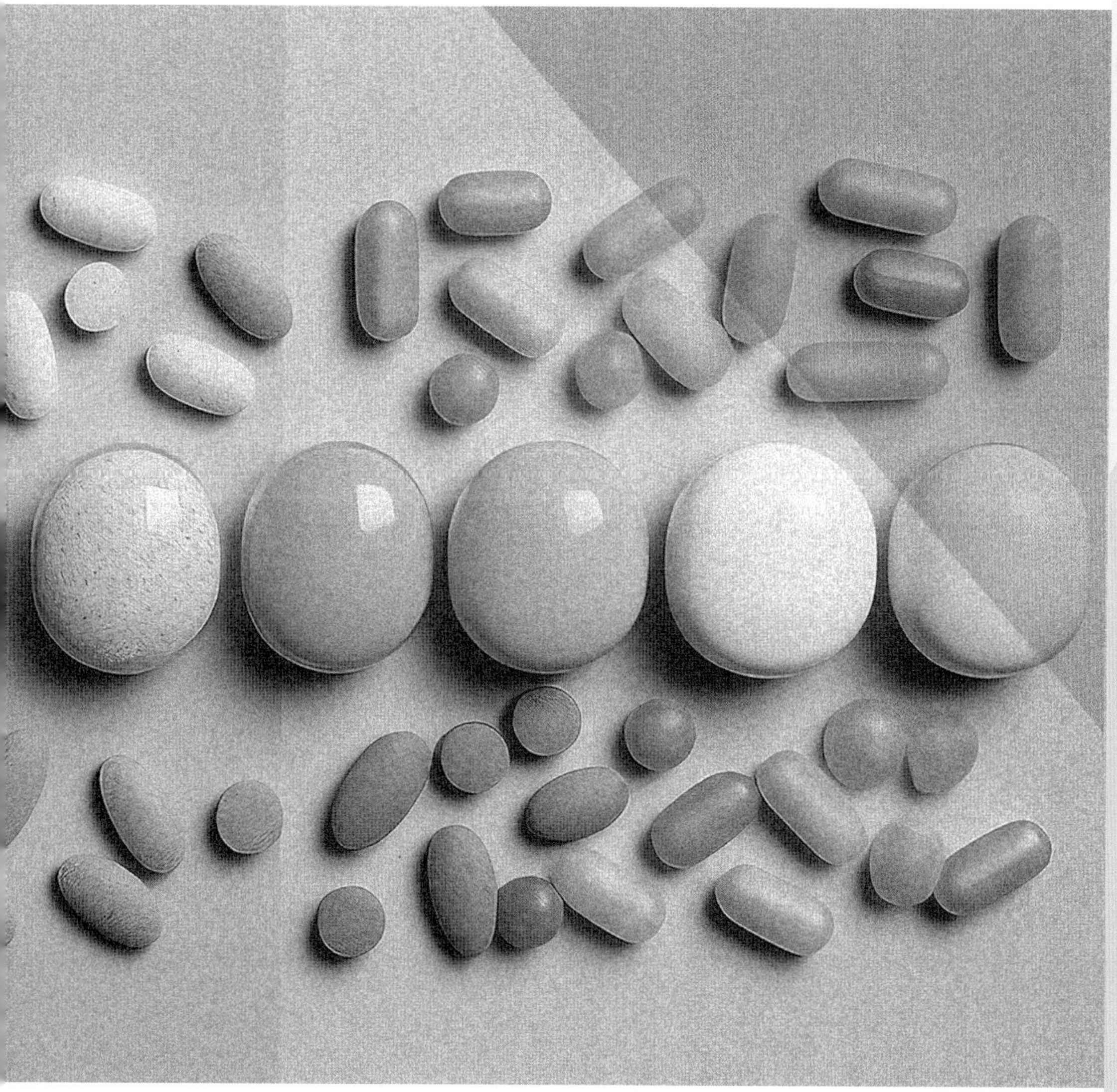

1. 약동학이란?

김의사박사의 이해하는 의학/과학 이야기

이해하는 약리학

11. 약동학(PK)의 개괄

앞서 소개하였듯이 **약동학**(Pharmacokinetics, PK)은 인체가 약에 하는 작용들로서, 약이 어떻게 체내로 흡수되고(Absorption), 어떻게 인체로 분포되어 퍼져 나가고(Distribution), 어떻게 약물이 대사되고(Metabolism), 어떻게 몸 밖으로 배설되는지(Excretion)에 대한 학문이다. 약동학의 가장 주요한 네 가지 과정의 첫 글자를 따서 약동학을 ADME에 대한 학문이라고 부르기도 한다. 즉 약물이 몸에 들어왔다가 몸 밖으로 나가기까지 인체가 약물에 가하는 온갖 작용에 관해서 연구하는 학문인 것이다.

약동학은 많은 양의 용어와 개념이 출현하므로 이해하지 않고 암기 위주의 학습을 하려고 한다면 매우 막막하고 포기하기 쉬운 학문이다. 그러나 개념들을 이해해 나가다 보면 걱정했던 것에 비해 암기해야 할 내용이 생각보다 적다는 것을 알 수 있게 된다. 따라서 약동학을 암기 위주의 학습을 하려고 하기보다는, 처음에는 힘들어도 이해하려고 노력하다 보면 결국 더 적은 양의 노력으로 오랫동안 기억에 남는 성취를 달성할 수 있을 것이다. 본서에서도 독자들이 개념을 이해할 수 있도록 최대한 단순화하고 예시를 들면서 설명하고자 노력했으므로 용기를 내서 학습을 시작하자.

2. 흡수(Absorption)

김의사박사의 이해하는 의학/과학 이야기

이해하는 약리학

12. 약물의 투여경로(흡수)

흡수는 약물이 인체 내로 어떻게 흡수되는가를 나타내는 것이다. 약물을 어떻게 투여하는가에 따라 흡수되는 경로가 피부, 장, 구강점막 등으로 다양할 수 있다. 따라서 약물의 흡수를 이해하려면 약물의 다양한 투여경로와 각 투여경로별로 염두에 두어야 하는 내용을 알아야 한다.

가. 투여경로

약물의 흡수에 대한 내용을 공부하기 위해서는 먼저 약물을 투여하는 방법들에 대해 이해해야 한다. 약물의 다양한 투여경로를 이해하면 각각의 투여경로에 따라 약물이 흡수되는 경로 역시 따라서 이해할 수 있게 된다. 가령, 약을 입으로 먹는 경우에 약물이 흡수되는 곳은 소화관이거나 구강 점막이 될 것이다. 혹은 약을 피부에 패치로 붙인다면, 약물이 흡수되는 곳은 피부일 것이다. 이처럼 약물을 투여하는 경로들에 대해 이해를 하고 있어야 약물의 흡수 경로와 흡수 방식들에 대해 이해할 수 있게 된다. 약물의 투여경로는 다양하지만, 크게 소화관 투여(enteral administration)와 소화관 외 투여(parenteral administration)로 나눌 수 있다.

1) 소화관 투여(Enteral administration)

소화관 투여는 소화관을 통해 약물을 투여한다는 의미로서 대표적인 소화관 투여 방식들에는 경구투여(Per os, PO), 설하투여(sublingual), 직장투여(rectal)가 있다.

소화관 투여를 따로 묶어서 설명하는 이유는 소화관 특유의 혈류 시스템 때문이다(그

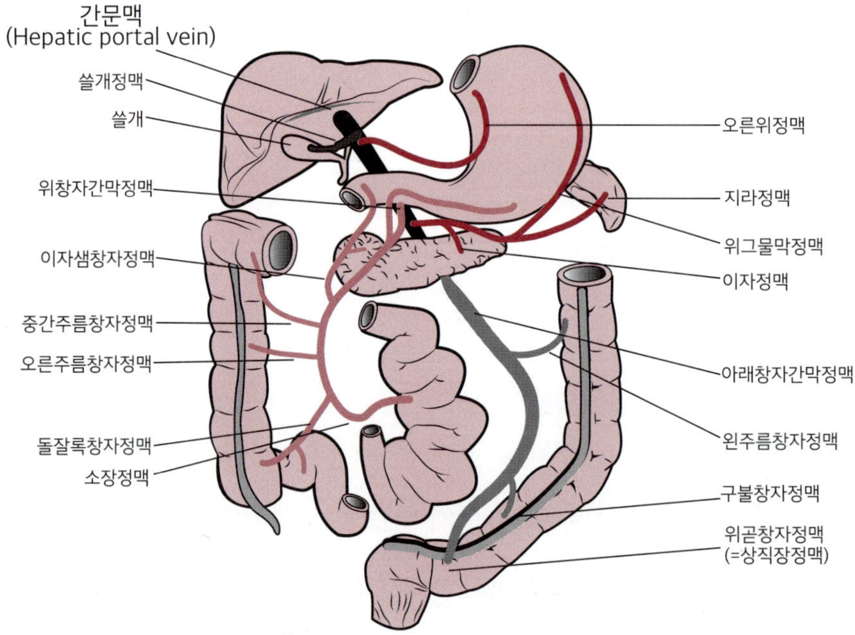

그림 4-1. 소화관의 정맥혈관의 분포

소화관에는 다양한 정맥 혈관들이 분포하고 있다. 여기서 중요한 사실은, 소화관에 분포한 이렇게 다양한 정맥의 혈액들이 모두 간문맥(hepatic portal vein)을 통해 간으로 들어가서 대사를 거치게 된다는 점이다.

림 4-1). 입으로 음식을 먹는 경우, 영양소를 흡수하는 소화관은 위에서 시작하여 소장, 대장(= 주름창자), 직장(= 곧창자) 상부로 이어진다. 이 구간의 소화관에서 흡수된 영양소는 각 소화관에 연결된 정맥의 혈액으로 흡수된다. 따라서 이들 소화관의 정맥혈에는 식사 후에 다량의 영양소와 높은 혈당이 있으므로 그대로 인체로 순환을 하게 되면 고혈당, 고지혈증 등이 나타나게 될 것이다. 이런 현상을 방지하고 항상성을 유지하기 위해 소화관에서 흡수된 영양소를 포함하고 있는 혈액들은 모두 간문맥(hepatic portal vein)으로 모인 후에 간으로 들어간다.

간(Liver)은 인체 내의 온갖 효소들이 모여 있는 공장이자 영양소를 저장하거나 분해하는 장기이다. 따라서 간으로 들어온 혈액은 몸 상태에 따라 적절한 영양소와 혈당 수준으로 혈액의 상태를 조절한 후에 하대정맥(inferior vena cava, IVC)을 통해 심장으로 들어가 온몸으로 순환되면서 영양소를 전달한다.

결론적으로 영양소를 흡수하는 소화관인 위, 소장, 대장, 상부 직장에서 흡수된 약물은 간문맥을 통해서 간에서 대사를 거친 후에야 온몸에 분포될 수 있다. 주의할 점은 소화기관 중에 입(구강)과 하부직장은 정맥혈이 간을 거치지 않고 바로 체순환을 통해 온몸으로 퍼진다는 점이다.

앞서 설명했듯이 소화관에서 흡수된 모든 영양소는 간(liver)에서 조정을 거친 후에 몸을 순환하게 되므로 소화관을 통해 투여된 모든 약물은 간을 거쳐 간다. 간은 온갖 물질들의 대사가 이루어지는 장기이므로 간에 도달한 약물들은 간에 존재하는 수많은 효소에 의해 대사를 거치게 된다.

간의 입장에서 보자면 대부분의 약물은 영양소가 아닌 불청객들이므로 간에서 일어나는 약물대사의 대부분은 약물을 비활성화시키거나 분해시키는 작용이다. 따라서 약물이 소화관에서 잘 흡수되었어도 간에서 효소들에 의해 파괴되면 결국 체순환에 진입 못하여 인체에 작용할 수 없다. 이 때문에 소화관 투여를 하는 경우에는 약물이 간을 거치면서 대사되어 농도가 급격히 낮아지는 현상인 **일차통과효과**(first pass effect)를 반드시 고려해야 한다. 일차통과효과 때문에 약물의 손실이 발생하므로 소화관 투여를 하는 약물들의 경우는 주사를 통해 바로 혈액으로 투여되는 약물들에 비해 더 많은 용량을 투여해야 한다. 또한 사람마다 간의 대사능력이 모두 달라서 소화관 투여의 경우 사람마다 혈중 약물농도의 편차가 커지게 된다. 따라서 혈중 약물농도를 정확히 맞춰야 하는 경우에는 소화관 투여방식보다는 주사제를 사용하게 된다.

식후에는 식사한 음식을 간에서 처리하기 위해서 간으로 가는 혈류량이 늘어나기 때문에 상대적으로 약물이 혈액에 의해 희석되는 효과가 생기면서 일차통과효과가 약간 감소한다. 일차통과효과가 감소한다는 뜻은 간에 의해 대사되어 파괴되는 약물이 감소한다는 뜻이고, 결론적으로 더 많은 약물이 체내 순환으로 들어갈 수 있다는 뜻이 된다. 따라서 식후에 약물을 복용하면 더 많은 약물이 체내로 들어오는 효과가 있어서 기본적으로 식후 약 복용을 권장하고 있다.

가) 경구투여(per os administration, PO)

경구투여(PO)는 약물을 입(口)을 통해(經) 복용하는 투여법을 의미한다. 쉽게 말해 입으로 먹는 약물 투여법이다. 가장 흔히 널리 쓰이는 약물의 복용법이 바로 경구투여경로이다. 다른 표현으로 내복(內服)이라고 칭하기도 한다. 약물을 경구투여할 경우, 약물의 흡수는 대부분 소장에서 이뤄진다. 이는 소장이 가장 표면적이 넓고 대부분의 영양분을 흡수하는 장기이기 때문에 대부분의 약물도 마찬가지로 소장에서 흡수가 이루어지는 것이다.

보통 약을 삼키면 거의 바로 위장으로 들어가는데 약물이 위장에서 소장으로 이동하는 시간은 통상 30분에서 2시간 정도 소요된다. 따라서 경구투여 시 소장으로 빨리 넘어가는 약물은 효과가 빨리 나타나고 늦게 넘어가는 약물은 효과가 늦게 나타난다. 이 때문에 경구로 투여하는 약물은 위에서 소장으로 넘어가기까지 소요되는 시간(= **위배출속도, Gastric emptying rate, GER**)이 약효가 나타나기까지의 시간을 결정하는 중요한 요소가 된다. 특히 공복 시 물을 많이 마시면서 약물을 먹으면 위장 속에 물과 약물만 존재하여 위장이 물과 약을 바로 소장으로 넘긴다. 따라서 공복 시에는 약물이 위에서 소장으로 빠르게 넘어가면서 효과가 빨리 나타난다. 이와 반대로 식후에 약물을 복용하는 경우에는 위장에 있는 음식들도 소장으로 넘어가느라 대기열이 길어지는 효과로 인해 약물의 효과가 늦게 나타난다.

나) 설하투여(sublingual administration)

설하투여는 혀 밑(舌下)으로 약물을 투여하는 방법을 말한다. 설하투여를 하는 약물은 기본적으로 점막에 녹아들어가는 약물을 사용한다. 약물을 설하투여하면 약을 혀 밑에 넣어두고 녹여서 먹는데, 약물이 혀 밑 점막으로 녹아들면서 점막에 있는 혈관을 통해 약물이 흡수된다. 설하투여라는 방법을 사용하는 주된 이유는 설하투여는 다른 소화관 투여 방법들과 달리 혈관이 간을 거치지 않고 바로 체순환으로 연결되기 때문이다. 흡수된 약물이 간을 거치지 않고 바로 체순환으로 들어가기 때문에 간의 일차통과효과를 피할 수 있고 약효가 빠르게 나타난다는 장점이 있다.

그러나 설하투여를 위해서는 약물이 구강 점막에 녹아 흡수되어야 하는데 구강 점막은 인지질 이중 층으로서 약물이 점막을 통과하여 흡수되기 위해서는 지용성을 띠어야 한다.

설하투여의 대표적인 약물로는 협심증 치료제인 니트로글리세린(nitroglycerin)이 있다. 협심증은 기본적으로 심장으로 가는 혈류량이 부족하여 허혈이 되면서 생기는 병이다. 니트로글리세린은 복용 시 일산화질소(nitric oxide, NO)를 형성하여 심장 혈관을 확장시키는 작용을 함으로써 심장으로 가는 혈류를 증가시켜서 협심증 증상을 개선한다. 협심증 증상이 오면 흉통, 가슴 불편감, 식은땀, 숨이 차는 등의 심각한 증상들이 발생하는데, 니트로글리세린은 설하투여하는 약물이므로 효과가 빨라서 복용하면 협심증의 증상을 빠르게 치료할 수 있다.

다) 직장내투여(rectal administration)

직장(=곧창자, rectum)내(內)투여는 항문을 통해 직장으로 약물을 투여하는 방법이다. 직장은 소화관의 마지막 부분으로 직장에 관장과 같은 형태의 약물을 넣으면 직장의 점막을 통해 흡수된다. 직장 역시 소화관이므로 직장내투여도 일반적인 소화관내 투여와 비슷한 경로를 밟게 된다. 그렇다면 어차피 입으로 먹는 것과 동일한 흡수경로와 일차통과효과도 모두 거치는데 직장내투여를 왜 사용하는 것일까? 일반적으로 직장내투여를 하는 약물은 입으로 먹기에는 불쾌한 맛이 나거나, 자극성이 강한 약물이거나, 환자가 너무 어려서 약을 경구투여하기가 곤란한 경우거나, 환자가 혼수상태여서 입으로 약을 삼키기 어려운 경우 등에 주로 사용한다.

또한 직장은 상단은 소화관으로 혈류가 바로 간과 연결되어 일반적인 소화관과 유사한 순환을 하지만 직장의 하단은 간을 거치지 않고 체순환계와 바로 연결되어 혈류가 바로 하대정맥으로 들어가게 된다. 이 때문에 직장투여 시 약물의 일부분은 직장 하단에서 흡수되면서 간을 거치지 않고 바로 흡수되는 분율이 생기므로, 일반적인 소화관투여에 비해 일차통과효과가 적어지므로 적은 용량의 약물로도 원하는 효과를 얻을 수 있다는 장점도 있다.

2) 소화관 외 투여(Parenteral administration)

소화관 외 투여 방법은 소화관을 통한 투여방법을 제외한 나머지 방법들을 의미한다. 가장 대표적인 소화관 외 투여법인 주사(injection) 외에도 흡입(inhalation), 국소적 투여(topical application) 등이 있다. 소화관 투여와 달리 소화관 외 투여는 약물이 간을 거치지 않기 때문에 상대적으로 혈중농도가 높게 유지되어서 적은 용량의 약물로도 원하는 농도를 얻을 수 있다.

가) 주사(Injection)

소화관 외 투여의 가장 대표적인 방식인 주사(injection)에는 정맥주사, 동맥주사, 근육주사, 피하주사, 피내주사, 뇌척수강내 주사 등이 있다.

정맥주사(intravenous injection, IV injection, 줄여서 '**정주**'라고도 함)는 주사방법 중 가장 많이 사용하는 주사법으로, 정맥 혈관에 주사바늘을 꽂고서 약물을 주입하는 방법이다. 정맥 혈관은 혈관 벽이 잘 늘어나서 약물 주입이 용이할뿐만 아니라, 약물이 바로 혈관으로 들어가서 체순환을 돌기 때문에 약물 작용이 빠르며, 일차통과효과를 거치지 않으므로 정확한 혈중 농도설정이 용이하고, 어느 정맥으로 투여하든 정맥은 결국 심장으로 모인 후에 온몸으로 펌핑되므로 전신에 약물이 퍼지게 할 수 있는 등의 다양한 장점이 있다.

대량의 약물을 투여해야 하는 경우, 경구투여라면 많은 양의 약물을 먹어야 하므로 환자가 고생하게 되며, 국소적으로 주사를 하는 경우는 다량의 약물을 주사하면 주사 부위가 부풀어 올라서 통증이나 불편감을 느낄 수 있는 것에 반해, 정맥주사는 환자에게 비교적 고통 없이 다량의 약물을 투여할 수 있다는 장점도 있다.

특히 정맥주사의 경우, 정맥혈관에 음압이 걸려있기 때문에 정맥주사를 용이하게 하기 위해 확보해두는 주사선인 **정맥주사선**(IV line)을 잡아서 달아놓을 수 있다는 큰 장점이 있다(그림 4-2). 정맥주사선은 어느 정맥에 주사선을 확보했느냐에 따라 말초정맥선(Peripheral IV line)과 중심정맥선(Central IV line)으로 나눌 수 있다. 말초정맥선은 신체 말단(주로 상완, 손등, 발등)의 표면에 얕게 있는 정맥(superficial vein)에 잡아둔 주사선이고 중심정맥선은 몸속 깊은 중심에 있는 정맥(대부분의 경우 쇄골하정맥)에 잡아둔 주사선을 의미한다. 대부분의 경우 IV line이라고 하면 말초정맥선을 의미한다.

정맥주사선을 잡아두는 것은 많은 장점이 있다. 가장 큰 장점은 약물을 투여할 때마다 새로 바늘에 찔릴 필요가 없이 정맥선을 통해 약물을 주사하면 된다는 점이다. 정맥선은

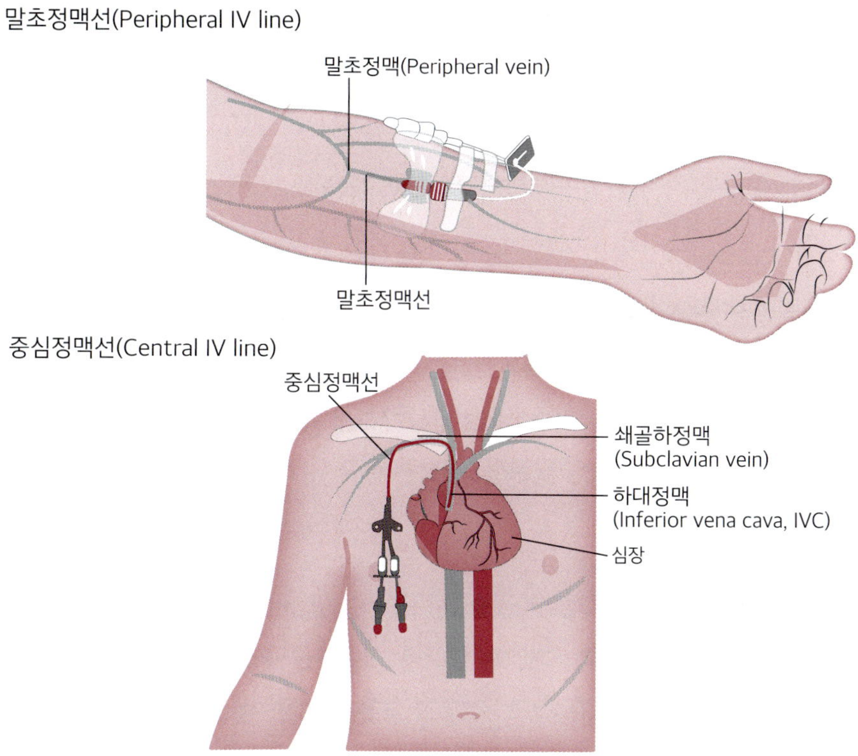

그림 4-2. 정맥주사선

정맥주사선은 정맥주사를 용이하게 하기 위해 잡아놓는 주사선을 의미한다. 말초혈관에 주사선을 잡는 경우 말초정맥선이라고 하고, 중심혈관(주로 쇄골하정맥)에 주사선을 잡는 경우 중심정맥선이라고 한다.

정맥선만 그대로 두면 끝부분에 혈액이 응고되어 뭉치면서 막히기가 쉽기 때문에 막히지 말라는 의미에서 수액을 달아 느린 속도로 주입하면서 정맥선을 유지한다. 대개의 경우 환자에게 적당한 양의 수액을 보충하는 것이 도움이 되기 때문에 겸사겸사 수액 보충도 되고 일석이조이다.

또한 대부분의 정맥선의 경우는 중간에 투여 속도 조절 밸브가 달려 있으므로, 이를 통해 약물투여 속도를 조절하기가 용이하다는 장점도 있다. 또한 여러 종류의 약물을 섞어서 주사해야 하는 경우 정맥선에 달려있는 기본 수액에 약물을 주사하여 섞어두면 수액이 들어가면서 자연스럽게 약물도 투여가 되어 여러 번 주사 바늘을 찔러야 하는 고통을 피할 수 있다.

대부분의 경우 말초정맥선만으로 약물투여가 충분할 수 있으나 간혹 중심정맥선이 필요한 경우가 있다. 중심정맥선의 경우 심부에 있는 큰 정맥에 주사선을 잡기 때문에 숙련된 술자가 조심스럽게 시행해야 한다. 또한 주사선을 잡는 과정에서나 주사선을 잘못 잡았을 때 발생하는 부작용도 더 위험하다.

이러한 위험성에도 불구하고 중심정맥선을 잡아야 하는 특수한 경우들이 존재한다. 가장 대표적인 예로는 대량출혈 환자나 심정지 환자 등에게 빠르게 수혈과 수액보충을 하는 경우이다. 다량의 수액을 빠르게 투여하는 경우에 말초정맥혈관은 혈관벽이 얇고 탄력성이 떨어지기 때문에 터져버릴 위험성이 있다. 또한 말초혈관은 직경이 작아서 다량의 수액을 빠르게 투여하면 수액이 주입되지 않고 주사 부위에 고여 부풀어 오를 위험성도 있다.

이처럼 대량의 수액이나 수혈을 빠르게 투여해야 하는 경우 중심정맥선을 이용한다. 또는 환자가 응급상황이 생겨서 연속 혈액 투석이 필요하여 투석관을 잡는 경우 중심정맥선을 이용하기도 한다. 앞선 예시들을 보면 알 수 있듯이, 중심정맥선을 잡는 대부분의 경우는 응급상황이거나 중환자실 환자들인 경우가 많다.

동맥주사(Intra-arterial injection, IA injection) 방법은 동맥 혈관에 주사기를 꽂은 후 주입을 하는 방법이다. 정맥주사는 약물을 투여하면 심장을 통해 온몸으로 약물이 퍼지는 데 반해 동맥주사는 해당 동맥과 연결된 장기에 우선적으로 약물이 전달된다. 따라서 특정 혈관과 연결된 장기에 선택적으로(selective) 약물을 주입할 때는 주로 동맥주사를 사용한다.

대표적인 예시로는 간암 치료시 암을 먹여 살리는 특정 간동맥에만 항암제를 선택적으로 주입하는 경동맥색전술(trans-arterial chemo-embolization, TACE)과 뇌경색 치료 시 막힌 뇌혈관에 혈전을 녹이는 혈전용해제를 주입하여 막힌 뇌혈관을 뚫어주는 경우가 있다(참고로, 실제 임상에서는 뇌경색 환자의 정맥에 혈전용해제를 넣는 IV 혈전용해술을 더 많이 사용함). 그 외에도 특정 장기로 가는 혈관(가령 관상동맥, 간동맥, 뇌혈관 등)에만 조영제를 넣고 촬영하여 해당 혈관에 막힌 부분은 없는지 확인하는 영상검사가 있다.

근육주사(Intramuscular injection, IM injection, 줄여서 '**근주**'라고도 함)는 근육에 주사를 꽂고 약물을 주입하는 방법이다. 근육에는 혈관이 매우 많아서 약물을 근육에 주입하면 근육 혈관에 의해 빠른 흡수와 강한 작용이 나타난다. 근육주사는 주삿바늘을 삽입할 때 통증이 있으므로, 일반적으로는 둔부와 팔의 삼각근 등과 같이 두꺼운 부위를 사용하여 통증이 적으면서도 혈관이 많은 큰 근육에 주사한다.

영유아의 경우에는 둔부와 삼각근 등의 부위가 충분히 두껍지 않기 때문에 연령에 따라서 다른 부위를 사용하기도 한다. 근육주사의 경우 주사 부위 근육의 혈류량이 변하는 경우 약물 흡수량에 변화가 생길 수 있다. 가령 둔부 근육주사 후에 달리기 등의 격한 행동을 하면, 둔부 근육의 혈류 증가로 인해 약물이 급격히 흡수되어 효과발현이 빨라질 수 있으므로 주의가 필요하다.

피하주사(Subcutaneous injection, SC injection)는 피부 아래에 있는 피하지방층(subcutaneous fat)에 주사를 하는 방법이다. 피하지방에는 근육보다는 혈관의 양이 적어서 약물의 흡수속도가 상대적으로 느려지므로, 약물을 주입하는 경우 작용이 오랫동안 지속되는 특징이 있다. 만약 잘 녹지 않는 약물을 피하주사 할 경우, 매우 오랜 시간에 걸쳐 소량씩 흡수되는 약물 작용이 가능하다.

대표적인 예시로는 혈당 강하 효과가 천천히 오랫동안 지속되는 인슐린 등의 호르몬제 주입이 있다. 만일 인슐린을 피하가 아닌 정맥이나 동맥에 주입하면 주입 직후 혈당이 급격히 떨어지면서 저혈당 증세가 나타나 환자의 상태가 위험해질 수 있다. 그러나 인슐린을 피하주사하면 약물이 천천히 오랫동안에 흡수되면서 전반적인 기저혈당수치(baseline glucose level)를 낮춘다.

피내주사(Intradermal injection, ID injection)는 표피(epidermis)와 피하지방 사이에 있는 진피층(dermis)에 약물을 주사하는 방법이다. 진피층은 피하지방에 비해서도 혈관이 더 적아서 진피층에 약물을 주사하면 혈관으로 거의 흡수되지 않고 주사한 부위에 약물이 오랫동안 머물르게 된다. 피내주사는 바로 이런 진피층의 특징을 활용하여 피부 반응검사에 활용한다. 피내주사는 피부 내에 약물을 주사하므로 약물에 대한 피부의 반응이 빠르게 나타난다. 피부에 나타나는 변화는 관찰하기 용이한 장점이 있다.

피내주사의 대표적인 예시로는 알레르기 반응 검사와 튜베르쿨린 검사(tuberculin skin test, TST)가 있다. 알레르기 반응 검사는 특정 약물에 대한 알레르기가 있는지 여부를 알아보기 위해 시행하는 검사이다. 대표적으로 알레르기 반응이 많은 약물로는 조영제와 항생제가 있는데, 이들 약물을 알레르기가 있는 사람에게 섣불리 투여하면 아낙필라시스(anaphylaxis)를 비롯한 중대한 부작용이나 심한 경우는 사망에까지 이를 수도 있다. 따라서 알레르기 반응 유무가 중요한 약물을 투여하기 전에는 알레르기 반응 검사를 시행한다.

알레르기 반응 검사 시에는 극소량의 유발 약물을 검사자에게 피내주사한 후에 일정 시간을 기다리고 나서 피부에 알레르기 반응(보통 피부에 발진, 발적, 발열 등의 반응이 생기는지를 관찰함)이 나타나는지를 관찰하여 판정한다. 피내주사를 하면 앞서 설명했듯이 혈액에 잘 흡수되지 않으므로 약물이 전신 부작용을 일으킬 위험성을 피하면서도 알레르기 여부를 검사할 수 있다.

튜베르쿨린 검사는 결핵진단에 사용되는 검사이다. 현재 결핵에 감염되어 있거나 과거에 감염된 적이 있는 사람의 경우에는 결핵균에 대한 항체(antibody)가 존재한다. 따라서 결핵 항체가 있는 사람에게 결핵의 항원(antigen)인 튜베르쿨린(tuberculin)을 피내주사하면 항원에 대해 항체가 면역반응을 하여 피부에 면역반응이 관찰된다. 검사 시 피내주사 후 48~72시간 정도 뒤에 피부에 생긴 병변 지름을 측정하여 결핵 항체가 있는지(= 결핵에 걸린 적이 있는지)를 판정한다. 이처럼 피내주사는 주로 면역반응 유무를 판정하는데 유용하게 쓰인다.

뇌척수강내 주사(Intrathecal injection)는 큰 주사를 이용하여 약물을 바로 뇌척수액(cerebrospinal fluid, CSF)이 있는 뇌척수강에 투여하는 것이다. 추후 분포(distribution) 단원에서 자세히 설명하겠지만, 중추신경계(= 뇌 + 척수)와 혈관 사이에는 뇌-혈관 장벽(blood-brain barrier, BBB)이 존재한다. BBB가 존재하는 이유는 혈액 중에 있을 수 있는 다양한 물질 중에서 중추신경계에 필요한 일부 물질만을 통과시키고, 불필요하거나 위험할 수 있는 물질은 통과하지 못하도록 막아서 중추 신경계를 보호하기 위해서다. 그래서 대부분의 약물은 체내에 투여해도 BBB를 통과 못 하여 중추신경계인 뇌와 척수에 작용하지 못한다. 따라서 중추신경계에 작용해야 하는 약물 중에 BBB를 통과 못 하는 약물을 중추신경계에 바로 투여할 때는 뇌척수강내 주사를 이용한다. 임상에서 가장 대표적인 예시로는 척수마취를 하는 경우, 중추신경계 감염이 있어서 항생제를 투여해야 하는 경우, 중추신경계 종양이 있어서 항암제를 투여해야 하는 경우 등이 있다.

복강내 주사(Intraperitoneal injection, IP injection)는 복부에 있는 체강(body cavity)인 복강(peritoneal cavity)에 주사하는 방법이다. 복강은 복막으로 덮여있는데, 복막은 표면적이 넓어 약물이 잘 흡수될 수 있다. 복강내 주사는 사람에게는 거의 사용하지 않는 방법으로 동물실험 시 작은 동물(쥐, 생쥐, 기니피그 등)에게 약물을 주사할 때 널리 사용한다.

나) 흡입

흡입(Inhalation)은 기체 상태의 약물을 흡입하여 호흡기를 통해 흡수하는 투여 방법이다. 호흡기관 중 폐(Lung)는 호흡 시 산소를 포함한 기체를 교환해야 하는 장기이므로 표면적이 넓고 혈관이 많아서 기체 흡수와 배출에 적합하다. 따라서 기체로 된 약물이 폐로 흡입되면 매우 빠른 속도로 혈관으로 흡수되는 특징이 있다. 대표적인 흡입 투여 약물로는 호흡 마취에 사용하는 흡입 마취제들이 있다.

일반적으로 전신마취에서는 먼저 정맥주사로 약물을 투여하여 빠르게 마취를 유도한 후 기관삽관(intubation)으로 인공호흡기를 연결하여 수술하는 동안 기계가 환자의 숨을 적절하게 조절하는데 이때 인공호흡기 기체에 호흡 마취제를 섞어서 마취를 유지한다. 흡입 마취제들은 폐를 통해 잘 흡수되어 매우 빠르게 마취되며, 폐를 통한 제거도 잘되어서 마취제를 끊으면 빠르게 마취에서 깨어난다.

정맥 마취제는 오랫동안 마취를 유지하기 위해 고용량을 투여하여 약물에 인한 부작용이 증가하는 문제점이 있었지만, 흡입마취제의 개발로 이러한 위험성이 많이 감소하였다.

흡입투여 방법 중에는 폐로의 흡입이 목적이 아닌, 코로 주입하여 비강에 약물을 전달하거나 입으로 흡입하여 기도에 약물을 전달하려는 목적으로 사용하는 것도 있다. 비강내 약물전달의 예시로는 비염으로 인해 코 점막이 부어서 숨이 잘 쉬어지지 않는 비충혈(nasal congestion) 증상이 있는 환자에게 비충혈 억제제 약물을 비강 스프레이(nasal

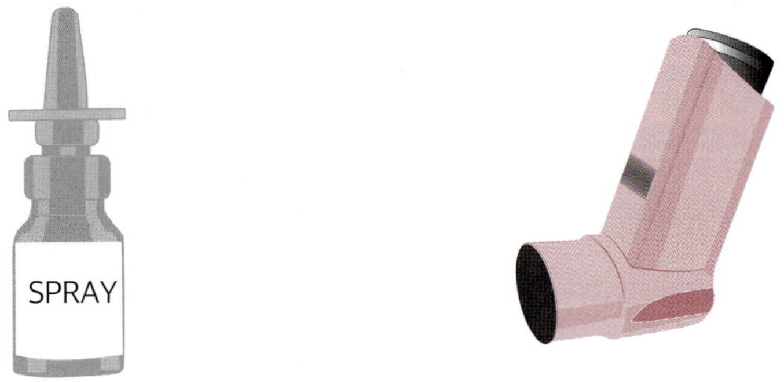

그림 4-3. 비강 스프레이와 천식 흡입제
(좌) 비충혈 치료에 사용되는 비강 스프레이의 예시 (우) 천식 치료에 사용하는 흡입제의 예시

spray)를 이용하여 비강 내로 분사하여 비충혈을 치료하는 경우가 있다. 다른 예시로, 최근에 우울증의 치료에 에스케타민(esketamine)을 비강 스프레이로 비강 내 흡입하는 치료법이 효과가 입증되어 사용이 점차 증가하고 있다. 입으로 흡입하여 기도로 약물을 전달하는 예로는 천식으로 인해 기도가 좁아지는 환자에게 입으로 흡입하는 스테로이드를 투여하여 약물이 기도에 도달하게 하여 좁아진 기도를 다시 이완해서 풀어주는 경우가 있다(그림 4-3).

다) 국소적 투여(Topical application)

국소적 투여는 점막이나 피부 병변 부위에 직접 연고와 같은 약을 도포하거나 패치를 부착하는 등 약물을 국소적으로만 적용하는 방법이다. 피부에 약물을 국소적 투여하는 경우에는 피부가 표피, 진피 등으로 둘러싸여 있으므로 약물이 통과해야 할 장벽이 많아서 다른 장기보다 상대적으로 약물의 흡수속도가 느리다. 대신 흡수속도가 느린 만큼 약물의 소진도 느려서 약물의 작용이 길다는 장점이 있다.

임상적으로 통증이 있는 부위에 직접 소염진통제 약물을 바르거나 파스를 붙이는 경우를 예로 들 수 있다. 점막에 약물을 국소적으로 투여하는 경우에는 점막은 장벽이 얇고 혈관이 비교적 얕게 있기 때문에 피부에 투여할 때보다 작용이 훨씬 빠르게 나타난다. 점막은 피부에 비해 보호하고 있는 장벽이 적어서 자극을 쉽게 받기 때문에 점막에 국소적으로 도포할 수 있는 약물의 종류는 많지 않다. 국소적 투여는 자칫 해당 부위의 손상을 유발할 수 있어서 매우 신중히 사용해야 한다. 대표적으로 통증 부위에 패치형 파스를 너무 자주 붙이면 접촉 피부염이나 습진 등의 부작용이 발생할 수 있다.

점막 국소 투여가 악용되는 경우도 존재한다. 코 안쪽에 있는 공간인 비강(nasal cavity)은 넓은 공간으로 넓은 면적의 코 점막이 존재한다. 따라서 코 점막으로 흡수되는 약물을 비강 내로 주입하면 넓은 코 점막을 통해 약물이 다량으로 빠르게 흡수될 수 있다. 이 때문에 코카인과 같은 마약류에 중독된 사람들이 빠르고 강한 효과를 위해 약물을 코로 흡입한다. 그러나 코 점막에 가루로 된 마약을 여러 차례 주입하면 해당 점막이 손상되곤 하는데 심한 경우 코의 중격(nasal septum, 비중격)이 천공되는 등의 부작용이 나타날 수 있다.

라) 생체내이용률(Bioavailability)

생체이용률이란 투여한 약물의 양 중에 흡수되어 전신 순환까지 도달한 약물의 비율로서 (전신순환에 도달한 약물의 양)/(투여한 약물의 양)으로 계산한다. 앞의 설명에서 알 수 있듯이 약물은 흡수되는 과정에서 많은 장벽을 넘어야 한다. 가령 소화관 투여는 소화관을 통해 흡수되어야 하며 일차통과 효과도 넘어야 혈관을 순환할 수 있다. 특히, 피부 국소 투여는 적은 수의 혈관에 운 좋게 흡수된 약물만이 전신순환에 도달하게 된다.

이처럼 약물을 특정 용량 투여했다고 해서 그 용량이 모두 전신순환까지 도달하는 것은 아니다. 따라서 투여한 약물의 양 중에 전신순환까지 도달한 약물의 양을 생체이용률로 계산하는 것이다. 투여경로에 따른 생체이용률을 고려함으로써 투여한 약물이 원하는 혈중농도를 달성하기 위해 투여할 약물의 양을 더욱 정확하게 계산할 수 있게 된다.

그러나 다른 투여경로와 달리, 혈관 주사를 하는 경우에는 투여한 약물이 전부 혈관으로 들어가서 전신순환에 도달하게 된다. 따라서 혈관주사로 투여하는 경우에는 생체이용률이 거의 1이 된다. 반면 나머지 투여경로의 경우는 생체이용률이 1보다 낮아지게 되며, 전신순환까지 넘어야 할 장벽이 많은 경우 더더욱 낮아지게 된다.

핵심 point

【약물의 투여경로】

- 크게 소화관 투여와 소화관 외 투여로 나눌 수 있음.

- 소화관 투여(Enteral administration): 경구투여(Per os, PO), 설하투여(sublingual), 직장투여(rectal)가 있음. 간을 거치면서 약물이 대사되어 약물농도가 감소하는 일차통과효과(first pass effect)를 고려해야 함.

- 경구투여: 가장 흔히 널리 쓰이는 약물의 복용법. 위배출속도(Gastric emptying rate, GER)가 약효가 나타나기까지의 시간을 결정하는 중요한 요소. 공복 시 다량의 물과 마시면 약효가 빠르게 나타남. 식후에 복용하면 약효가 늦게 나타남.

- 설하투여: 혀 밑으로 약물을 투여. 간의 일차통과효과를 피할 수 있고 약효가 빠르게 나타난다는 장점.

- 직장내투여: 관장과 같은 형태의 약물. 입으로 먹기에는 불쾌한 맛이 나거나, 자극성이 강한 약물이거나, 환자가 너무 어려서 약을 경구투여하기가 곤란한 경우거나, 환자가 혼수상태여서 입으로 약을 먹기 어려운 경우 등 사용.

- 소화관 외 투여(Parenteral administration): 대표적으로 주사(injection), 흡입(inhalation), 국소적 투여(topical application)

- 주사: 소화관 외 투여의 가장 대표적인 방식

정맥주사(IV injection, 정주): 주사방법 중 가장 많이 사용. 약물 주입이 용이, 약물 작용이 빠르며, 정확한 혈중 농도설정이 용이, 비교적 고통 없이 다량의 약물을 투여할 수 있음, 정맥주사선(IV line)을 잡아서 달아놓을 수 있다는 큰 장점. 정맥주사선의 가장 큰 장점은, 약물을 투여할 때마다 새로 바늘에 찔릴 필요가 없이 정맥선을 통해 약물을 주사하면 된다는 점. 정맥주사선은 막히지 말라는 의미에서 수액을 달아서 느린 속도로 주입하면서 정맥선을 유지. 약물투여 속도를 조절하기도 용이. 여러 종류의 약물을 섞어서 주사하기에 용이.

- 근육주사(IM injection, 근주): 빠른 흡수와 강한 작용. 둔부와 팔의 삼각근 사용.

- 피하주사(SC injection): 작용이 오랫동안 지속되어 인슐린 등에 사용.

- 피내주사(ID injection): 알레르기 반응 검사와 튜베르쿨린 검사(TST)에 사용

- 흡입(Inhalation): 기체 상태의 약물을 흡입하여 호흡기를 통해 흡수. 매우 빠른 속도로 혈관으로 흡수. 흡입 마취제가 대표적.

- 국소적 투여: 연고, 패치 등

3. 분포(Distribution)

김의사박사의 이해하는 의학/과학 이야기

—

이해하는 약리학

13. 분포용적, Volume of Distribution(분포)

약동학에서의 **분포**는 "체내에 흡수된 약물이 어떻게 체내에 퍼지는가?"에 대한 것이다. 일단 혈액으로 약물이 흡수되어 전신을 순환하고 있는 상황에서, 약물이 작용하려면 결국에는 약물이 다시 혈관 밖으로 나와서 표적 장기에 있는 수용체에 결합하는 과정을 거쳐야 한다. 이렇게 약물이 혈관 밖으로 빠져나와 조직으로 '분포'되어야 비로소 약물이 작용할 수 있게 되는 것이다. 반면 아무리 약물이 많이 흡수되었다고 하더라도 약물이 혈관 속에서만 순환하고 있고 혈관 밖으로 전혀 나가지 않는다면 결국 작용하지 않게 될(= 약효가 없을) 것이다. 따라서 결국 약효를 알아보기 위해서는 약물이 얼마나 조직까지 분포되었는지가 중요하게 된다.

그렇다면 약물이 얼마나 조직으로 분포되었는지를 어떻게 알아낼 것인가? 이론적으로 인체 조직 전체에 약물이 얼마나 빠져나와 있는지를 측정하려면 인체의 모든 장기에서 표본을 채취하여 약물이 얼마만큼씩 있는지 계산해서 다 더해야 하는데, 이는 현실적으로 불가능한 일이다.

그러나 발상을 전환해보면 조직으로 분포되고 나서 혈관에 남아있는 약물의 농도는 우리가 측정할 수 있다! 만약 약물을 투여했는데, 혈중에 농도가 높게 나타난다면 이는 약물이 조직으로 별로 분포되지 않고 혈관 속에 남아있다는 뜻이 될 것이다. 반대로 약물을 투여했는데 혈중에 농도가 낮게 나타난다면, 이는 약물이 조직으로 다 빠져나가서 혈관 속에 남아있는 약물의 양이 얼마 남지 않았다는 뜻이 될 것이다.

그래서 우리는 분포가 된 정도를 가늠하기 위한 척도로 **분포용적**(Volume of distribution, Vd)을 사용한다. 분포용적은 '체내 존재량(mg)/혈장농도(mg/L)' = '(Dose) / (Plasma concentration)'으로 정의하여 구한다. 이 공식을 관찰해보면 투여한 약물의 용량이 일정하다고 가정했을 때, 혈장의 약물농도가 높을수록(= 혈관 속에 약물이 많을수록) 분포용적이 작고(= 조직으로 약물이 덜 퍼졌고), 혈장의 약물농도가 낮을수록(= 혈관 속에 약물이 적을수록) 분포용적이 크다(= 조직으로 약물이 많이 퍼졌다)는 것을 알 수 있다. 물론 현재의 혈중 약물의 농도가 같다면, 투여한 약물의 양이 많을수록 분포용적이 커지므로, 조직으로 퍼진 약물의 양이 많다는 것도 알 수 있다.

가령 약물을 10mg을 투여했는데 현재 혈중 농도가 1mg/L라면, 동일하게 10mg을 투여했는데 현재 혈중 농도가 2mg/L인 경우에 비해 약물이 조직으로 많이 빠져나가서 혈중 약물농도가 낮은 것이므로 분포용적이 크다는 의미가 된다. 만약 약물을 10mg을 투여했는데 현재 혈중 농도가 1mg/L라면, 약물을 2mg 투여했는데 현재 혈중 농도가 1mg/L인 경우에 비해 훨씬 많은 양을 넣었음에도 혈액 중에 있는 약물의 양이 동일하므로 그만큼 조직으로 약물이 많이 분포했다는 뜻이 된다.

분포용적에 관여하는 요인은 매우 다양하다. 그중에서도 일반적으로 중요하게 고려해야 할 요인으로는 혈장단백질과의 결합 정도, 지용성 약물인지 여부, 간 질환이나 콩팥증후군 등의 기저질환이 있는 경우 등이 있다. 지금부터 각각의 경우에 대해 하나씩 알아보도록 하자.

가. 일반적인 경우의 약물분포

우선은 일반적인 약물분포에 관여하는 요소들에 대해 알아보도록 하자. 혈관으로 들어간 약물은 일부는 약물 스스로 자유롭게 돌아다니고(= **유리 형태**, free form), 일부는 혈장단백질에 결합한 상태로 돌아다닌다(= **결합 형태**, bind form). 위에 설명했듯이, 약물이 조직으로 퍼지기 위해서는 혈관벽을 통과할 수 있어야 한다. 혈관벽을 이루는 세포벽은 인지질 이중층(phospholipid bilayer)으로 구성되어 있는데, 인지질 이중층은 생화학적 특성에 의해 극성을 띠고 있는 수용성 물질은 통과하지 못하고 무극성인 지용성 물질이 잘 통과하는 특성이 있다.

혈장단백질(대부분은 알부민, albumin)은 분자량이 크거나 극성을 띠고 있기 때문에 혈관벽을 통과하지 못하므로 혈관 내에서만 순환을 하는 단백질이다. 따라서 혈장단백질

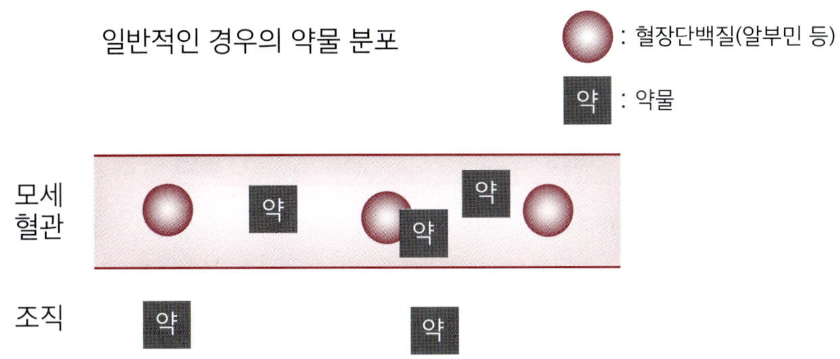

그림 4-4. 분포용적의 설명을 위한 가상의 예시

약물의 분포에 대한 이해를 돕기 위한 가상의 예시다. 본 예시의 경우 약물(네모)이 5개, 혈장단백질이 3개, 혈장단백질 3개 당 1개에는 약물이 결합하는 가정 하에 약물의 분포 상태에 대해 표현해보았다.

과 결합해 있는 결합 형태의 약물은 혈관 밖으로 나가지 못하고 계속 혈관을 순환하게 된다. 자유로운 유리 형태(free form)로 존재하는 약물의 경우는 모세혈관벽을 통과할 수 있도록 만들기 때문에 혈관 밖으로 나가서 조직으로 분포될 수 있다.

약물의 분포에 대한 이해를 돕기 위해 극도로 단순화한 예시를 그림 4-4에 제시하였다. 편의상 본 예시는 약물이 5개, 혈장단백질이 3개가 있으며 혈장단백질 3개 당 1개의 혈장단백질에 약물이 결합하는 조건이며 유리 형태의 약물 중 절반이 조직으로 분포되어 나간다고 가정하였다(그림 4-4).

이런 가정에서 약물의 분포를 생각해보면 혈장단백질 3개 중 하나에는 약물이 결합하게 되므로 약물 5개 중에 하나는 혈장단백질에 결합하여 결합 형태로 혈관을 계속 돌아다니게 된다. 그러면 유리 형태의 약물은 4개가 남게 되는데, 이 중 절반은 조직으로 분포되어 혈관 밖으로 나간다고 하였으므로 최종적으로 혈관에 있는 유리 형태의 약물이 2개, 조직으로 분포된 약물이 2개이다. 이 경우에 분포용적(Vd) = 체내존재량/혈중농도 = 전체 약물 5개 / 혈중 약물 3개 = 대략 1.67에 비례한 어떤 값이 된다. 수학적으로 전혀 엄밀하지 않지만, 추후 다른 경우의 설명을 이해하기 위한 것이니 느낌만 이해해보도록 하자.

혈장단백질 결합 경우 → Vd 감소

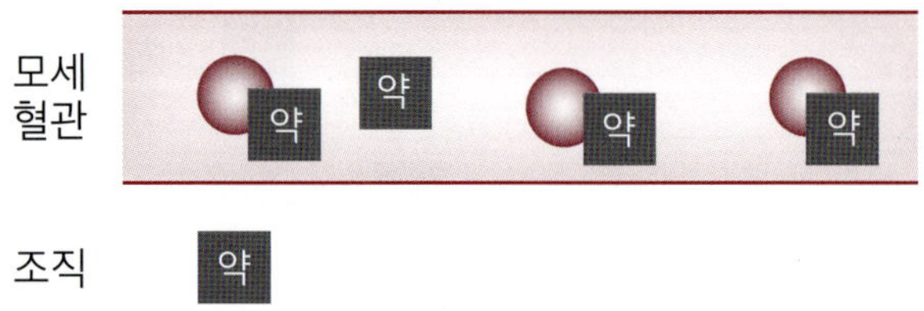

그림 4-5. 혈장단백질 결합이 많은 경우 약물분포의 가상 예시

본 예시는 앞의 그림 4-4와 다른 조건은 동일하되, 혈장단백질과 약물의 결합력이 매우 강하여 모든 혈장단백질이 약물과 결합하고 있는 경우를 표현하고 있다.

나. 혈장단백질과의 결합이 많은 경우

약물의 분포용적을 결정하는데 있어서 혈장단백질과의 결합력은 중요한 요인이 된다. 여기서 어떤 약물이 혈장단백질과 친화도가 높아서 아주 잘 결합하여 결합 형태로 주로 존재하는 약물이라고 가정해보자. 그러면 어떤 일이 일어날까? 이를 이해하기 위해 예시로 그림 4-5에서와 같이 가정해보자.

계산의 편의상 앞에 그림 4-4에서의 상황과 모든 조건은 동일하되 모든 혈장단백질이 약물을 붙잡고 결합해 있는 경우를 생각해보자. 이 경우 전체 약물 5개 중에서 3개가 혈장단백질과 결합하고 남은 2개의 약물만이 유리 형태로 존재하게 된다. 또한 유리 형태 약물 중 절반이 조직으로 분포된다고 하였으므로 2개의 약물 중 1개의 약물만이 조직으로 분포되어 나갈 것이다. 그리고 1개의 약물만이 조직으로 나갔으므로 나머지 4개의 약물이 모두 혈관 속에 남아있게 된다. 이 경우의 대략적인 분포용적(Vd) = 체내존재량/혈중농도 = 전체 약물 5개 / 혈중 약물 4개 = 1.25에 비례한 특정 값이 된다. 앞의 예시였던 그림 4-4와 비교했을 때 Vd 값이 1.67에서 1.25로 감소하였고 조직에 분포된 약물의 개수도 2개에서 1개로 감소했음을 알 수 있다. 이처럼 Vd를 통해 약물이 얼마나 조직에 분포되어 있는지를 확인할 수 있다.

위 예시를 통해 알 수 있는 것은 어떤 약물이 혈장단백질과의 결합이 많은 경우에는 혈중약물농도가 높아지면서 분포용적은 낮아지게 되고 조직으로 분포되는 약물의 양도 줄

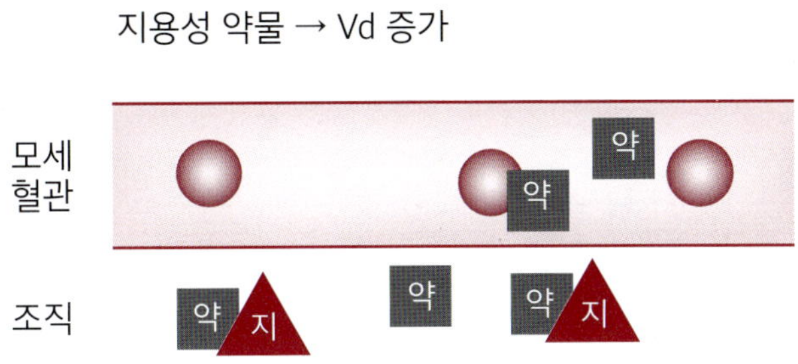

그림 4-6. 지용성 약물의 경우 약물분포의 가상 예시

본 예시는 앞의 그림 4-4와 다른 조건은 동일하되, 약물의 극성이 더욱 감소하여 지용성이 강해져서 더욱 많은 약물이 혈관 밖으로 분포되어 나가고, 조직에 있는 지방조직과 잘 결합하여 조직에서 남아있는 모습을 표현하고 있다.

어들게 된다. 일부 약물의 경우는 혈중 농도가 높은 경우에 생기는 독성작용이 있는 경우가 있으므로, 주의를 요한다.

다. 약물이 지용성 약물인 경우

분포용적에는 약물의 극성도 중요한 요인이 된다. 앞에서 설명했듯이 혈관벽을 이루는 세포벽은 인지질 이중 층으로 이루어져 있어서 무극성을 띠는 지용성 약물은 다른 약물보다 혈관벽을 잘 통과한다. 여기서, 어떤 약물의 극성이 더 약해져서 지용성의 정도가 높아질수록 어떤 일이 생기게 될까?

이를 이해하기 위해 예시로 그림 4-6에서와 같이 가정해보자. 이 예시는 그림 4-4의 경우와 모든 조건이 동일하지만, 계산의 편의를 위해 혈관벽 밖으로 나갈 수 있는 비율이 절반인 50%에서 75%로 증가했다고만 가정해보자.

이 역시 그림 4-4의 예시처럼 혈장 단백질 3개 중 하나에 약물이 결합하여 결합 형태 약물은 1개가 되고, 나머지 4개의 약물은 유리 형태로 존재하게 된다. 그런데 지용성이 증가해서 혈관벽을 잘 통과하기 때문에, 4개의 유리 형태 약물 중 75%인 3개의 약물이 조직으로 분포되어 나가게 된다. 결론적으로, 이 예시의 대략적인 분포용적(Vd) = 체내 존재량/혈중농도 = 전체 약물 5개 / 혈중 약물 2개 = 2.5에 비례한 어떤 값이 된다. 앞의 예시였던 그림 4-4와 비교했을 때, Vd 값이 1.67에서 2.5로 증가했으며, 조직에 분포된 약물의 개수도 2개에서 3개로 증가했음을 알 수 있다.

추가로 알아둬야 하는 사항으로 지용성 약물이 있다. 지용성 약물은 이름 그대로 지방에 잘 녹는 성질이 있다. 그런데 인체 조직 곳곳에는 지방조직이 에너지원으로 존재하고 있다. 그래서 조직으로 나간 지용성 약물은 조직 내 지방조직과 결합하여 녹아있으면서 약물이 조직에 축적되는 현상이 생긴다. 따라서 표적 장기로 가려면 약물이 유리 형태로 존재해야 하는데, 일부 약물이 지방조직에 녹아서 지방과 결합 형태로 존재한다. 이 때문에 조직으로 이동한 약물의 양은 많지만, 실제로 작용하는 유리 형태의 약물은 투여한 양에 비해 더 적어진다. 위에 그림 4-6의 예시를 예로 들면 조직으로 분포된 약물은 3개나 되지만, 이 중 2개가 지방조직과 결합하여 실제로 작용하는 약물은 1개밖에 남지 않은 경우에 해당한다.

이처럼 지용성 약물의 경우는 조직으로 분포도 잘 되지만, 조직 내 지방조직에 녹아서 결합 형태로 존재하느라 작용하지 못 하는 약물이 생기게 되므로 원하는 효과를 보려면 투여하는 약물의 용량을 늘려야 목표한 용량을 달성할 수 있다.

그런데 지방조직과 결합하고 있는 결합형태의 약물이 유발하는 문제가 있다. 그것은 바로 투약을 중단하였을 경우 약을 빨리 체내에서 제거해야 하는데, 이때 지방에 녹아있던 약물이 다시 유리되어 나오면서 작용한다는 점이다. 이 때문에 약물을 끊어도 약물의 지속시간이 원치 않게 길어지는 문제점이 발생한다.

임상 예시로 과거 마취제로 많이 쓰였던 barbiturate 약물은 지방과 결합하는 정도가 매우 높아서 살찐 사람에게 사용할 경우 여러 문제를 일으켰다. 즉, 혈중 약물이 조직으로 나가 조직 내의 지방과 결합하는 정도가 매우 높아 혈중 약물의 농도 유지가 어려워지면서 뇌로 이동해야 할 마취제가 적어지면서 마취가 잘 안 되었다. 또한, 수술이 끝난 이후 마취약을 끊어도 지방과 결합한 약물이 다시 농도가 낮아진 혈관으로 이동하여 환자가 마취에서 잘 깨어나지 못하곤 하였는데 심한 경우 환자가 사망하는 경우도 있었다. 다행히 최근에는 흡입 마취제를 비롯한 최신 마취제의 사용으로 barbiturate를 거의 사용하지 않게 되면서 이러한 문제점이 개선되었다.

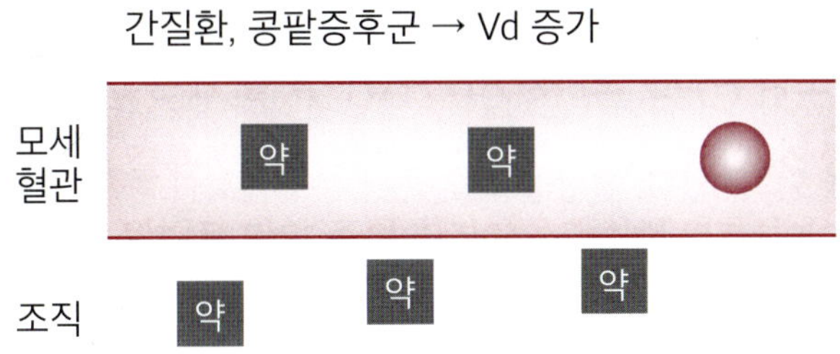

그림 4-7. 혈장단백질이 감소하는 질환이 있는 경우 약물분포의 가상 예시

본 예시는 앞의 그림 4-4와 다른 조건은 동일하되, 간질환, 콩팥증후군으로 인해 혈장단백질인 알부민의 양이 감소한 상태에서 약물의 분포를 표현하고 있다. 나머지 예시들과 달리 유리형태로 존재하는 전체 약물의 양이 증가했음에 유의한다.

위 예시에서 알 수 있는 결론은 어떤 약물이 지용성인 경우에는 혈중약물농도가 낮아지면서 분포용적은 커지고, 조직으로 분포되는 약물의 양도 증가하지만, 이중 일부가 지방조직에 녹아서 고려해야 하는 사항이 생기게 된다.

라. 간 질환, 콩팥증후군 등의 기저질환이 있는 경우

분포용적에서 유념할 사항으로는 간과 신장에 질환이 있는 경우다. 특히 간기능이 저하되는 간 질환이나 콩팥증후군이 있는 환자의 경우에는 혈장단백인 알부민의 혈중 농도가 감소한다. 이로 인하여 발생하는 문제를 이해하기 위해 그림 4-7과 같은 상황을 가정해보자. 그림 4-7은 그림 4-4와 다른 상황은 동일하지만 알부민 합성이 감소하여 혈장단백질의 개수가 3개에서 1개로 감소한 상황이다.

이 경우 약물이 알부민과 결합할 확률이 낮아지면서 5개의 약물이 모두 유리 상태로 존재하게 된다. 그리고 유리 형태의 절반이 조직으로 나가는 상황이라고 가정했으므로 평균적으로 2.5개가 혈중에 존재하고 2.5개가 조직으로 분포된다. 본 예시에서 계산상의 편의를 위해 약물 2개가 혈중에 있고 약물 3개가 조직에 있다고 가정해보았다. 이런 경우 대략적인 분포용적(Vd) = 체내존재량/혈중농도 = 전체 약물 5개 / 혈중 약물 2개 = 2.5

에 비례한 어떤 값이 된다.

앞의 그림 4-4와 비교 시 Vd 값이 1.67에서 2.5로, 조직에 분포된 약물의 개수도 2개에서 3개로 증가했음을 알 수 있다. 혈장농도가 줄어 분포용적이 증가하는데 이는 곧 조직에 약물이 많이 있다는 것을 의미하는데 실제로도 조직에 약물의 수가 3개로 증가하여 있다.

이 경우는 앞의 그림 4-6의 예시와 중요한 차이점이 있는데, 혈중에 있는 약물과 조직에 있는 약물이 모두 약물이 작용할 수 있는 유리 형태라는 점이다. 따라서 혈중 약물의 농도는 감소해도 혈중에 있는 유리 형태의 약물이 증가하므로 실제 효과는 혈중 약물농도에 비해 더 크게 나타날 수 있다. 이렇게 실제적으로 작용하는 약물의 양이 증가하는 효과로 인해 중독이나 독성 부작용이 발생할 수 있다.

이처럼 간질환이나 콩팥증후군이 있는 경우에는 모두 분포용적이 증가하는데 이는 곧 같은 양의 약물을 투입해도 조직으로 퍼지는 양이 많아서 동일한 효과를 얻기 위해서는 약물의 농도를 줄여야 한다는 의미이다. 만약 약물을 감량하지 않고 일반인과 같은 농도를 투여한다면, 약물의 농도가 일반인에 비해 높아져서 심각한 독성이 유발될 수 있다.

간질환이나 콩팥 질환자에게 약물을 감량해야 하는 이유는 알부민 감소뿐만이 아니다. 여기에 추가로 간기능 저하를 보이는 간 질환이 있는 간염환자나 만성 알코올 중독자, 지방간 환자 등의 경우는 약물을 대사해서 해독하는 능력이 저하되어 더더욱 약물 독성이 나타날 위험성이 올라간다.

배설장기인 콩팥 기능이 저하되는 질환이 있는 환자의 경우 약물을 배설하는 능력이 떨어져서 약물이 체내에서 잘 제거되지 않아 농도가 증가하면서 독성이 유발될 위험성도 있다. 따라서 약물을 사용하기 전에는 반드시 환자가 간질환이나 콩팥질환이 있는지를 꼭 확인하고 이에 맞추어 약물의 용량을 적절하게 감량해야 한다.

이상의 내용을 요약하여 비교하면서 볼 수 있도록 그림 4-8에 각기 다른 4가지 상황을 함께 나열하였다.

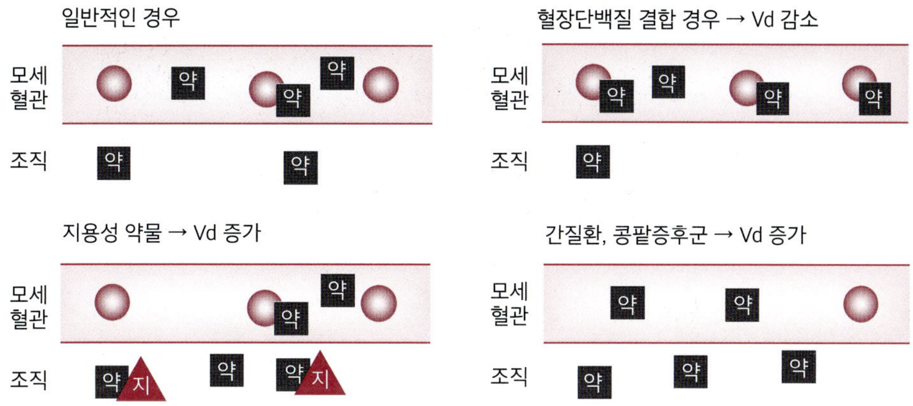

그림 4-8. 분포용적에 영향을 미치는 요인들로 인한 분포용적 변화 요약

핵심 point

【분포와 분포용적】

- 약물의 조직 내 분포 정도를 보기 위해 분포용적(Volume of distribution, Vd)을 사용함

- 분포용적: '체내 존재량(mg)/혈장농도(mg/L)' = 'Dose / Plasma concentration'

- 분포용적에 관여하는 중요 요인: 혈장단백질과의 결합 정도, 지용성 약물인지 여부, 간 질환이나 콩팥증후군 등의 기저질환

- 약물이 혈장단백질과의 결합이 많은 경우: 혈중약물농도 증가, 분포용적 감소, 조직 분포 감소

- 약물이 지용성인 경우: 혈중약물농도 감소, 분포용적 증가, 조직 분포 증가, 지방에 흡수되어 효과 감소, 천천히 유리됨.

- 간질환, 콩팥증후군: 혈장단백질 감소하여 분포용적 증가, 조직 분포 증가, 혈중 농도 감소(그러나 유리 형태는 증가할 수 있음). 약물 감량해서 투여해야 함.

마. 뇌혈관장벽

약물의 분포과정을 이해하는데 있어서 알아두어야 하는 개념 중 하나가 뇌혈관장벽(Blood-brain barrier, BBB)이다. 뇌혈관장벽이란 뇌를 해로운 물질로부터 보호하기 위해 뇌의 모세혈관 주위를 둘러싸고 있는 장벽(barrier)이다. 뇌혈관장벽은 3중의 장벽으로 구성되는데 가장 안쪽은 모세혈관의 벽을 구성하고 있는 혈관 내피세포(endothelial cell)이며, 중간층은 내피세포를 둘러싸고 있는 기저막(basement membrane)과 그 속에 존재하는 혈관주위세포(pericyte)이고, 가장 바깥쪽은 교세포(glial cell)의 일종인 성상세포(astrocyte)의 발돌기(foot process)와 발돌기들이 연결되면서 만드는 치밀이음부(tight junction)이다(그림 4-9).

모세혈관의 벽을 이루는 내피세포는 그 자체로 물리적인 장벽이 되며, 기저막은 음전하를 띠어 전기적인 장벽을 이루고, 성상세포의 발돌기들은 서로 치밀이음부로 단단하게 이어져 있어서 또 한 층의 물리적인 장벽을 이룬다. 혈관 내강에 있는 물질이 뇌 실질(brain parenchyme)에 존재하는 신경세포(neuron)까지 도달하기 위해서는, 3중의 뇌혈관 장벽을 뚫고 밖으로 나가야만 하는 것이다. 이러한 뇌혈관 장벽이 존재함으로써, 혈

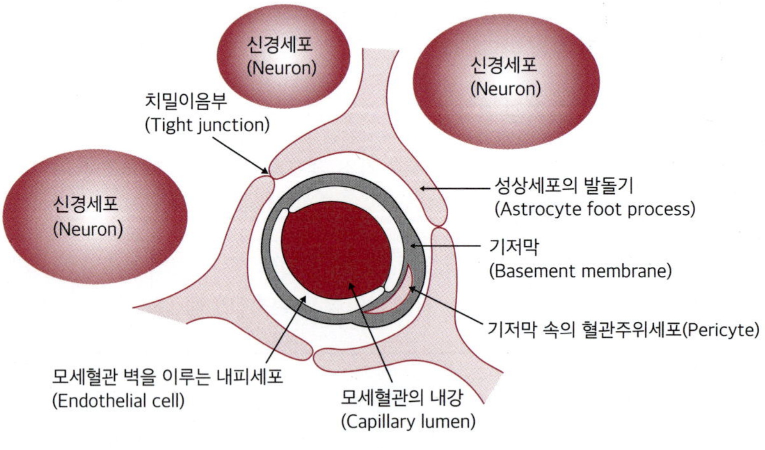

그림 4-9. 뇌혈관장벽(Blood-brain barrier, BBB)

뇌혈관장벽의 구조를 나타낸 그림. ① 모세혈관의 벽을 구성하고 있는 내피세포, ② 기저막과 기저막 속의 혈관주위세포, 그리고 ③ 성상세포의 발돌기들과 발돌기들이 이루고 있는 치밀이음부가 3중의 장벽을 구성하고 있다. 그림의 붉은 부분은 모세혈관 내강에 차있는 혈액을 의미하고 있으며, 성상세포 바깥부분의 분홍 구들은 뇌 신경세포를 의미한다.

관을 타고 돌아다니는 해로운 물질이나 세균 등이 뇌로 침투할 수 없게 되어 뇌를 보호하는 기능을 하게 된다.

여기서 중요한 사실은 뇌혈관장벽은 모든 물질을 차단하는 것이 아니라 일부 물질의 통과만을 허용하고 일부 물질의 통과만을 차단하는 반투과성(semi-permeable)인 장벽이라는 점이다. 뇌혈관장벽은 뇌로 원치 않는 물질인 약물, 해로운 체내 물질(빌리루빈 등), 세균 등이 들어갈 수 없게 막지만, 뇌에서 필요한 물질인 영양소, 비타민, 이온(ion), 일부 단백질 등은 뇌로 들어갈 수 있도록 허용하는 검문소의 역할을 한다. 대부분의 약물은 기본적으로 뇌혈관장벽을 지나갈 수 없으므로 중추신경계에 작용하지 못한다. 이는 중추신경계에 들어가지 않는 편이 안전한 대다수의 약물에는 장점으로 작용한다.

그러나 중추신경계에 작용하는 것이 목적인 약물을 개발할 때 뇌혈관 장벽은 큰 걸림돌이 된다. 대표적으로 중추신경계에 작용해야 하는 약물로는 뇌에 작용해야 하는 마취제, 신경과 약물(파킨슨 치료제, 치매 치료제 등), 정신과 약물(항우울제, 항정신병 약물, 항불안제 등) 등이 있다. 이러한 중추신경계에 작용하는 약물은 뇌혈관장벽을 통과한 후 뇌에 도달해야 원하는 효과를 얻을 수 있다. 따라서 뇌혈관장벽을 통과할 수 있게 제조해야 하는데 이를 위해서는 개발 과정에서 뇌혈관장벽의 특성을 잘 이해하는 것이 중요하다.

일반적으로 뇌혈관장벽을 잘 통과하기 위해 필요한 조건으로는 분자량이 작고, 지용성성 시니고, 뇌에 존재하는 운반체(transporter)를 이용할 수 있어야 한다. 우선, 장벽을 통과하기 위해 약물의 분자량이 작으면 물리적 장벽을 넘기가 용이하다. 또한, 지용성은 세포벽의 인지질 이중 층을 통과하기 용이하면서 기저막의 음전하에 의해 반발력이 생기지 않아 기저막 통과가 용이하여 뇌혈관장벽 통과에 유리하다. 다만 이런 조건이 충족되지 않더라도 뇌 속에 필요한 물질을 운반하는 운반체를 이용할 수 있는 약물은 운반체가 뇌 속으로 약물을 운반하여 뇌혈관장벽을 통과할 수 있게 된다.

앞서 약물의 투여경로 중 주사법 중에서 뇌척수강내 투여법(intrathecal injection)에 대해 설명하였다. 이는 약물이 뇌혈관장벽을 통과할 수 없지만, 중추신경계에 작용해야 하는 경우(대표적으로 척수마취제나 항암제 등)에 뇌혈관장벽을 우회하기 위해 사용하는 방법이다. 뇌척수강내 투여법을 이용하면 뇌혈관장벽을 통과하지 못 하는 약물을 중추신경계로 전달할 수 있다는 장점이 있지만, 척수천자(spinal tapping)와 같은 침습적이고 번거로운 주사법을 사용해야 한다. 따라서 매일 꾸준히 투여해야 하는 약물은 경구로 복용할 수 있게 개발하는 것이 중요하다.

Rx 핵심 point

【뇌혈관장벽(Blood-brain barrier, BBB)】

- 뇌를 해로운 물질로부터 보호하기 위해 뇌의 모세혈관 주위를 둘러싸고 있는 장벽(barrier)
- 중추신경계에 작용해야 하는 약물은 뇌혈관장벽을 통과할 수 있어야 함
- 반투과성(semi-permeable)인 장벽임. 뇌혈관장벽을 잘 통과하기 위해서는 분자량이 작고, 지용성이며, 뇌에 존재하는 운반체(transporter)를 이용할 수 있는 약물이면 유리함

4. 대사(metabolism)

김의사박사의 이해하는 의학/과학 이야기

이해하는 약리학

14. 약물대사의 개괄(대사)

체내로 흡수된 약물은 대사과정을 거치게 된다. 체내에서 약물에게 일어나는 대사작용의 종류는 무수히 많은데, 이 중에서 약리학 총론의 약동학 단원에서 특히 알아두어야 할 부분들에 대해서만 골라서 알아보도록 하자.

가. 약물의 해독과정, 제 I상 반응과 제 II상 반응

수 많은 약물의 대사과정 중에 **해독과정**(detoxification)이란 작용이 있다. 해독과정

은 약물의 작용을 줄이거나 없애고 배설이 용이하도록 만드는 과정이다. 해독과정이라고 해서 독성물질만 해당되는 것이 아니라, 모든 약물은 결국 많이 복용하면 모두 독이 되기 때문에 편의상 해독작용이라고 한다.

인체 입장에서 약물은 결국 외부 물질이기 때문에 인체는 약물의 작용을 없애기 위해 작용하지 못하도록 대사하거나 몸 밖으로 배설하기 위해 대사한다. 이처럼 약물의 작용을 경감시키거나 배설하기 용이하도록 변형하는 과정에서 약물의 효과는 점차 감소되므로 이러한 대사과정들을 해독과정이라고 부르기도 한다.

앞에 분포에서 일부 언급하였듯이 약물이 인체에 분포하여 작용하기 위해서는 극성이 없는(non-polar) 지용성(= lipophilic) 성질을 지니는 것이 유리하며, 약물이 극성(polar)을 띠어 수용성(= 친수성, hydrophilic) 상태로 있으면 혈관 속에 남아서 순환한다고 하였다. 결국 약물이 배설되려면 혈관을 순환하다가 배설장기(대부분의 경우 콩팥)에 도달해야 하므로 약물이 혈관에 남아있는 것은 배설을 위해 필요한 과정이라고 할 수 있다.

또한, 배설 장기인 콩팥은 약물을 사구체(glomerulus, 토리)에서 여과하여 배설하는데 약물이 극성/수용성이 되면 세포막을 통과하기 어려워 사구체에서 여과된 후에 다시 체내로 확산되어 돌아오기 힘들어 배설되기 용이해진다. 따라서 약물을 해독하는 대사과정은 대부분 약물을 극성/수용성으로 변환하여 배설될 수 있는 형태로 바꾸는 과정이라고 생각할 수 있다(물론 약물대사를 거치면서 오히려 약물의 작용이 증가하거나 다른 작용을 하는 경우도 있지만, 이는 주로 각론에서 다루는 내용이므로 본서에서는 생략한다).

약물의 대사과정에 관여하는 신체 기관은 다양하지만, 가장 주요한 장기는 단연코 간(liver)이다. 간은 인체의 공장과도 같은 장기로 다양한 효소를 보유하여 여러 대사작용을 수행한다. 따라서 간에서 일어나는 대표적인 약물대사작용을 이해하는 것이 중요하다.

체내에서는 무수히 많은 약물대사반응이 존재하지만, 크게 제 I상 반응과 제 II상 반응으로 구분한다. 일반적인 약물은 먼저 제 I상 반응을 거친 후에 제 II상 반응을 거친다.

제 I상 반응(Phase I reaction)에서 일어나는 약물대사는 주로 약물이 극성을 띠도록 분해(degradation)하는 반응이다. 대표적인 반응들로는 산화/환원(oxidation/reduction)반응이나 가수분해(hydrolysis) 반응이 있다. 앞서 설명하였듯이, 이들 반응을 통해 약물이 극성을 띠게 변형되면 혈관 내에 존재하면서 배설되기 용이해지고, 대부분의 약물은 작용이 줄어들거나 사라진다. 그러나 일부 약물은 투여하는 약물은 아무 작용이 없으나, 제 I상 반응을 거치면서 오히려 작용이 생기도록 만들기도 한다. 이런 경우 투여하는 약물은 작용이 없는 전구체라는 뜻이므로 전구약물(prodrug)이라고 한다.

간에서 약물의 산화 과정에 중요한 역할을 하는 효소는 시토크롬 P450(cytochrome P450, CYP450)이다. 매우 많은 종류의 약물이 CYP450 효소에 의해 대사되기 때문에 약물이 대사되는 과정에서 CYP450의 역할이 중요하다. 특히, CYP450에 의해 산화되는 약물의 대사속도는 CYP450 효소의 양에 의해 좌우된다. 그런데 CYP450 효소의 양은 개인마다 차이가 클 뿐만 아니라 개인의 개별 상태에 따라 효소의 양이 크게 변한다. 대표적으로 술을 자주 마시면 간에서 CYP450 효소 합성이 유도되어 효소의 양이 증가하고, 그 결과 약물의 산화 대사속도가 빨라진다. 그래서 약을 복용하는 환자가 술을 마시면 수많은 약물대사에 영향을 주어서 술을 자제하도록 권유하는 것이다.

제 II상 반응(Phase II reaction)에서 일어나는 약물대사는 주로 접합반응(conjugation)이다. 분해를 주로 하는 제 I상 반응과는 반대로 제 II상 반응에서는 약물을 체내에 있는 물질과 결합하도록 합성(synthesis) 하는 반응이 일어난다. 이렇게 접합반응이 일어나면서 약물은 더더욱 활성을 잃고, 배설하기에 더욱 용이한 형태가 된다. 따라서 제 I상 반응이 약물을 극성으로 바꾸어 이온화(ionization)하여 혈관을 떠다니게 하면, 제 II상 반응을 통해 이온화된 약물의 손을 체내 물질이 잡고 콩팥을 통해 함께 인체 밖으로 배설되는 것으로 생각하면 쉽게 이해 될 것이다.

Rx 핵심 point

【약물의 해독과정, 제 I상 반응과 제 II상 반응】

- 약물은 해독과정(detoxification)을 거치면서 작용이 줄어들고 배설이 용이하게 대사됨
- 일반적으로 제 I상 반응(Phase I reaction)에서 산화/환원 반응이나 가수분해 반응을 통해 극성을 띠도록 분해된 후에, 제 II상 반응(Phase II reaction)에서 접합반응을 거치면서 해독이 됨
- 수많은 약물대사에 간에 있는 CYP450 효소가 작용함. CYP450 효소의 양은 개인의 상태나 음주에 따라서 변화하므로 주의를 요함.

나. 약물대사의 대표적인 일상 속 예시들

약물의 대사를 이해하기 위해 일상 속에서 볼 수 있는 약물의 대사과정을 살펴보자.

진통제로 흔하게 쓰이는 약물 중에 타이레놀(성분명 아세트아미노펜)이 있다. 그런데 이 약물의 주의사항에는 간 독성(liver toxicity, hepatic toxicity)이 있어서 간 기능 저하 환자는 사용을 주의해야 하고, 음주 후 숙취로 인한 통증 시 이를 복용하지 말도록 권하고 있다. 그 이유에 대해 자세히 알아보자.

먼저 타이레놀의 간독성이 생기는 과정은 다음과 같다. 타이레놀은 주로 간(liver)에서 약물대사가 일어나는데, 대사산물로 NAPQI라는 물질이 나온다. NAPQI는 활성산소(active oxygen)를 많이 만들어내는 물질로서 활성산소는 세포독성이 있다. 따라서 간에서 타이레놀이 분해되어 NAPQI가 생성되면 간에 독성작용을 일으킨다. 원래 간은 보통 수준의 NAPQI에는 스스로 해독물질인 글루타티온(glutathione)을 생성하여 활성산소를 처리하지만, 약을 너무 과하게 복용한 경우에는 글루타티온이 모두 고갈되어 활성산소가 남으면서 간독성이 나타난다. 그래서 타이레놀의 경우 하루 권장량을 초과하여 과량 복용하면 간독성이 나타난다. 특히, 간기능이 저하된 환자는 간의 약물 해독 능력도 저하되므로 역시나 간독성이 잘 나타나 위험할 수 있다.

음주 후 숙취로 인한 통증 치료에 타이레놀을 복용하지 말도록 하는 이유는 다음과 같다. 음주를 하면 간에서는 약물의 대사를 시행하는 약물대사효소인 시토크롬 P450(CYP450)을 더 많이 생성하도록 유도한다. 술 역시 간에서 대사되는 약물이기 때문에 술을 마시면 이를 분해하기 위해 더 많은 효소가 생성된다. 그런데 문제는 타이레놀 역시 CYP450에 의해 대사 된다는 점이다.

그렇다면 술을 마신 다음날에 타이레놀을 복용하면 어떤 일이 일어나게 될까? 음주로 간에 CYP450이 많은 상태에서 타이레놀을 복용하면, 많아진 CYP450 효소들이 복용한 타이레놀을 빠르게 많이 대사하게 될 것이다. 따라서 갑자기 다량의 타이레놀이 분해되면서 대사산물인 NAPQI로 전환되는데, 이로인해 NAPQI로 인한 활성산소의 생성도 급작스럽게 증가한다. 이렇게 증가한 활성산소로 해독물질인 글루타티온이 빠르게 고갈되면서 분해되지 않는 활성산소가 많이 생성되어 간독성에 의한 간 손상이 나타난다.

참고로 타이레놀이 간독성을 유발하는 기전은 활성산소로 인한 것이기 때문에 타이레놀로 인한 간 독성을 치료하는 해독제로는 활성산소를 제거하는 항산화물질인 N-acetylcysteine(NAC)을 사용한다. 타이레놀로 인한 간 독성이 심하면 약물성 전격간염(fulminant hepatitis) 등이 발생하여 위독할 수 있으므로 적절한 치료가 필요한다.

술이 CYP450 효소를 유도하는 작용을 설명하는 일상적인 예시로 평소에 자주 음주를 하다 보면 술에 점점 강해지는 것을 들 수 있다. 술을 마시면 CYP450 효소가 유도되어 양이 많아지는데, 술 역시 CYP450 효소에 의해 분해되는 약물이므로 CYP450 효소의 양이 많아지면 술이 분해되는 속도 역시 빨라진다. 즉, 술을 마셔도 빠르게 분해되므로 혈중 에탄올 농도가 낮아져 잘 취하지 않는다.

그런데 이러한 경우 스스로가 술에 강해졌다고 여겨서 음주량이 증가할 수 있는데, 이는 다만 술을 대사산물인 알데히드로 대사하는 속도만 빨라졌을 뿐으로 대사산물들로 인한 독성과 숙취를 없애주는 것은 아니다. 따라서 술을 자주 마시면서 술이 세진다고 음주량을 늘리는 우를 범하지 말아야 하겠다.

술이 CYP450의 양을 증가시킨다면, 자몽(grapefruit)은 CYP450의 활성을 억제하는 대표적인 물질이다. 따라서 자몽이 포함된 자몽주스 등은 CYP450의 활성을 억제하여 약물의 대사속도를 늦춘다. 이 경우 약물의 대사속도가 감소하면서 약물의 농도가 더 높게 유지될 수 있어서 주의를 요한다. 일상적인 예시로, 자몽주스를 많이 마신 후에 CYP450에 의해 대사되는 술을 마신다면, 자몽주스로 인해 CYP450효소가 억제된 상태이므로 술이 분해되는 속도가 느려져 혈중 에탄올 농도가 높게 유지된다. 결론적으로, 평소에 비해 술에 빨리 심하게 취할 수 있게 되어 급성 알코올 중독 등의 문제가 발생할 수 있다.

다. 약물대사에 영향을 주는 요인들

약물대사는 개인마다, 개인에서도 상태에 따라 대사속도가 변화할 수 있다. 만약 개인이 약물대사속도가 빠르면 원하는 약물농도를 얻기 위해서는 약물 용량을 늘려야 한다. 반대로 대사속도가 느리면 원하는 약물농도를 얻기 위해서는 약물 용량을 줄여야 하는

데 그래야만 과도한 약물농도에 도달하지 않아 약물 중독이나 부작용을 예방할 수 있다.

임상에서 주로 문제가 되는 것은 약물대사속도가 느려져서 중독증상이나 부작용이 생기는 경우다. 따라서 후술할 요인들 중에서 약물대사속도가 저하된 개인들에게 약물을 처방할 때는 용량을 감량하여 적은 용량을 사용해야 한다는 점에 유의해야 한다.

약물대사에 영향을 주는 요인은 다양하다. 이 중에 특히 유의해야 할 요소로는 약물대사효소의 기능에 변동이 생기는 경우와 연령별, 특히 소아와 노인의 경우가 있다. 약물대사효소의 기능 변동은 대개 다른 약물로 인해 유발된다. 앞서 설명했던 일상생활의 예시로 CYP450 효소를 유도하는 약물로 술을, 그리고 CYP450 효소를 억제하는 물질로 자몽을 설명하였다. 이밖에도 다양한 약물들이 약물대사효소를 유도하거나 억제하므로 여러 약물을 투여할 때는 약물대사효소의 기능에 변화를 주는 약물이 있는지를 고려해야 한다.

소아는 성인에 비해 약물대사효소의 기능이 떨어지므로 약물 용량을 감량해서 투여해야 한다. 노인은 복용하는 약물의 종류가 많고, 질병과 노화로 인해 다양한 약물대사능력이 나타난다. 대부분은 약물의 대사능력과 배설능력 모두 감퇴하여 약물이 분해되거나 배설되지 않고 쌓여서 약물농도가 높아진다. 이 때문에 노인에게는 약물 용량의 감량을 고려해야 하는 경우가 많다.

Rx

핵심 point

【약물대사에 영향을 주는 요인들】

- 약물을 투여할 때, 약물대사효소의 기능에 변동이 생기는 경우 맞춰서 용량조절을 고려해야 하며, 소아와 노인의 경우는 대개 약물을 감량하는 것을 고려해야 함

라. 약물대사의 역학

김의사박사의 이해하는 의학/과학 이야기

—

이해하는 약리학

15. 약물의 대사역학(대사)

약물대사의 역학이란 약물이 대사되는 속도가 따르는 물리법칙을 의미한다. 체내에서 약물의 대사를 유발하는 것은 효소(enzyme)이므로, 효소의 반응 속도에 대한 공식은 곧 해당 약물이 대사되는 속도에 대한 공식이 된다. 효소에 의한 약물대사반응은 다양하여 단순한 반응부터 복잡한 반응까지 모두 존재하지만, 여기서는 가장 기본적인 경우인 특정 약물이 유일한 기질(substrate)로 작용하여 특정 효소 1개에 의해 다른 대사체(metabolite)로 분해되는 반응에 대해서만 알아본다. 즉, 여러 약물이 상호작용을 하면서 대사되거나 여러 효소들이 복잡하게 엮여있는 경우가 아닌 가장 직관적이고 단순한 경우에 대해 논한다.

가장 기본적인 약물대사속도는 **미하엘리스-멘텐 식**(Michaelis-Menten equation)을 따른다. 아마 많은 경우 해당 공식을 효소의 반응 속도를 구할 때 학습하겠지만, 결국 약물을 대사하는 것이 효소이므로 여기서도 같은 공식을 사용한다. 엄밀히는 약리학에서 사용하는 식은 질량 작용 법칙(law of mass action)이라는 평형식 공식을 이용하는데 결국 그 형태가 미하엘리스-멘텐 식과 동일하게 도출되므로 본서에서는 이해를 돕기 위해 좀더 익숙한 Michaelis-Menten equation으로 설명한다.

Michaelis-Menten equation은 다음과 같다. 여기서 효소에 의한 화학 반응은 약물이 대사체로 분해되는 반응이므로 약물의 대사속도는 곧 약물의 분해속도와 같은 의미가 된다.

$$\text{약물대사속도(=약물의 분해속도)}\ V = \frac{V_{max} \cdot s}{K_m + s} \quad \text{(식 1)}$$

여기서 Vmax = 최대 대사속도, s = 약물의 농도, Km = 미하엘리스 상수(기질에 결합하는 친화도를 나타내는 특정 수치)

식이 복잡해 보이지만, 중요한 점은 식에서 V_{max}와 K_m은 상수로서 변하지 않으므로, 약물의 반응속도를 변하게 하는 수치는 오로지 현재 약물의 농도인 s값에 의해서라는 사실이다. 그렇다면 약물의 농도에 따라서 약물의 대사양상이 어떻게 변화하는지 알아보자.

우선 투여한 약물의 용량이 적어서 혈중 약물농도 역시 낮은 상태를 알아보자. 앞의 Michaelis-Menten equation에 의하면 약물의 농도인 s값이 작은 상태라는 의미이다. s값이 작으면 수학적으로 K_m의 값과 $(K_m + s)$의 값에 별 차이가 나지 않을 것이다. 따라서 s값이 작은 상태에서는 분모에 있는 s값을 무시하고 $(K_m + s)$의 값을 K_m으로 근사할 수 있게 된다. 반면 분자에 있는 s값은 곱셈으로 이어져 있으므로 무시할 수 없이 중대한 영향력을 끼치게 된다.

이해를 돕기 위해 편의 상 임의의 숫자를 넣어 V_{max}가 100이고 K_m이 10 일때, s가 0.1인 경우를 가정해보자. 이 경우 약물대사속도 $V = \frac{V_{max} \cdot s}{K_m + s}$ = 100 × 0.1/(10 + 0.1) = 10/10.1 = 대략 1이 된다. K_m에 비해 s가 매우 작으므로 분자의 s를 무시하고 계산하여도 V = 100 × 0.1/10 = 10/10 = 1이 된다. 이제 약물의 농도가 작은 경우 분모의 s는 K_m에 비해 작으므로 무시할 수 있으나, 분모의 s는 무시할 수 없다는 것을 이해할 수 있을 것이다. 결론적으로, 약물의 농도가 낮을 때 Michaelis-Menten equation은 다음과 같이 단순화할 수 있다.

$$V = \frac{V_{max} \cdot s}{K_m + s} \fallingdotseq \frac{V_{max} \cdot s}{K_m} = \frac{V_{max}}{K_m} \cdot s \quad \text{약물의 대사속도 (식 2)}$$

(단, s는 K_m에 비해 무시할 수 있을만큼 작은 경우), (여기서 ≒는 거의 같다는 의미이다. 즉, K_m에 비해 s가 매우 작을 때 K_m + s ≒ K_m이라는 뜻이다.)

앞서 설명했듯이 V_{max}와 K_m은 변하지 않는 상수이므로, V_{max}/K_m의 값 역시 특정 상수가 된다. 따라서 식2를 해석하면, 약물의 농도가 낮은 경우 약물의 대사속도는 약물농도 s에 비례하는 1차 함수라는 뜻이다. 약물농도 s가 증가함에 따라서 약물대사속도는 비례하여 증가한다. 이처럼 약물의 대사속도의 역학이 약물의 농도와 비례하는 1차 함수를 따르는 경우를 1차 역학(first-order kinetics, 1st order kinetics)을 따른다고 한다.

이제는 반대의 경우인 약물의 농도가 충분히 높아진 경우에 대해서 생각해보자. 만약 약물의 농도가 너무 높아져 K_m에 비해 약물농도 s가 충분히 더 커지는 경우가 되면 어떤 일이 발생하게 될까? 이 경우 ($K_m + s$)의 값의 상태가 역전되어서 s값이 크므로 ($K_m + s$)의 값에서 K_m을 무시할 수 있게 되어 ($K_m + s$)를 s로 근사할 수 있게 된다. 결론적으로, 약물의 농도가 충분히 높은 경우 Michaelis-Menten equation은 다음과 같이 단순화할 수 있다.

$$\text{약물의 대사속도 } V = \frac{V_{max} \cdot s}{K_m + s} \fallingdotseq \frac{V_{max} \cdot s}{s} = V_{max} \quad (\text{식 3})$$

위 식처럼 약물농도 s가 너무 커서 K_m값을 무시할 수 있게 되는 경우는 분모를 s로 근사할 수 있어 분모와 분자의 s가 서로 약분되어 약물대사속도는 최대 약물대사속도인 V_{max} 값과 거의 동일하게 근사할 수 있다. 이는 직관적으로도 이해가 가능한데, 약물의 양이 엄청 많으면 인체는 능력을 총동원하여 최대속도(= V_{max})로 약물을 대사해 나간다는 의미다. 이런 상태에서 약물의 대사속도는 약물의 농도와는 무관하게 V_{max}값으로 일정하다. 이처럼 약물의 대사속도의 역학이 약물의 농도와는 무관하게 일정한 상수인 0차 함수를 따르는 경우를 0차 역학(zero-order kinetics)을 따른다고 한다.

이상의 결과를 요약하면 기본적인 약물의 대사 역학은 약물의 농도가 낮을 때는 1차 역학을 따르다가 약물의 농도가 충분히 높아지면 0차 역학을 따르게 된다. 보다 쉬운 용어로 설명하면, 약물을 투여해서 점점 약물의 농도가 높아짐에 따라 처음에는 약물의 농도가 높아질수록 약물대사속도가 점점 빨라지다가, 어느 순간부터는 약물대사속도가 최대 대사속도로 포화되어 더 이상 증가되지 못하고 일정 양만 대사시킨다는 의미이다.

어느 약물이든지 Michaelis-Menten equation에 따라서 대사된다면 농도에 따라서 역학이 변화된다. 그러나 여기서 주의할 점은 일부 약물은 임상에서 사용하는 약물의 용량 범위가 특정 역학만 따르는 구간인 경우가 있다는 점이다. 즉, 어떤 약물은 1차 역학을 따르는 약물농도 구간만을, 다른 약물은 0차 역학을 따르는 약물농도 구간만을 임상적으로 사용한다는 점이다. 따라서 0차 역학을 따르는 구간의 용량만을 사용하는 약물을 과도하게 투여하면 혈중 약물의 농도가 급격히 올라가 중독 현상이 발생할 수 있다.

표 4-1. 약물대사의 역학의 설명을 돕기 위한 예시

약물용량	2	4	6	10	20	22	24
대사속도	1	2	3	5	10	10	10
남는 약물 용량	1	2	3	5	10	12	14

표는 약물대사의 역학의 설명을 돕기 위한 예시로서, 약물 용량이 증가함에 따라 약물의 대사속도의 변화와, 대사되고 남은 약물의 양을 표현한 표이다. 자세한 설명은 본문 참조.

약물의 농도에 따라서 약물대사의 역학이 변화하는 현상이 관찰되는 이유를 알아보자. 편의상 우리 몸에 약물 X를 분해하는 효소의 총 개수가 10개이고, 효소의 약물에 대한 결합효율을 50%라고 가정한 상태에서 약물농도에 따른 대사속도와 약물의 농도를 구해보자(표 4-1 참고).

표 4-1과 같은 상황에서 우리 몸에 약물이 2개가 들어왔다면, 약물 중 50%가 효소와 결합하므로 대사속도는 1이고, 대사되고 남는 약물 용량 역시 1이 된다. 이후 약물이 4개, 6개, 10개, 20개로 늘어남에 따라서 약물과 결합하는 효소의 개수도 점차 비례하여 증가하면서 대사속도도 비례하여 증가한다. 약물의 농도가 증가할수록 대사하는 약물의 양이 증가하므로, 남는 약물의 양도 비례하여 증가하게 된다. 결과적으로, 이 구간에서는 1차 역학에 따라서 약물이 대사되게 된다.

약물이 1차 역학을 따르는 구간에서는 약물의 특정 분율(본 예시의 경우는 약물의 50%)이 대사되므로, 남는 약물의 용량도 1차 역학에 따라서 증가한다.(엄밀히는 약물의 양이 늘수록 점차 1차 역학에서 0차 역학으로 변해가므로 틀린 말이지만, 여기서는 이해를 돕기 위해 단순화한 것임)

약물의 양이 20개를 넘어가기 시작하면 약물의 대사 양상이 변하기 시작한다. 만약 약물의 개수가 22개로 늘어나면 50%의 결합효율에 따라 11개의 약물과 효소가 결합해야 하지만, 체내의 약물대사효소는 10개로 부족하기 때문에 결국 약물을 대사하는 반응은 총 10개만 행해진다. 그리고 약물 개수가 22개, 24개로 증가하더라도, 결국 효소의 개수는 10개로 일정하므로 10개의 효소가 모두 열심히 대사하는 대사속도 10인 포화된 상태를 유지한다. 이 구간에서는 약물의 농도가 올라도 대사속도는 최대 대사속도인 10으로 일정하기 때문에 0차 역학을 따른다. 약물이 0차 역학을 따르는 구간에서는 약물의 양과

무관하게 같은 양의 약물이 대사되므로, 남는 약물의 양이 급격하게 증가한다.

표 4-1의 예시를 통해 약물농도가 22인 경우 대사속도는 10으로 포화되고 남은 12개 모두 혈중에 남는 약물이 된다. 약물농도가 24인 경우에도 대사속도는 동일하게 10이 되므로, 남는 약물 용량은 14개가 된다. 약물농도가 20 이하일 때는 투여한 약물농도의 절반만큼씩 남는 약물 용량이 증가했었는데, 약물농도가 20 이상일 때는 추가로 투여한 양만큼 그대로 남는 약물용량이 된다.

이를 풀어서 설명하면, 만약 약물을 10 투여하면 절반인 5가 남고 20을 투여하면 절반인 10이 대사되고 남았었는데, 20을 초과하는 약물을 투여하면 초과한 양만큼 곧이 곧대로 남는 약물이 된다. 따라서 24를 투여하면 20투여할 때 남아있는 10에 20보다 초과로 투여한 4가 그대로 쌓여서 14가 남는다.

즉, 약물의 농도가 효소가 다 포화상태에 이르러 0차 역학에 도달할 정도까지 높아지면, 추가로 투여한 약물이 대사되지 못하고 체내에 남아 혈중 농도가 급격하게 증가하게 되어 중독 상태에 도달하기 쉬워진다는 뜻이다. 그리고 이를 최대한 단순화시키면, 체내 효소가 포화되기 전에는 약물대사가 1차 역학을 따르므로 약물의 혈중 농도가 천천히 증가하다가, 체내 효소가 포화되면서부터 대사속도가 증가하지 않으므로 추가로 투여한 약물은 그대로 혈중에 쌓여서 혈중 농도가 급격하게 증가한다.

이와 같은 현상을 그래프로 설명하면 그림 4-10과 같다. 그림에서 0차 역학의 약물농도에 따른 대사속도를 특정 상수로 일정함을 알 수 있다. 0차 역학을 따르는 약물의 경우는 약물농도와 무관하게 일정한 '양'이 대사되므로 시간에 따른 약물의 농도는 1차함수로 반비례하게 감소되어 간다. 그러나 1차 역학을 따르는 약물의 경우에는 약물농도가 증가할수록 대사속도가 증가되어 약물의 특정 '분율"이 대사되게 된다. 이 경우는 처음에는 약물의 농도가 높으므로 약물대사속도가 빨라서 빠르게 약물농도가 감소하다가, 시간이 지나면 약물이 대사되어 사라지면서 약물농도가 낮아짐에 따라 약물대사속도도 감소하여 약물의 농도가 감소되는 폭도 점차 완만해지는 것을 볼 수 있다(그림 4-11).

약물대사의 1차 역학과 0차 역학을 적용해볼 수 있는 일상생활의 예시로는 에탄올 섭취를 들 수 있다. 에탄올은 일상생활에서 0차 역학을 따를 정도로 과량을 섭취하는 경우

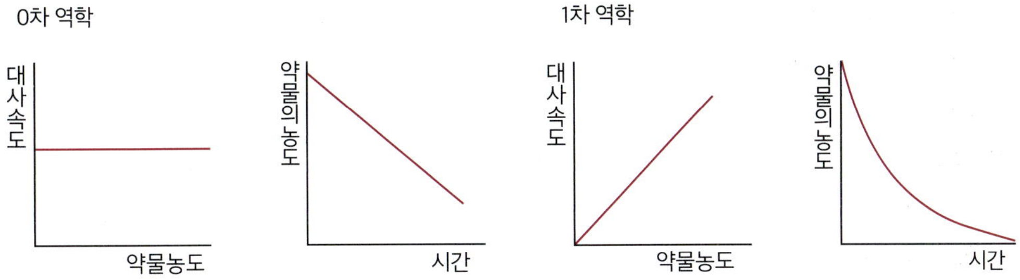

그림 4-10. 약물대사의 0차 역학과 1차 역학

위 그래프는 약물대사의 역학에 따라 약물의 농도에 따른 대사속도와 시간에 따른 약물농도의 변화를 표현한 것이다. 0차 역학의 경우 약물의 농도와 무관하게 대사속도가 일정하므로 항상 일정한 양의 약물이 대사되어 약물의 농도가 반비례하면서 감소하지만, 1차 역학을 따르는 경우 약물의 농도와 비례하여 약물의 대사속도가 변화하므로, 초기에 약물의 양이 많을 때는 대사속도가 빠르다가, 약물이 대사되어 농도가 감소할수록 점차 대사속도가 느려져서 약물의 농도 감소 폭이 감소해나가는 그래프가 나타난다.

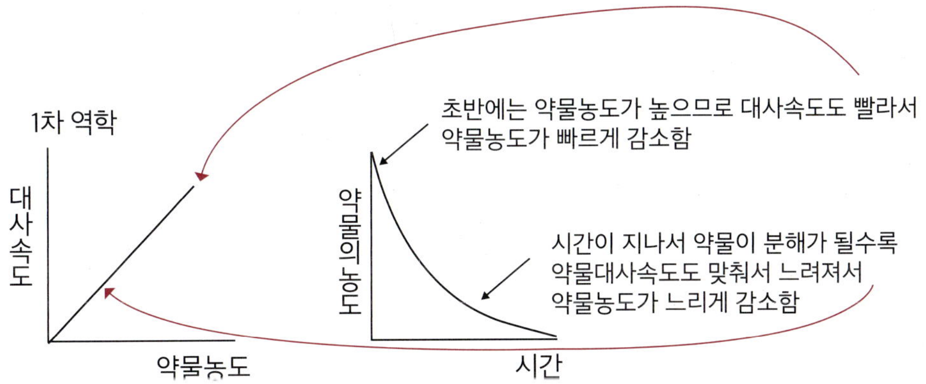

그림 4-11. 약물대사 1차 역학의 이해를 돕기 위한 보조 그림

가 흔히 발생하는 약물이다. 술을 빠르게 마시면 더 빠르게 취하면서 에탄올 중독 증상이 빠르게 발생하게 되고, 술을 천천히 끊어서 마시면 안 취하고 오래오래 마실 수 있는 것을 관찰할 수 있는데, 이것을 약물대사의 역학과 연결지어 이해해볼 수 있다.

이해를 위해 편의상 1시간마다 에탄올을 1잔을 분해할 수 있는 알코올 분해효소가 3개 몸에 존재하고, 에탄올에 결합하는 친화도가 약 50%인 경우를 상정하여 보자(표 4-2).

처음 1시간 동안에 술을 2잔 마셨다면, 이 중 50%인 1개의 에탄올에 알코올 분해 효소

표 4-2. 1시간 동안 마시는 에탄올 양에 따른 에탄올 대사의 가상의 예시

술을 1시간 만에 마셨을 때, 그 직후 / 대략 소주 1병 (6잔)

마신 술의 양 (잔)	2	4	6	8	10	12	14
대사속도	1	2	3	3	3	3	3
남는 약물 용량 = 혈중 알코올 양	1	2	3	5	7	9	11

계산의 편의상 단순화하여 1시간 동안 음주를 한다고 했을 때 마신 에탄올의 양에 따른 대사속도와 남게 되어 혈중에 돌아다니는 혈중 에탄올 양에 대한 단순화한 예시를 들어보았다.

가 결합하여 대사하여 분해할 것이다. 그러면 분해되고 남는 혈중 에탄올의 양은 1개가 될 것이다. 만약 처음 1시간 동안에 술을 6잔 마셨다면, 이 중 50%인 3개의 에탄올에 알코올 분해 효소가 결합하여 대사하여 분해되고, 남는 혈중 에탄올의 양은 3개가 될 것이다. 여기까지는 마신 술의 양에 비례하여 대사속도 역시 증가하는 1차 역학을 따르므로 상대적으로 혈중 에탄올 농도 증가 속도가 느린 것을 볼 수 있다.

그러나 1시간 동안에 술을 8잔 마셨다고 가정해보면 어떻게 될까? 8잔의 50%인 4개의 에탄올에 효소가 결합해야 하나, 효소의 개수는 3개뿐이므로 1시간 동안 분해되는 에탄올의 양은 3잔 어치로 유지되게 된다. 결과적으로 5잔 어치의 에탄올이 혈중에 남아있게 된다. 만약 1시간 동안에 10잔을 마시게 되는 경우에는 남는 에탄올의 양이 7잔 어치나 되게 되어 급속도로 혈중 에탄올 양이 증가하게 된다.

음주 후 취하는 것과 에탄올 중독 증상이 나타나는 것은 혈중 에탄올 농도에 따라서 결정되므로, 음주량이 특정 임계점을 넘어서는 순간 급속하게 혈중 에탄올 농도가 증가하면서 중독증상이 나타날 위험성이 높아진다는 것을 알 수 있다.

그렇다면 만약 같은 양의 에탄올을 2시간에 나눠서 마시면 어떤 일이 발생할까? 같은 양의 에탄올이더라도 이를 2시간에 나눠서 마시면 알코올 분해효소가 에탄올 분해할 시간이 2배가 된다는 것을 알 수 있다. 따라서 대사되는 양이 2배가 되므로 표 4-3과 같이 결과적으로 2시간 동안 대사할 수 있는 최대 양이 최대 6잔 어치(= 효소 3개 × 2시간)까지 증가되는 현상이 나타난다. 그로 인해 0차 역학으로 진입하여 급격히 알코올이 쌓이는 순간이 술 12잔까지로 올라간다. 그 결과, 똑같이 12잔을 마셨을 경우에 혈중 에탄올

표 4-3. 2시간 동안 마시는 에탄올 양에 따른 에탄올 대사의 가상의 예시

술을 2시간 만에 마셨을 때, 그 직후 (대략 소주 1병 → 6잔)

마신 술의 양 (잔)	2	4	6	8	10	12	14
대사속도	1	2	3	4	5	6	6
남는 약물 용량 = 혈중 알코올 양	1	2	3	4	5	6	8

표 4-2의 예시와 동일한 양의 에탄올을 2시간에 걸쳐서 복용하면 생기는 대사속도와 남는 혈중 에탄올의 양을 계산한 가상의 예시이다. 표 4-2에 비해 같은 양의 에탄올을 섭취해도 혈중 에탄올 양이 적어진다는 점에 유의하라.

양은 1시간 안에 마셨을 때는 9가 되는데 반해, 2시간에 나눠 마시면 6으로 크게 감소하는 것을 알 수 있다(본 예시의 계산 역시나 직관적 이해를 돕기 위한 단순화한 예시이므로 엄밀히는 틀렸음에 유의하라).

이상의 에탄올 사례에서 알 수 있듯이, 술을 천천히 마시는 경우에 혈중 에탄올 농도가 낮게 유지되므로 보다 안전하게 음주할 수 있다. 다만 이는 천천히 마시면 덜 취하고 급성 중독을 예방할 수 있다는 뜻일 뿐이다. 따라서 비록 천천히 마시더라도 과음을 하면 결국 숙취와 간 손상이 증가하고 다른 약물과의 상호작용도 증가하여 건강에 해롭다.

Rx 핵심 point

【약물대사의 역학응】

- 기본적인 약물대사속도는 미하엘리스-멘텐 식(Michaelis-Menten equation)인 $V = \frac{V\max \cdot s}{Km + s}$ 을 따름

- 약물의 대사속도의 역학이 약물의 농도와 비례하는 1차 함수를 따르는 경우를 1차 역학(first-order kinetics, 1st order kinetics), 약물의 농도와는 무관하게 일정한 상수인 0차 함수를 따르는 경우를 0차 역학(zero-order kinetics)을 따른다고 함

- 기본적인 약물의 대사 역학은 약물의 농도가 낮을 때는 1차 역학을 따르다가, 약물의 농도가 충분히 높아지면 0차 역학을 따르게 됨

- 0차 역학을 따르는 약물의 경우 과량 투여하면 혈중 약물농도가 급격히 증가할 수 있으므로 주의를 요함

- 주의해야 하는 점은, 일부 약물의 경우는 임상에서 사용하는 약물의 용량 범위가 특정 역학만을 따르는 구간인 경우가 있다는 점임

5. 배설(excretion)

김의사박사의 이해하는 의학/과학 이야기

이해하는 약리학

16. 약물의 배설과 반감기(배설)

인체의 관점에서 대부분의 약물은 결국 이물질이므로 배설되어 체외로 배출되는 과정이 필요하다. 약물의 배설 경로는 다양하지만, 가장 주요한 경로는 콩팥(= 신장, kidney)을 통해 소변으로 배설되는 경로다. 이 외에 폐를 통해 호기(expiration) 가스로 배설되는 경우와 담즙을 통해 대변으로 배설되기도 하지만, 이는 약물에 맞추어 논해야 하므로 본서의 범위를 벗어난다. 앞서 설명하였듯이, 용이한 배설을 위해 대부분의 약물이 대사과정을 거치면서 극성(polar)을 띠는 수용성(hydrophilic) 형태로 변형되는 것이 유리하다.

여기서는 가장 중요한 배설경로인 콩팥을 통한 약물 배설에 중요한 개념인 청소율과 대부분의 약물 배설에 적용할 수 있는 반감기에 대해 알아본다.

가. 청소율

콩팥은 사구체(=토리, glomerulus)라는 필터를 이용하여 혈액을 여과하여 노폐물을 걸러내 배설하는 장기이다. 그리고 약물 역시 콩팥을 통해 배설된다. 콩팥의 배설기능을 가늠하기 위해 사용하는 여러 지표 중에서 여기서 주요하게 다룰 개념이 바로 청소율이다.

청소율(clearance, CL)이란 단위시간 동안 청소되는 혈장의 양으로서, 소변 중에 있는 약물의 농도(U)와 소변의 양(V)을 곱한 값을 혈중에 있는 약물의 농도(P)로 나눈 값이다. 이를 수식으로 표현하면 다음과 같다.

$$\text{청소율(CL)}= \frac{\text{소변 약물농도}(U) \cdot \text{소변량}(V)}{\text{혈중 약물농도}(P)} = \frac{UV}{P} \quad \text{(식 4)}$$

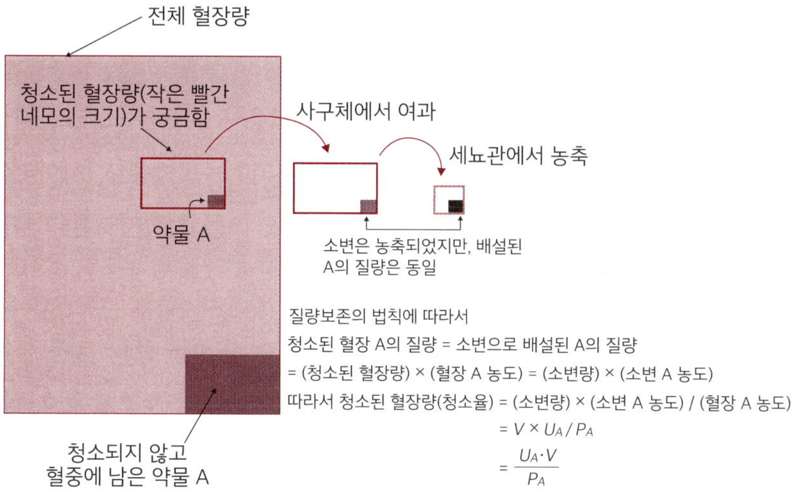

그림 4-12. 청소율의 개념

청소율의 개념을 설명하기 위한 그림. 왼쪽의 큰 네모는 전체 혈장량을 의미하며, 작은 네모는 청소된 혈장의 양을 의미한다. 만약 작은 네모만큼의 혈장이 청소되어 소변으로 배설된다면, 우측의 가장 작은 분홍색 네모만큼의 소변으로 약물이 농축되어서 배설될 것이다. 이때 청소된 혈장에 있는 약물 A의 질량과 소변으로 배설된 A의 질량은 동일하다는 점과 질량을 (부피 × 농도)로 계산할 수 있다는 것을 활용하여 계산하면, 청소된 혈장의 양을 구할 수 있게 된다.

그렇다면 왜 이 계산식을 통해 청소된 혈장의 양을 알 수 있는 것일까? 이는 질량 보존의 법칙을 이용한 것이다(그림 4-12).

가령, 결국 소변을 통해 배설된 약물의 양이 X mg만큼이라면, 혈액 중에 X mg만큼의 약물을 담고 있는 혈장의 양 만큼이 청소가 되었다고 생각할 수 있을 것이다. 그렇다면, X mg만큼의 약물을 담고 있던 혈장의 양(= 청소된 혈장의 양)과 X mg만큼의 약물을 담고 있는 소변의 양에 대해서 각각이 포함하고 있는 약물의 질량은 질량 보존의 법칙에 의해서 X mg으로 동일할 것이다.

이를 활용하면 다음과 같은 계산을 할 수 있게 된다(식 5).

청소된 혈장의 A의 질량	=	소변으로 배설된 A의 질량
= (청소된 혈장량 = 청소율) × (혈장의 A의 농도)	=	(소변량) × (소변의 A의 농도)
= $CL \times P_A$	=	$V \times U_A$

식을 CL에 대해서 정리하면,

$$CL = \frac{U_A V}{P_A} \quad (\text{식 } 5)$$

이처럼 청소율을 질량보존의 법칙을 이용하여 유도할 수 있다. 청소율을 계산함으로써 단위시간동안 콩팥을 통해서 얼마나 혈장이 청소되면서 약물이 제거되는지를 알 수 있게 된다. 더욱 자세한 내용은 신장내과 분야에서 확인할 수 있다(하단의 QR 코드 참조).

대부분의 약물은 약물농도에 상관없이 청소율이 일정한데, 그렇기 때문에 뒤에 나오는 반감기를 계산할 수 있게 된다. 약물농도에 따라서 청소율이 계속 변하면, 너무 복잡하게 되어 일반적인 반감기를 구할 수가 없게 된다.

김의사박사의 이해하는 의학/과학 이야기

쉽게 이해하는 신장학

5. Cr(creatinine) 이상-신부전(renal failure) (1) 신부전, FENa, 청소율(clearance)의 원리

나. 반감기

약물의 배설 과정에서 중요한 개념 중 하나가 바로 반감기이다. **반감기(half-life, $T_{1/2}$)**란 혈중 약물의 농도가 절반이 될 때까지 걸리는 시간이다. 약물농도가 1/2이 되기까지 걸리는 시간(time)이라고 하여 흔히 $T_{1/2}$라고 표현하고는 한다. 반감기를 계산하기 위해서는 몇 가지 전제조건이 필요한데, 정확히는 약동학적 특성이 선형적(linear)이라는 조건이 필요하다. 그러나 본서에서는 이에 대해 논하지 않고 조건이 충족된다고 가정하고 서술할 것인데, 왜냐하면 임상에서 사용하는 일반적인 약물들은 반감기를 계산할 수 있는 조건을 대략적으로 갖추고 있기 때문이다. 단순화하자면 약물이 1차 역학을 따르면 선형적이라는 조건을 만족하는 것으로 생각해도 무방하다.

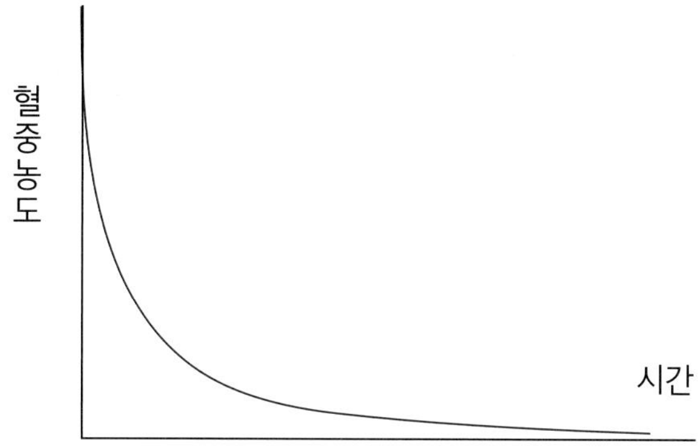

그림 4-13. 시간에 따른 혈중농도 감소 곡선의 예시

일반적인 약물대사의 경우 약물농도가 높으면 대사속도가 빠르고, 약물농도가 낮으면 대사속도가 느리므로 시간에 따라 약물농도의 감소폭이 점차 감소하는 곡선을 보이게 된다.

설명의 편의상 약물을 혈관주사로 투여하여 투여량이 전부 혈관으로 바로 전달되며, 약물대사가 앞에서 다룬 1차 역학(first-order kinetics)을 따른다고 생각해보자. 1차 역학은 약물의 일정 '분율'이 대사되는 것으로서, 약물의 농도가 높을수록 대사속도가 빠르고, 약물의 농도가 감소할수록 약물의 대사속도가 점차 느려지는 곡선을 그리게 된다. 따라서 산술용량으로 시간에 따른 약물의 혈중농도 곡선을 그리면 그림 4-13과 같은 그래프가 나타난다.

그림 4-13은 비록 직관적이기는 하나 임상적으로 유용성은 떨어진다고 할 수 있다. 그래서 좀더 유용한 정보들을 얻기 위해 y축을 산술용량 대신 대수용량 곡선으로 표현하려고 한다. 앞에서 설명한 반감기를 계산하기 위한 조건들을 충족하는 일반적인 약물의 경우는, y축을 대수용량곡선으로 표현하면 그림 4-14 같은 그래프가 나타난다.

그래프를 보면 약물이 대사되는 속도가 일정해 보여 0차 역학으로 보일 수도 있지만, 실제로는 y축이 대수농도이므로 y축이 지수적이며, 곡선은 로그적으로 혈중농도가 감소하는 것이다. 따라서 이 그래프도 초반에는 혈중 농도가 빠르게 감소하다가, 시간이 지나면서 점차 혈중농도가 천천히 감소하는 그림 4-13과 동일한 내용을 반영하고 있다. 다만 차이점은 그래프가 직선이 됨으로써 더 많은 정보를 얻어낼 수 있다는 점이다.

우선 그림 4-14의 그래프에 상에 보이는 초반부의 곡선은 혈중에 약물을 투여하면 처

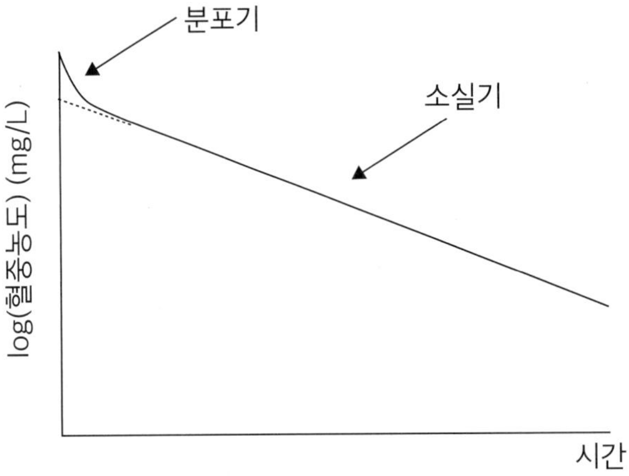

그림 4-14. 약물이 배설될 때 시간에 따른 대수 혈중농도 곡선의 예시
특정 조건들을 만족하는 약물의 경우, 시간에 따른 대수 혈중농도 곡선을 그리면 다음과 같이 선형적 곡선을 그리게 된다.

음에 약물 투여 부위의 혈중농도만 올라서 나타나는 현상이다. 약물투여 직후에 투여된 약물이 온몸으로 분포되어 퍼지면서 일시적으로 약물농도가 빠르게 감소하는 시기가 존재하는데, 이를 '분포기'라 한다. 분포기 이후 약물이 분포과정을 거쳐 온몸의 조직으로 퍼지면 진정한 약물의 혈중농도가 된다. 이처럼 처음에 약물이 빠른 농도로 감소하는 것은 주로 약물이 분포되어 퍼져나가기 때문으로, 대사 및 배설되는 분율은 상대적으로 적다. 환자의 혈관에 약물을 주입한 경우 약물이 처음에는 혈중에서 돌다가 조직으로 순환하면서 온몸으로 조금씩 퍼지는데 이후 약물이 모두 퍼져 평형이 되면 분포기는 끝난다.

약물의 분포가 끝난 후 주로 대사와 배설로 약물농도가 감소하는 시기가 나타나는데 이를 '소실기'라 한다. 맨 처음에 넣어준 약물이 체내 전체에 퍼진 후의 초기 약물농도를 계산할 때는, 초기 분포기 때문에 처음 약물농도를 사용할 수가 없다. 따라서 실제 첫 약물농도는 소실기 곡선에서 가상의 연장선을 이어 만나는 지점인 y절편의 값이 된다. 이렇게 가상의 선을 통해 얻어낸 y절편부터의 곡선이 이 순간부터 대사되고 배설되어 소실되는 분율을 나타내는 것이 된다. 만약 임상 실제에서 초기 약물농도를 사용해서 계산을 해야하는 경우가 있다면, 투여 직후 분포되기 전의 국소적인 농도인 분포기의 혈중 농도가 아니라, 소실기의 연장선으로 찾은 y절편의 값을 초기 농도로 대입하여 계산해야 정확하게 된다.

이에 대한 가상의 예시로, 만약 A라는 약물을 200mg 정맥주사로 투여했더니 처음에 혈중 약물의 농도가 10^9mg/L가 되어서 log(혈중농도)의 값은 9mg/L가 되었다고 가정해보자(그림 4-15). 그리고 소실기의 곡선의 연장선상의 y절편을 구해본 결과, 8mg/L가 나와서 이 시기 실제의 혈중 약물농도는 10^8mg/L인 것으로 계산되었다고 가정해보자. 이 경우 분포기와 소실기로 계산한 수치가 10배 차이 나므로, 투여한 약물의 약 90%가 체내 조직으로 퍼져서 혈중 농도가 1/10로 줄어든 것으로 생각할 수 있다.

맨 처음 약물을 투여했을 때 조직에 모두 퍼지고 난 후의 약물농도는 앞에서 설명한 분포용적의 정의가 된다. 따라서 이 약물의 초기 분포용적을 구할 때는 분포기의 약물농도였던 9mg/L를 사용하는 것이 아니라 8mg/L를 사용해야 한다. 즉, 분포용적 Vd = 약물량/혈중농도 = 20mg/8mg/L = 25L다. 따라서 이 예시에서 초기 분포용적은 25L이다.

여기서 반감기에 대해 알아보자. 반감기는 혈중 약물의 농도가 절반으로 줄어드는 순간이므로, y축의 약물농도가 절반이 되는 시기가 언제인지를 구하면 된다. 그런데 분포기와 소실기에 사용하는 y축은 약물의 대수용량이므로, *y*값이 절반이 되는 순간이 아니라, *y*값이 ln2(대부분은 자연로그를 밑으로 사용하기 때문)만큼 감소하는 순간이 약물농도가 절반으로 감소하는 시기가 된다. 즉, *y*값이 초기농도에 비해 ln2 만큼 감소하는 순

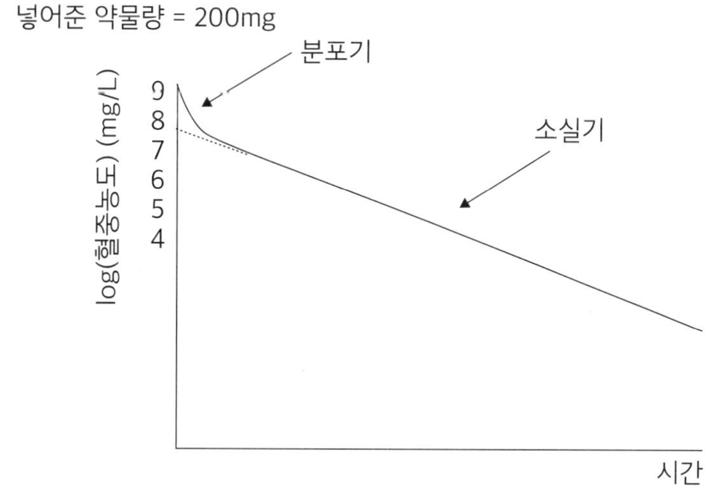

그림 4-15. 분포기와 소실기를 이해하기 위한 가상의 예시

계산의 편의를 위해 10을 밑으로 하는 log를 취했을 때 선형곡선을 이루는 약물의 예시를 들어보았다. 실제로는 자연로그를 취하는 경우가 더 많다.

간의 x값이 곧 반감기가 된다. 그리고 1차함수의 특성에 따라서 곡선의 기울기는 (y축 변화량)/(x축 변화량)이므로, x값이 증가한 정도는 (y축 변화량)/(곡선의 기울기) = ln2/(곡선의 기울기)가 된다. 곡선의 기울기는 결국 청소율을 초기 약물의 분포용적으로 나눈 값으로 유도되는데 자세한 설명은 생략한다. 다만 중요한 점은 이런 유도를 해내려면 약동학의 선형성이 만족되어야 한다는 점으로, 결국 약동학의 선형성을 만족 못하면 이런 방식으로 반감기를 계산할 수 없다.

가령 대사를 0차 역학으로 하는 약물의 경우는, 대사속도가 약물농도에 무관하게 일정하기 때문에 약물농도가 절반으로 감소하는 시간이 매 순간 변한다. 만약 1시간에 0차 역학으로 10만큼을 대사하는 약물을 40만큼 투여했다면, 처음 반감기는 40→20으로 감소하는데 걸리는 시간이므로 2시간 정도 걸리겠지만, 다음 반감기는 20→10으로 감소하는데 걸리는 시간이므로 1시간 정도만 걸리게 계속 바뀌므로 계산이 곤란하다.

이상의 이유로 항상 약물의 일정 비율이 대사되는 1차 역학의 경우에 반감기를 계산할 수 있게 된다는 것이다.

반감기=(y축 변화량)/(곡선의 기울기) = ln2/K_e = ln2 × Vd/CL (식 6)

(곡선의 기울기인 K_e = 제거율=(청소율)/(초기 약물의 분포용적) = CL/Vd)

다음으로 **혈중약물농도곡선하면적**(area under curve, AUC)의 개념에 대해 알아보자. 용어가 복잡하지만, 시간에 따른 혈중 약물농도 곡선에서 특정 시간까지 곡선을 적분하여 계산한 곡선 아래의 면적을 의미한다(그림 4-16). y축이 약물의 농도, x축이 시간인 곡선에서 반감기 곡선의 아래 면적을 적분하면 각 순간에 혈중약물의 농도들을 모두 더하게 되는 것이므로, 인체가 약물에 노출된 정도를 누적하여 구할 수 있다. 특정 시간 동안 누적하여 약물에 노출된 정도는 곧 인체가 해당 약물에게 받은 영향의 정도를 의미하므로, AUC는 인체가 해당 약물에게 받은 영향의 정도를 반영한다고 할 수도 있다.

일부 약물은 약물의 효과나 부작용이 현재 혈중 농도가 아니라 누적 AUC에 의해서 영향을 받기도 한다. 그래서 이러한 약물은 혈중 농도가 너무 높지 않았더라도 누적되어 온 약물의 양에 의해 부작용이 나타날 수 있으므로 주의가 필요하다.

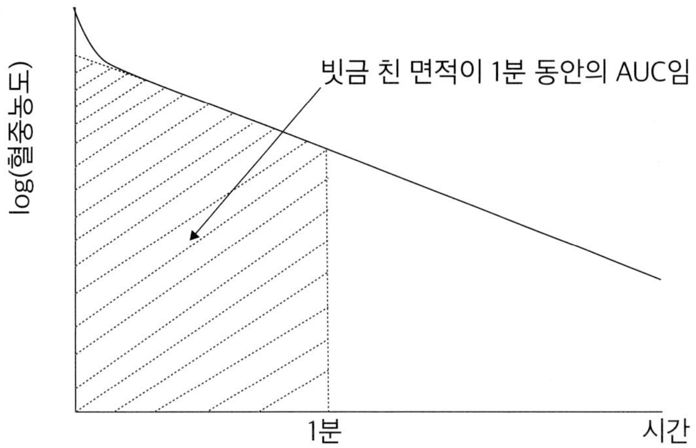

그림 4-16. 혈중약물농도곡선하면적(area under curve, AUC)의 개념

특정 시간까지 시간-약물농도 곡선의 아래 면적(= 적분한 값)을 AUC라고 부른다. 이 면적은 인체가 약물에 노출된 정도를 누적해서 나타내는 지표가 된다. 가령 위 곡선의 붉은 빗금을 친 부분의 면적을 구하면 인체가 약물에 1분 동안 노출된 정도를 나타낸다.

반감기의 임상적인 유용성은 여러 가지가 존재한다. 대표적인 것으로 약물의 투여 주기를 결정하는데 사용한다. 가령 약물의 반감기가 짧아서 빨리 대사되고 배설되어 사라지는 경우는 하루에도 약물을 여러 차례 투여해야 혈중 약물농도를 유지하면서 치료효과를 볼 수 있다. 가령 반감기가 4시간인 약물을 하루에 1번만 복용한다면, 약물 복용 후 4시간만 지나면 다음 약물 복용까지 약 20시간 동안 혈중 약물농도를 절반 이하로 유지하면서 지내게 되기 때문에 충분한 약물 효과를 볼 수 없을 것이다. 반대로 약물의 반감기가 충분히 길어서 하루에 1번만 복용해도 되는 약물도 존재한다. 따라서 이를 하루에 여러 알 복용한다면 오히려 최대 약물농도가 너무 증가하여 부작용이 생길 위험이 있다.

반감기를 활용하는 중요한 개념으로 항정상태가 있다. **항정상태(steady state)**는 약물의 유입속도와 소실속도가 비슷해져서 혈중 약물농도가 일정하게 유지되는 상태를 의미한다. 같은 약물을 같은 용량으로 적당한 간격에 따라 반복적으로 투여하거나 지속적으로 주사하면, 처음에는 약물 투여에 따라 약물농도가 올랐다가 대사/분해되면서 반감기에 따라 감소하는 경우가 반복적으로 나타난다.

1차 역학을 따르는 약물은 통상 반감기의 4배 정도의 시간이 흐르면 체내 유입속도와

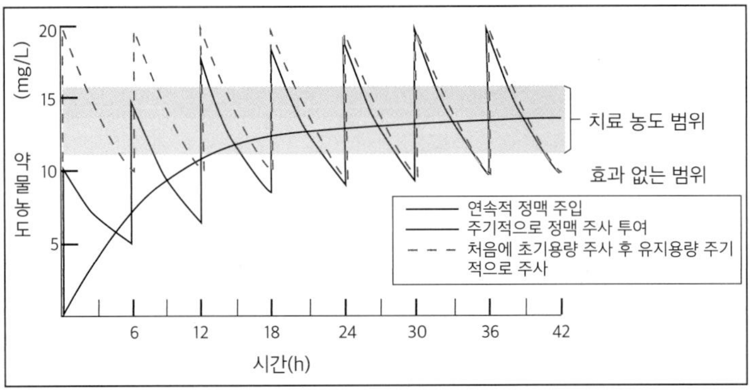

그림 4-17. 혈중약물농도곡선하면적(area under curve, AUC)의 개념

항정상태를 설명하기 위함 그림이다. 그래프는 반감기가 약 6시간인 특정 약물을 3가지 투여방법에 따라 나타나는 항정상태이다. ① 붉은 그래프: 연속적으로 정맥으로 약물을 주입하는 방법은 완만하게 약물농도가 증가하다가, 항정상태에 도달하면 약물농도가 거의 변하지 않고 유지가 된다. ② 검은 그래프: 만약 6시간마다 정맥 주사를 투여하는 방법을 사용하면, 6시간마다 약물의 농도가 급격히 증가했다가, 대사/배설을 통해 농도가 낮아지는 현상을 반복한다. 그러나 반감기마다 약물을 추가 투여하는 것이므로, 전반적인 약물농도는 점차 증가한다. 약물농도가 증가하면서 점차 대사/배설 속도도 빨라져서, 반감기의 4배인 24시간에 도달하면 평균적인 약물농도가 거의 변하지 않는 항정상태에 도달한다. ③ 분홍 점선 그래프: 항정상태에 빨리 도달하기 위해 초기 용량은 2배 용량을 주사하고, 이후에 반감기인 6시간마다 일반 용량을 주사하는 방법도 존재한다. 이 방법을 사용하면 대략 반감기의 2배인 12시간 정도만 되어도 농도가 유지되는 항정상태 도달이 가능하다는 장점이 있다. 그러나 혈중약물 최대농도가 가장 높아질 수도 있는 방법으로서, 과도한 약물농도로 인한 독성도 생기기 쉬운 방법이다. 이처럼 다양한 약물투여방법을 통해 항정상태에 도달할 수 있으며, 같은 용량을 반감기마다 투여하는 경우는 통상 반감기의 4배의 시간대에 항정상태에 도달한다.

소실속도가 비슷해지는 순간에 도달하면서, 더 이상 혈중 농도가 오르거나 감소하지 않고 비슷한 정도를 유지하는 항정상태에 도달하게 된다(그림 4-17). 이러한 항정상태의 개념을 알아두어야 오랫동안 투여할 약물의 투여간격과 투여용량을 조절하여 원하는 체내 용량을 유지할 수 있다.

항정상태를 유지하면서 사용하는 약물은 약물 투여 초기에 항정상태에 도달하기 전까지 약물의 농도가 변동이 있는 구간에는 효과는 적으면서 약물농도 변동에 따른 부작용은 심할 수 있으나, 항정상태에 도달하고 나면 효과가 충분하면서도 약물농도 변화에 따른 부작용은 경감될 수 있다는 사실을 염두에 두어야 한다.

핵심 point

【배설】

- 청소율(CL): 단위시간 동안 청소되는 혈장의 $\frac{UV}{P}$ 양.

- 반감기(half-life, $T_{1/2}$): 혈중 약물의 농도가 절반이 될 때까지 걸리는 시간. 통상 반감기의 4배가 되면 항정상태에 도달함.

- AUC(area under curve): 시간-혈중약물농도 곡선의 특성 시간구간의 곡선 하 면적. 해당 시간동안 약물에 노출된 누적 정도를 의미.

6. 핸더슨-하셀바흐 방정식(Henderson-Hasselbalch equation)과 그 활용

김의사박사의 이해하는 의학/과학 이야기

—

이해하는 약리학

17.핸더슨 하셀바흐 방정식(흡수,배설, Henderson-Hasselbalch equation)

이번 단원은 약리학에서 유용하게 사용되는 핸더슨-하셀바흐 방정식과 그 활용에 대해서 알아보도록 하자. 핸더슨-하셀바흐 방정식은 다음과 같은 방정식이다.

$pH = pKa + \log \frac{[A^-]}{[HA]}$ (단, pH는 용액의 pH, pKa는 산의 평형상수 pKa, $[A^-]$는 짝염기의 농도, $[HA]$는 약산의 농도) (식 7)

혹은 pH를 우변으로 넘기고 $\log[A^-]/[HA]$를 좌변으로 넘겨서 다음과 같이 쓰기도 한다.

$$\log \frac{[HA]}{[A^-]} = pKa - pH \quad (식\ 8)$$

위 공식에서 유추할 수 있듯이 핸더슨-하셀바흐 방정식은 기본적으로 산/염기 화학 반응에서 널리 쓰이는 방정식으로 짝산과 짝염기의 비율을 이용하여 pH를 구하는데 사용한다. 그런데 이 방정식이 약리학의 약동학 단원에서 활용되는 것은 약물의 흡수(absorption)와 배설(excretion)에 약물의 극성(polar), 비극성(nonpolar) 혹은 수용성(hydrophilic), 지용성(lipophilic) 여부가 큰 영향을 끼치기 때문이다.

약물이 흡수나 배설되려면 먼저 체내의 세포막을 통과해야 한다. 이 세포막은 인지질 2중 층(phospholipid bilayer)으로 되어 있어서 기본적으로 극성이 없는 비극성/지용성 물질이 잘 통과한다. 이와는 다르게 극성/수용성이 있는 물질은 전하를 띠고 있어서 세포막에 있는 극성 층을 통과하지 못한다. 따라서 어떠한 약물이 흡수 또는 재흡수되기 위해서는 극성이 없어야 한다.

이를 응용해보면 약물이 극성을 띠면 흡수가 어려워지고, 재흡수도 못하여 전반적으로 배설이 많이 이루어진다. 따라서 일반적으로는 약물이 극성을 띠면 약물의 농도가 적어지는 방향으로 평형이 이동한다. 반대로 약물이 비극성을 띠면 흡수도 잘 되고 재흡수도 잘 되어 배설이 덜 이루어진다. 따라서 일반적으로 약물이 비극성을 띠면 약물의 농도가 높아지는 방향으로 평형이 이동한다. 이러한 원리를 이용하여 약물의 흡수와 배설 정도를 조절할 수 있다.

예시를 통해 약물의 흡수와 배설과정에 핸더슨-하셀바흐 방정식이 어떻게 활용되는 알아보자. 요산 배출 촉진제인 프로베네시드(probenecid)의 pKa는 3.4이다. 이 약물의 상태가 위산에 의해 산성인 위에서와 중성인 혈장에서 어떻게 다른지 알아보자. 계산의 편의를 위해 위에서의 pH는 1.4이고 혈장에서의 pH는 7.4라고 가정한다.

먼저 위에서 probenecid의 상태를 계산해보면 약물의 pKa는 3.4, 위에서의 pH는 1.4이므로, 핸더슨-하셀바흐 방정식인 $\log \frac{[HA]}{[A^-]}$ = pKa-pH(식 8)를 이용하면 다음과 같다.

$$\log \frac{[HA]}{[A^-]} = pKa\text{-}pH = 3.4\text{-}1.4 = 2.0 \quad (\text{식 } 9)$$

이 식의 양변에 로그를 풀면 아래와 같이 된다.

$$\frac{[HA]}{[A^-]} = 10^2 = 100 \quad (\text{식 } 10)$$

즉, 산성 환경인 위에 있을 때 probenecid는 비이온 상태인 [*HA*]로 존재하는 농도가 이온 상태인 [*A*]로 존재하는 농도에 비해 100배 더 많다는 것을 알 수 있다. 따라서 산성 상황에서 probenecid는 주로 비이온인 [HA] 상태로 존재하므로 비극성을 띠면서 흡수와 재흡수가 용이한 상태가 된다.

그렇다면 중성인 혈장 환경에서 probenecid의 평형 상태는 어떻게 될까? 약물의 pKa는 그대로 3.4이지만 주위 환경인 혈장의 pH는 7.4가 되었으므로 이를 핸더슨-하셀바흐 방정식인 log = pKa - pH에 대입하면 다음과 같다.

$$\log \frac{[HA]}{[A^-]} = pKa - pH = 3.4 - 7.4 = -4.0 \quad (\text{식 } 11)$$

이 식의 양변에 로그를 풀면 다음과 같다.

$$\frac{[HA]}{[A^-]} = 10^{-4} = 0.0001 \quad (\text{식 } 12)$$

즉, 중성 환경인 혈장에 있을 때 probenecid는 비이온 상태인 [*HA*]로 존재하는 농도가 이온 상태인 [A^-]로 존재하는 농도에 비해 0.0001배이므로, 10,000배 더 적다는 것을 알 수 있다. 달리 말하면, 중성 환경인 혈장에서 probenecid는 주로 이온 상태인 [A^-] 형태로 존재한다. 따라서 중성 환경인 혈장에서 probenecid는 주로 이온인 [A^-] 상태이므로 극성을 띠고, 흡수와 재흡수가 잘 안되는 상태라는 뜻이다.

같은 방식으로 계산하면 염기성 환경에서는 역시나 pKa는 동일하지만 pH의 값이 더욱 커지므로, 이온 상태인 [A⁻]형태로 존재하는 비율이 더욱 많아지는 결과를 낳는다.

이상의 결과를 요약하면, pKa가 3.4인 probenecid는 산성인 환경에서는 대부분 비이온형/비극성이어서 흡수가 잘되고 재흡수가 많이 되어서 배설되는 분율이 줄어든다. 반대로 중성이거나 염기성인 환경에서는 대부분 이온형/극성이어서 흡수와 재흡수도 잘 안 되어서 배설되는 양이 늘어날 것을 유추할 수 있다.

이상의 상황을 보다 직관적으로 이해하는 방법도 있다(그림 4-18). 바로, 인체는 항상 평형을 이루려고 한다는 점을 생각해보면 된다. Probenecid는 약한 산성을 띠는 약산(weak acid)인데, 산은 이온화를 해서 수소이온인 H^+를 생성해야 산성을 띠게 된다. 반면 염(salt)인 HA상태로 존재하면 이온화되지 않으므로 산성을 띠지 않게 된다(그림 4-18 가).

만약 주위 환경이 위장처럼 산성이어서 H^+가 매우 많이 존재하는 환경이라면 어떤 일

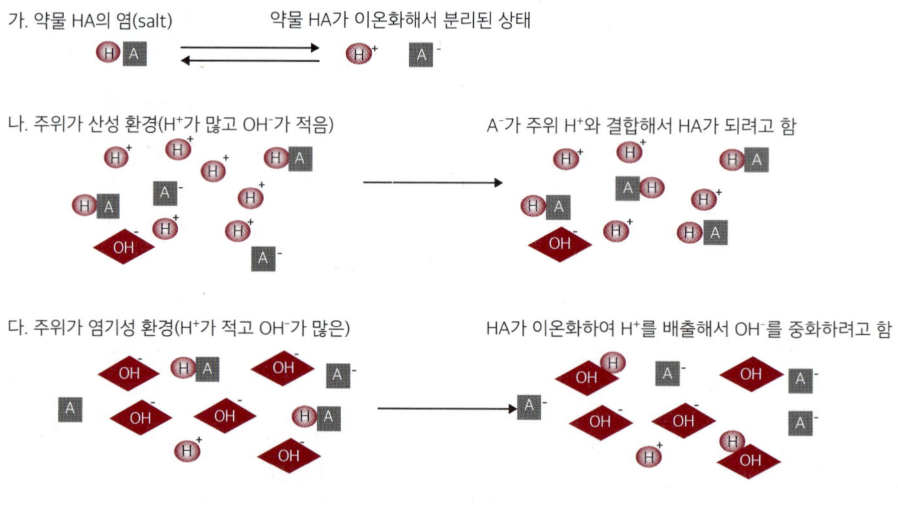

그림 4-18. 주위 환경에 따른 약산성 약물의 상태 변화의 이해

약산성 약물의 주위 pH에 따른 상태 변화의 이해를 돕기 위해 단순화해서 표현한 그림. 가: 약물이 이온화하면 수소이온(H^+)를 배출하여 산이 되면서 극성이 되고(A^-), 수소이온과 약물이 결합하면 비이온화 상태가 되면서 비극성이 된다. 나. 주위 환경이 산성일 때는 주위에 수소이온이 많으므로, 이온화한 A^-도 넘치는 수소이온과 결합하여 염인 HA가 되는 방향으로 평형이 이동하게 된다. 다. 주위 환경이 염기성일 때는 주위에 수산화이온(OH^-)이 많으므로, 이를 중화하고자 염인 HA도 이온화하여 수소이온을 배출하여 중화반응을 유발하고, 남은 A^-가 이온화된 상태로 남아서 약물이 극성으로 남는 방향으로 평형이 이동하게 된다.

이 벌어질까(그림 4-18 나)? 이미 H^+이 많이 있기 때문에 산인 probenecid는 산성을 만들기보다는 기존에 많은 H^+를 받아들여 HA 상태로 변하여 다소 중화하려는 반응이 더 많이 일어날 것이다. 결론적으로, 약산인 약물은 주위 환경이 산성이면 HA인 염 상태로 주로 있으려고 한다. 반대로 만약 주위 환경이 소장처럼 염기성이어서 H^+이 거의 없는 환경이라면(그림 4-18 다), 산인 probenecid는 열심히 산성화하여 H^+를 배출함으로써 염기를 중화하고 H^+를 증가시키려고 할 것이다. 따라서 약산인 약물은 주위 환경이 산성이면 이온화해서 H^+를 배출하고 A^-인 이온 상태로 주로 있으려고 하게 된다.

같은 원리로 계산해보면 약물이 약염기애는 pKa가 7.4보다 더 높으므로 산성인 환경에서 이온형이 많아지고 염기성인 환경에서 비이온형이 많아진다는 사실도 유추할 수 있다. 역시나 염기성인 약물이 산성 환경에서는 중화시키려고 이온화하여 염기인 OH^-를 많이 배출하려 하고, 주위 환경이 염기성이면 주변의 많은 염기인 OH^-를 받아들여서 염인 BOH 형태로 비이온하는 것을 유추할 수 있다.

이상의 이론을 임상에서 활용하는 경우는 산이나 염기 약물에 중독되었을 때 소변을 산성화/알칼리화하는 치료법을 들 수 있다. 먼저 환자가 산성 약물인 아스피린(acetylsalicylic acid, aspirin)에 중독된 경우를 생각해보자. 아스피린 중독을 치료하려면 아스피린이 소변을 통해 많이 배설되고, 재흡수되지 않도록 극성을 띠는 이온 형태로 만드는 것이 도움될 것이다. 이를 위해 염기를 투여하여 소변을 알칼리화하는 치료를 한다.

소변이 일길리 흰경이 되면 세뇨관의 환경이 알칼리성이 되면서 약산인 아스피린이 주로 이온 형태로 존재하게 된다. 앞서 설명했듯이 약물이 이온 상태로 존재하면 흡수되거나 재흡수되기 어려우므로, 소변을 통해 아스피린이 배출되어야 약물 중독에서 벗어날 수 있다. 따라서 임상에서 환자가 약물 과다로 내원하는 경우 중독 약물이 산성 약물일 때는 소변을 알칼리화하여 체내 약물의 배출을 늘려 치료한다. 반대로 염기성 약물에 중독된 경우에는 소변을 산성화하여 체내 약물의 배출을 늘려 치료한다.

핵심 point

【핸더슨-하셀바흐 방정식(Henderson-Hasselbalch equation)과 그 활용】

- 핸더슨 하셀바흐 방정식: pH=pKa+log $\frac{[A^-]}{[HA]}$ 혹은 log$\frac{[HA]}{[A^-]}$ =pKa-pH

- 산성 약물에 중독된 경우는 소변을 알칼리화하여 치료하며, 반대로 염기성 약물에 중독된 경우는 소변을 산성화하여 치료함

제5장

약물의 내성, 의존, 금단

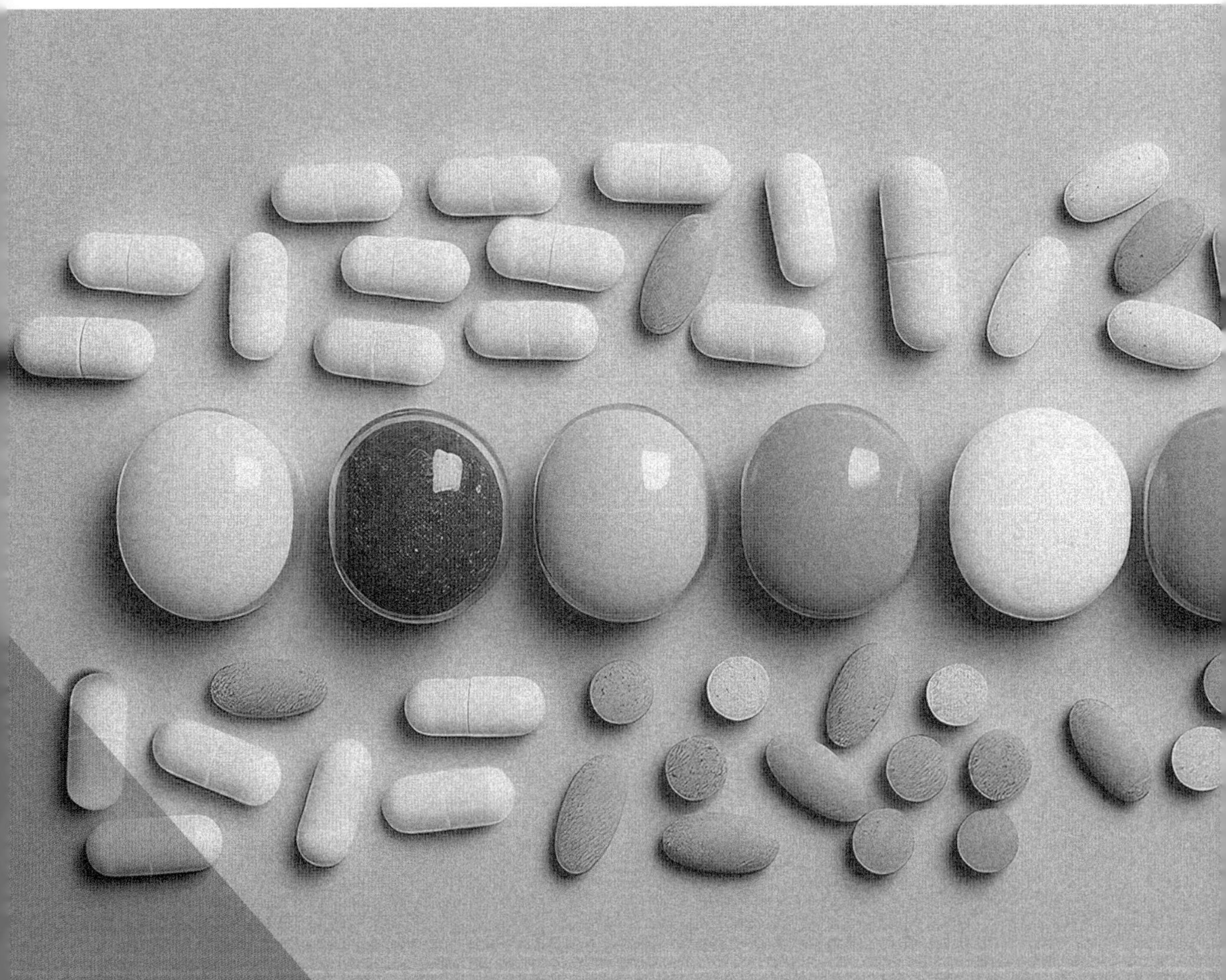

CONTENTS

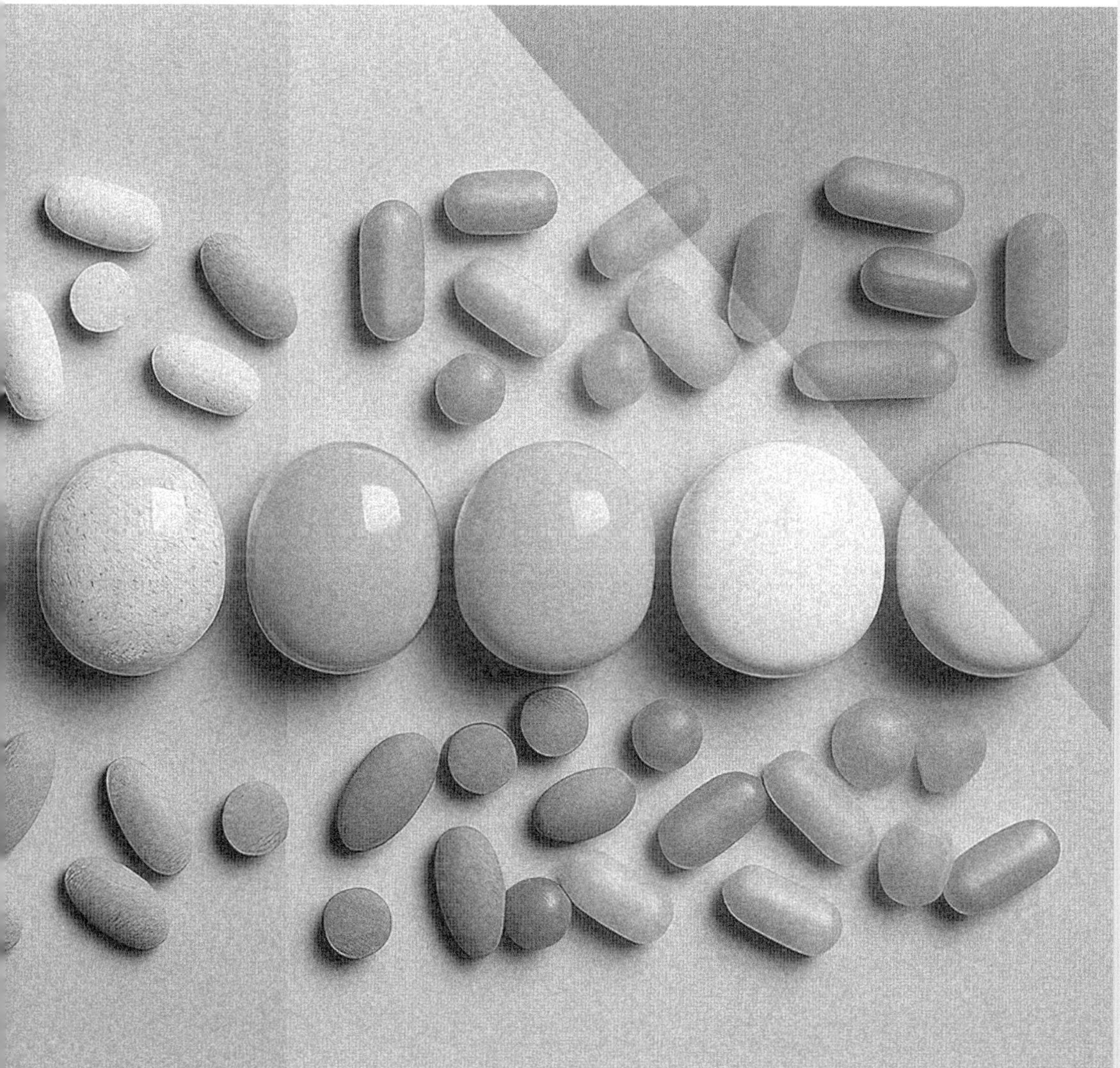

김의사박사의 이해하는 의학/과학 이야기

이해하는 약리학

18.약물의 내성(Tolerance)과 일상적용

이번 단원에서는 약리학에서 매우 중요한 개념인 약물의 내성, 의존, 그리고 금단에 대해서 알아본다. 이들 내용은 약력학적인 부분과 약동학적인 부분이 모두 관여하기 때문에 별도의 단원으로 분리하여 서술한다. 본 단원에서 다루는 내용은 이론적인 부분만이 아니라, 임상 실제에서도 많이 적용되기 때문에 잘 숙지해두는 것이 좋다.

1. 약물의 내성(Tolerance)

약물의 **내성**(tolerance)이란 약물에 대한 감수성 또는 민감도(sensitivity)가 비정상적으로 저하된 상태를 말하며, 흔히 약발이 잘 안 받는다는 표현으로 나타낸다. 약물의 내성에는 크게 선천 내성과 후천 내성이 있는데, 이 중 임상적으로 흔하고 중요한 것은 후천 내성이다.

가. 선천 내성

선천 내성(congenital tolerance)은 일차 내성이라고도 하며, 선천적으로 약물에 대한 내성을 타고나는 경우를 말한다. 대표적인 선천 내성의 예로는 사람에게 사용하는 약물인 atropine에 대해 토끼는 내성이 있는데, 이는 토끼가 atropine 약물을 분해하는 효소를 선천적으로 가지고 있어서 나타나는 현상이다.

나. 후천 내성

후천 내성(acquired tolerance)은 **이차 내성**이라고도 하며, 선천 내성과 달리 후천적으로 약물을 오랫동안 반복적으로 사용하면서 그 효력이 점점 약화되어 나타나는 상태를 말한다. 그 사례가 극히 제한적인 선천 내성과 달리, 모든 약물에는 정도의 차이는 있으나 후천 내성이 발생할 수 있다. 내성이 나타나면 약물 사용을 중단하여 내성을 회복할 수 있지만, 이후 약물을 다시 사용할 경우 처음보다 내성이 더 빠르게 나타난다.

후천 내성은 일상생활에서 술을 마시는 것에 비유하면 쉽게 이해할 수 있다. 만약 술을 난생처음 경험한 경우에는 처음에 술에 약하다가도 이후부터는 점차 술이 세지는 현상이 보이는데, 이건 술에 대한 후천적 내성이 서서히 나타났기 때문이다. 만약 일정 기간 술을 마시지 않고 지내면 내성이 회복되어 다시 술에 약해지지만, 이후 다시 술을 마시면 이미 술에 내성이 있었기 때문에 난생처음 술을 마신 사람보다 훨씬 빠르게 내성이 생기면서 짧은 시간 내에 다시 술에 세지는 현상이 나타난다. 비록 예시는 술을 들었지만, 일반적인 약물 역시 같은 원리의 후천 내성 현상을 나타낸다.

후천 내성이 생기는 기전은 매우 다양하며 크게 교차 내성, 약동학적 내성, 약력학적 내성, 둔화 등이 있다.

1) 교차 내성

교차 내성(cross-tolerance)이란 어떤 약물에 대해 후천 내성이 생기면 그 약물과 구조나 작용이 비슷한 약물에 대해서도 후천 내성이 생기는 것을 말한다. 교차 내성의 대표적인 예로 만성 알코올 중독에 따른 마취제에 대한 내성이 있다. 만성 알코올 중독자는 알코올에 대한 내성뿐 아니라 마취제로 많이 쓰이는 에테르(ether)나 바비튜레이트(barbiturate)에 대해서도 내성이 나타난다. 이는 알코올이나 에테르, 바비튜레이트 모두 동일하게 GABA 수용체(GABA receptor)에 달라붙어 작용하기 때문이다.

알코올을 마시면 취하는 작용이나, 에테르와 바비튜레이트의 마취작용 모두 GABA 수용체의 중추신경계(central nervous system, CNS) 억제제(depressants) 작용으로 인해 유발되는 작용이다. 기본적으로 작용이 유사하기 때문에 과거에 마취제가 개발되기

전에는 알코올을 과량 투여하여 마취제로 사용했던 적이 있을 정도이다. 이처럼 이들 약물은 작용기전에 많은 공통점이 있어서 이 중 한 약물에 대해 내성이 생기면 다른 약물들에 대해서도 교차 내성이 발생하게 된다. 이로 인해 알코올에 내성이 있는 만성 알코올 중독자를 에테르나 바비튜레이트로 마취하면 마취 유도가 어려워지면서 여러 문제가 나타날 수 있다.

2) 약동학적 내성

약물의 내성을 유발하는 기전에는 약동학적 기전도 관여한다. 앞서 설명했듯이 약동학은 인체가 약물에 하는 작용으로서 흡수(absorption), 분포(distribution), 대사(metabolism), 배설(excretion)이라는 네 가지 과정(ADME)으로 나뉠 수 있다고 하였다. 이 중 약물의 **약동학적 내성**(pharmacokinetic tolerance)에 중요한 과정은 대사(metabolism) 작용이 증가하여 나타나는 현상이다. 약물을 반복적으로 투여하면 인체는 이에 대해 반응하여 해당 약물을 분해하는 효소의 양을 증가시켜 적응하려고 한다. 그 결과 약물을 반복적으로 투여하면 주로 간에서 해당 약물을 대사하는 효소의 합성의 증가로 효소의 양이 증가하며, 그 결과 해당 약물의 분해가 촉진된다.

약물을 분해하는 효소가 증가하면서 생기는 내성이기 때문에 약동학적 내성은 다른 말로 **생물 분해 내성**이라고도 한다. 일상적인 약동학적 내성의 예로는 잦은 음주로 인해 간에서 알코올을 분해하는 CYP 효소가 유도되어서 알코올을 분해하는 속도가 증가하여 내성이 생기는 경우가 있다. 소위 음주를 자주 하면 효소가 유도되어 술에 세진다는 표현을 하는데, 그것이 알코올의 약동학적 내성의 측면을 설명하는 것이라고 할 수 있다.

3) 약력학적 내성

약물의 내성을 유발하는 기전에는 약력학적 기전 역시 관여한다. 앞서 설명했듯이 약력학은 약물이 인체에 하는 작용이므로 **약력학적 내성**(pharmacodynamic tolerance)이란 약물이 인체에 하는 작용이 감소되어 반응이 줄어드는 현상을 의미한다. 약력학적 내성이 발생하는 경우에는 동일한 양의 약물이 체내에 들어와도 인체가 이전만큼 그 약물에 반응하지 못한다.

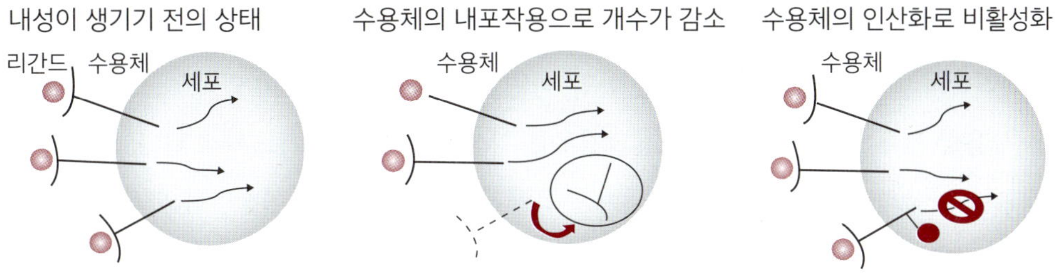

그림 5-1. 내성의 기전 예시

내성의 다양한 기전 중 대표적인 예시들. (좌) 내성이 생기기 전의 세포의 상태 (중) 수용체가 내포작용으로 세포 속으로 들어가 약물이 와도 반응하지 못하게 되는 경우 (우) 수용체가 인산화되어 약물이 달라붙어도 세포 내 신호 전달경로를 활성화하지 못하게 되는 경우.

약력학적 내성이 생기는 기전에는 체내 세포가 약물에 대한 수용체의 수를 감소시켜서 반응이 감소하거나, 수용체와 약물이 결합하여도 세포내 신호전달경로가 이전만큼 활성화되지 않는 기전 등이 있다. 이처럼 약력학적 내성은 세포가 그 약물에 적응하면서 발생하는 내성이어서 다른 말로는 **세포 내성**이라고도 한다.

약력학적 내성이 생기는 대표적인 기전으로는 세포의 수용체를 분해하거나 내포작용(endocytosis)로 세포 속으로 이동시켜서 약물에 반응할 수용체의 수가 줄어드는 **하향조절(down-regulation)**이 있다(그림 5-1). 다른 대표적인 기전으로는 **둔화(= 탈감작, desensitization)**가 있는데, 이는 효현제를 장기적으로 투여하면 이에 대해 수용체의 감수성(또는 민감도)이 줄어드는 현상이다. 비슷한 용어로는 세포가 약물에 반응하지 않는 **불응(refractoriness)**이 있다.

둔화나 불응이 유발되는 대표적인 기전으로는 세포 안쪽에서 수용체가 인산화되거나 메틸화되는 등의 생화학적인 변화로 약물이 달라붙더라도 세포 내 신호전달경로가 덜 활성화되는 것이 있다. 이상의 요인으로 약물에 대해서 세포의 반응이 결과적으로 줄어드는 내성이 나타난다.

내성의 대표적인 예로는 천식 환자를 치료하는데 사용하는 아드레날린 수용체에 대한 효현제(adrenalin beta-2 receptor agonist)의 반복적 사용이 있다. 이 경우 인체는 이러한 효현제에 대해 이전만큼 반응하지 않고 내성을 보이는데, 기전이 반응하는 수용체의 수가 줄어들면서 반응 역시 점차 줄어드는 기전이다.

약력학적 내성의 대표적인 예로는 마약, 아편, 알코올 등의 사용이 있다. 이들 물질을 처음 사용할 경우 체내 세포는 신호전달경로를 활성화하여 쾌락을 느끼게 된다. 그러나 이를 계속 사용하면, 인체는 약물에 대한 수용체의 수를 줄이거나 이전만큼의 신호를 보내지 않아서 같은 양에 대해 이전보다 반응하는 정도가 낮아지면서 결과적으로 쾌락이 감소하면서 약물에 대한 내성이 나타난다.

5) 내성의 일상 예시

내성에 대한 일상적인 예로 뇌에서 쾌락을 담당하는 도파민에 대해 내성이 생기는 도파민 가설이 있다. 도파민 가설은 담배나 게임처럼 일상생활에서 사람의 기분을 좋게 만드는 것들로 쉽게 설명할 수 있는데, 만약 하루 담배 한 갑을 피워 기분이 좋은 경우 그 뇌에는 약 10 정도의 도파민이 도파민 수용체에 작용하고 있다고 가정해보자. 담배를 피울 때 처음에는 10만큼의 도파민만으로도 기분이 좋아지지만, 시간이 흐를수록 몸에서는 10 정도로 들어오는 도파민 수준이 기본이라고 여기면서 내성이 생겨 반응이 점차 줄어든다. 따라서 이후에는 10 정도의 도파민이 들어와도 별 반응이 일어나지 않고 이보다 더 많은 도파민이 들어와야 기분이 좋아진다. 그러다 보니 이전에는 담배를 피우면 기분이 좋아졌지만, 이후에는 담배를 피워도 기분이 좋아지지 않을뿐더러, 담배를 피우지 않으면 오히려 기분이 나빠지면서 이를 만회하기 위해 담배의 양이 늘어나다.

게임 역시 마찬가지다. 게임을 통해 여러 자극이 들어오는데 특히 게임에서 이긴 경우 짜릿한 쾌감을 느끼게 된다. 이 경우 담배의 예처럼 처음 게임을 시작할 때에는 뇌에서 약 10 정도의 도파민이 분비되지만, 시간이 지날수록 그 정도의 도파민만으로는 기분이 좋아지지 않는다. 그러다 보니 점점 많은 양의 도파민이 나오는 더 큰 자극을 받아야만 기분이 좋아진다. 그 결과, 보다 자극적인 게임을 찾거나 이보다 더 짜릿한 승부를 찾으면서 결국 중독 상태에 이르게 될 수 있다.

이러한 원리는 쾌락을 주는 모든 종류의 것(예: 마약, 알코올, 성적 자극, 권력 등)들에도 적용될 수 있다.

그러나 중독을 주는 자극들도 기본적인 내성의 특성이 적용되기 때문에 해당 환경에서 벗어나면 내성이 사라지면서 자극에 대한 반응이 회복되어 다시 작은 쾌락에도 도파민이 나와서 즐거움을 느낄 수 있게 된다. 물론 도파민을 다시 많이 접하면 다시 내성이 생기는 속도는 이전보다 훨씬 빨리 나타난다. 따라서 오래오래 즐겁운 삶을 살기 위해서는 큰 자극에 반응하여 더 큰 자극을 찾기보다는, 일상적인 자극에 소중함을 깨닫고 그에 맞는 즐거움을 느낄 수 있도록 노력할 필요가 있다.

앞선 예에서 확인한 바와 같이 알코올은 약동학적 내성과 약동학적 내성이 모두 존재한다. 따라서 술을 자주 마시면 체내에서는 술을 분해하는 속도도 빨라질 뿐만 아니라 같은 양의 알코올에 대해서 몸이 반응하는 정도도 줄어드는 이중의 내성이 나타난다. 그 결과 술을 마셔도 인체가 이를 빠르게 분해하고, 같은 양의 알코올에 대해서도 반응이 덜 나타나면서 점점 더 많은 양의 알코올을 찾는 만성 알코올 중독자가 되기 쉽다. 이처럼 오남용의 위험성이 있는 중독성 물질들(예: 알코올, 아편, 마약류 등)은 물질의 내성이 생기는 성질로 인해서 본인의 의지와 상관없이 점차 중독되기 쉽기 때문에 물질을 사용할 때는 항상 주의하고 경계하는 것이 필요하다.

2. 약물 의존(Dependence)과 금단(Withdrawal)

김의사박사의 이해하는 의학/과학 이야기

이해하는 약리학

19. 약물 의존(Dependence)

약물 의존(drug dependence)이란 명칭 그대로 개인이 해당 약물을 지속적으로 원하면서 의존하게 되는 것으로서, 크게 신체적 의존과 정신적 의존으로 나뉜다.

가. 신체적 의존

신체적 의존(physical dependence)이란 신체의 생리 기능이 약물에 의해 변하여 약물이 있어야만 정상적인 생리 기능을 유지할 수 있는 상태를 말한다. 이 경우 약물을 끊거나 길항제(antagonist)를 주어서 약효를 없애버리면, 이미 변해버린 생리 기능으로 인해 몸에서 신체적인 금단 증상이 발생할 수 있다. 이 경우 다시 약물을 넣어주어야 평소의 생리적 상태를 회복할 수 있다.

신체적 의존의 대표적인 예로는 담배가 있다. 담배는 신체를 안정시키는 약물로 작용하는데, 담배를 계속 피우다 보면 결국 담배를 피워야만 정상적인 수준의 안정감을 느끼게 된다. 이 경우 만약 담배를 끊고 시간이 지나면 신체적 금단 증상이 나타나서 안정을 찾지 못하고 불안함과 초조함을 느끼게 된다. 결국, 다시 담배를 피워야만 정상수준의 안정감을 회복하게 된다. 이 밖에도 담배를 끊으면 식욕이 늘어 살이 찌는 경우도 담배에 대한 신체적 의존성으로 나타나는 생리 기능의 변화라고 할 수 있다. 이러한 신체적 의존이 있는 약물을 중단하고자 하여도 신체적 금단증상이 발생하여 고통스러워 포기하고 다시 약물을 시작하는 계기가 되므로, 약물을 중단할 때는 신체적 금단 증상을 잘 조절할 수 있도록 도와주어야 한다.

나. 정신적 의존

정신적 의존(psychological dependence)은 몸에서 증상이 나타나는 신체적 의존과 달리 오로지 정신적인 갈망(craving)이 존재하는 상태로서 습관작용(habituation)만 존재하는 것을 의미한다. 신체적 의존과는 달리 신체의 생리 기능 변화가 동반되지 않는 부분을 일컫는다(그러나 엄밀히는 뇌신경계의 생리적 변화가 된 상태라고 볼 수 있다). 정신적 의존의 예로는 담배에 정신적으로 의존된 흡연자가 식사 후에 자연스럽게 담배를 피고 싶다는 갈망을 느끼는 것을 들 수 있다. 이처럼 담배는 신체적 의존과 정신적 의존이 모두 있는 약물이다.

정신적 의존의 대표적인 약물로는 마리화나(대마)가 있다. 마리화나는 신체적, 정신적 의존이 모두 있는 담배와 달리 오로지 정신적인 의존만 있는 약물이다. 따라서 대마를 피우다 끊어버리면 계속 피고 싶다는 정신적 의존은 남으나, 담배를 끊었을 때처럼 신체적인 금단 증상은 나타나지 않는다. 이로 인해 비록 마리화나는 담배보다 상대적으로 끊기 쉬울 수는 있으나, 정신적 의존으로 인한 갈망이 심하므로 스스로의 의지만으로는 끊기가 어렵다. 또한, 무엇보다 대마는 오래 피면 중독과 인지기능의 저하 등의 정신적 증상이 나타나서 위급 시 신체의 반응속도가 떨어져 사고 등을 유발할 수 있는 위험한 약물이므로 대마에 중독되면 의료기관에 도움을 받아 약물을 끊는 것이 필요하 다.

다. 약물금단

약물금단(drug withdrawal)이란 체내 약물농도가 급격히 감소하면 나타나는 일련의 현상들을 의미한다. 대개 문제가 되는 약물금단은 불안감, 초조감, 구역감 등 신체증상으로 나타나므로 **금단증상**(withdrawal symptom)이라고도 부른다. 약물금단이 생기려면 먼저 약물에 의존되어있어야 한다. 이러한 금단증상들은 중독성 약물을 중단하기 어려운 원인이므로, 약물 중독을 치료할 때는 약물금단 증상으로 인한 고통을 최소화 해야 약물 중독에서 안전하게 벗어날 수 있다.

약물 중독을 치료할 때는 약물 금단증상을 최소화하기 위해 대부분 끊고자 하는 약물을 바로 중단하는 것이 아니라 약물의 용량을 서서히 줄이거나, 작용은 비슷하지만 약효가 약하거나 의존성이 약한 약물로 교체하면서 서서히 감량(tapering out)한다.

임상적인 예시로, 알코올을 오랫동안 섭취하면 뇌는 알코올에 적응하여 알코올을 중단하면 금단증상으로 피곤, 손떨림, 발한(sweating), 구역, 불안, 초조감 등이 생긴다. 특히, 중증으로 알코올에 의존된 경우에는 금단 증상으로 진전섬망(delirium tremens)도 생길 수 있는데, 진전섬망이 오면 환자는 고열, 경련, 심박수 변화, 떨림(shivering), 발한 등의 증상이 발생하며 심하면 사망에 이를 수도 있다. 진전섬망은 알코올의 농도가 급격히 감소하여 생기며 알코올과 작용이 유사한 로라제팜(lorazepam)을 투여하여 치료한다.

따라서 알코올 의존증 치료 시에는 치료효과를 높이고 진전섬망과 같은 위험한 금단증상을 막기 위하여 입원환경에서 알코올과 작용이 유사하지만 더 안전한 약물(주로 벤조디아제핀계 약물)을 투여하면서 약물의 양을 서서히 감량하는 치료를 수행한다. 다른 약물인 마약류, 아편류의 치료 역시 기본 원리는 이와 유사하다.

3. 중독성 약물의 내성, 의존, 금단으로 생기는 위험성

임상이나 비임상 상황에서 다양한 의존성 약물(소위 중독성 물질)이 사용된다. 임상에서 사용되는 약물 중에는 대표적으로 향정신성 약물, 안정제, 아편계 약물, 마약성 진통제 등이 있으며, 비임상적으로 사용되는 약물 중에는 알코올, 담배, 마약 등이 존재한다. 이러한 약물들은 주로 쾌락, 안정감, 다행감 등 기분이 좋아지는 작용이 있으므로 사람들이 오남용하다가 중독되기 쉽다. 따라서 이러한 약물을 처방할 때는 조심해야 하며, 환자 스스로도 이러한 물질들에 노출되는 상황에서 중독되거나 오남용하지 않도록 조심해야 한다.

의존성이 있는 약물은 대개 의존, 금단, 내성 모두를 보인다. 약물에 의존성이 생기면 계속 약물을 갈망하게 되므로 약물을 끊기가 어렵다. 또한 약물을 중단하면 신체적, 정신적 금단증상에 시달리면서 더더욱 끊기가 힘들고 약물을 재사용할 위험성이 커진다. 무엇보다 이러한 약물은 내성이 동반되므로 사용할수록 얻는 즐거움의 정도가 줄어들어서 점점 사용량을 늘려야 한다. 이 경우 금전적인 부담뿐만 아니라 신체적으로도 약물 중독에 취약해지며, 갈망이 심하여 불법적인 경로로 약물을 구하거나 불법적인 경로로 금전을 취득할 위험성이 증가한다.

이처럼 중독성 물질에 의존하면 금단, 내성이 모두 시너지로 작용하여 스스로 끊기가 매우 어렵고, 신체적 정신적 건강을 해칠 뿐만 아니라 법적으로 위험한 행동을 하게 될 위험성이 증가한다. 특히, 중독 문제가 심각한 마약성 약물은 강한 중독성과 함께 내성이 빠르게 형성되고 의존이 심하여 상기한 문제점들이 나타나는 대표적인 사례이다.

마약은 단 한 번의 사용만으로도 의존 상태에 이를 수 있는 매우 위험한 약물이다. 따라서 이처럼 위험한 약물에 중독되거나 의존하지 않기 위해서는 애초에 이런 약물에 노출되지 않는 것이 현명하다. 무엇보다 약물들의 강력한 약리작용으로 인하여, 일반적인 사람이 스스로의 의지로 이런 중독성 약물을 끊는 것은 매우 어렵다. 만약 이들 약물에 중독된 경우에는 관련 의료 기관에서 전문가의 도움을 구하여 치료하는 것이 부작용과 금단증상을 최소화하면서 약물 중단에 성공할 확률을 높일 수 있다.

핵심 point

【약물의 내성, 의존, 금단】

- 약물 내성(tolerance): 약물에 대한 감수성 또는 민감도(sensitivity)가 비정상적으로 저하된 상태

- 후천 내성: 약물을 오랫동안 반복적으로 사용하면서 그 효력이 점점 악화되어 나타나는 상태. 모든 약물에는 정도의 차이는 있으나 후천 내성이 발생. 약물 사용을 중단하여 내성을 회복할 수 있지만, 이후 약물을 다시 사용할 경우 처음의 경우보다 내성이 더 빠르게 나타남.

- 교차 내성(cross-tolerance): 어떤 약물에 대해 후천 내성이 생기면 그 약물과 구조나 작용이 비슷한 약물에 대해서도 후천 내성이 생기는 현상

- 약동학적 내성(pharmacokinetic tolerance): 약물 분해 효소가 유도되어 대사(metabolism) 작용이 증가하여 나타나는 내성

- 약력학적 내성(pharmacodynamic tolerance): 약물이 인체에 하는 작용이 감소되어 반응이 줄어드는 현상. 수용체 개수의 하향조절(down-regulation), 수용체의 둔화(=탈감작, desensitization) 및 불응(refractoriness) 등의 기전이 존재

- 약물 의존(drug dependence): 개인이 해당 약물을 지속적으로 원하면서 의존하게 되는 것. 신체적 의존과 정신적 의존으로 나뉨.

- 신체적 의존(physical dependence): 신체의 생리 기능이 약물에 의해 변한 상태. 약물을 중단하면 신체적 금단증상이 유발됨.

- 정신적 의존(psychological dependence): 정신적인 갈망(craving), 습관작용(habituation)

- 약물금단(drug withdrawal): 체내 약물농도가 급격히 감소하면 나타나게 되는 일련의 현상. 금단증상(withdrawal symptom). 의존성 약물을 치료할 때는 서서히 감량해나가야 금단증상이 예방됨.

- 의존성 약물을 처방할 때는 의존되거나 오남용하지 않도록 주의해야 함.

제 6 장

임상시험(Clinical trial)

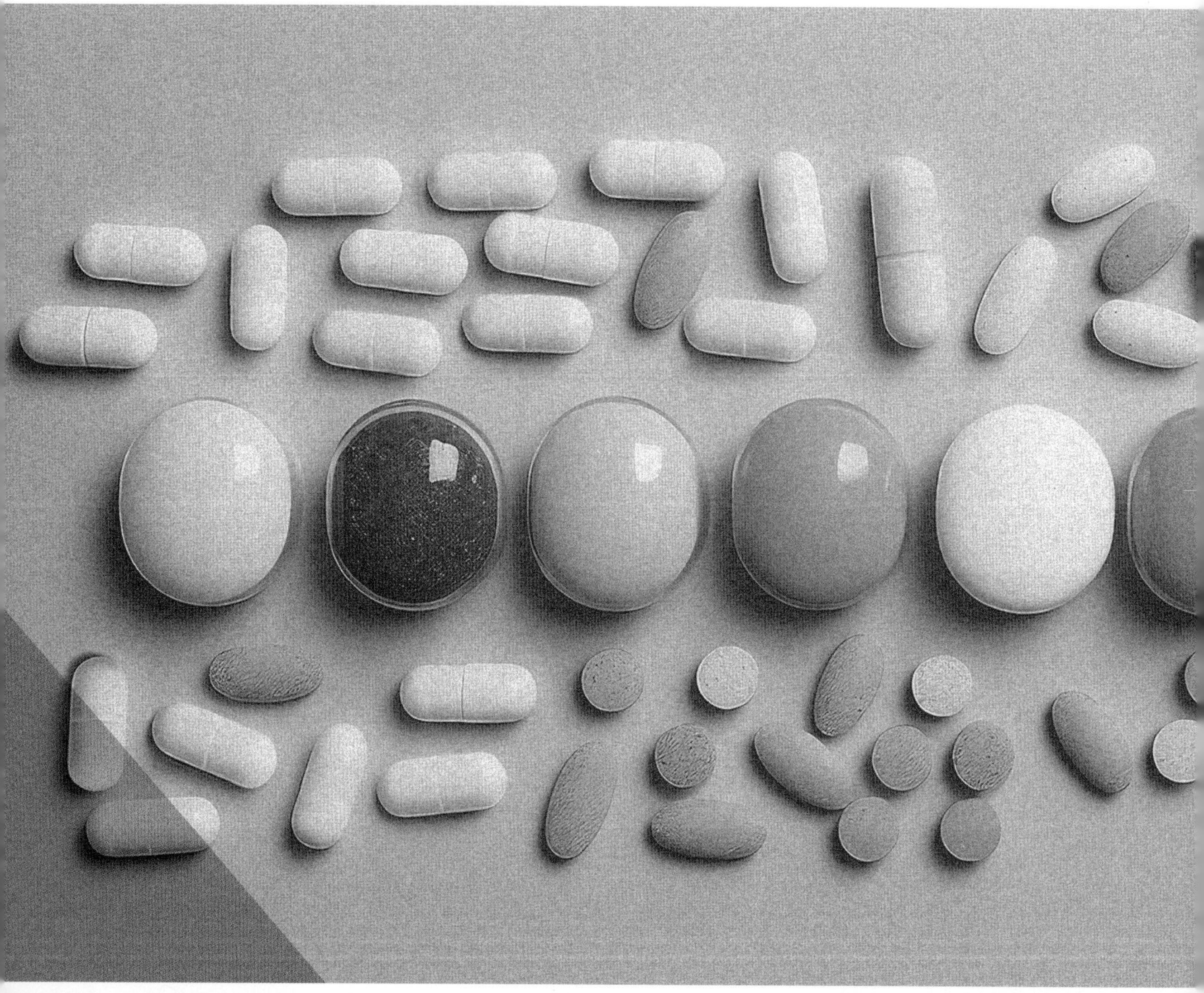

CONTENTS

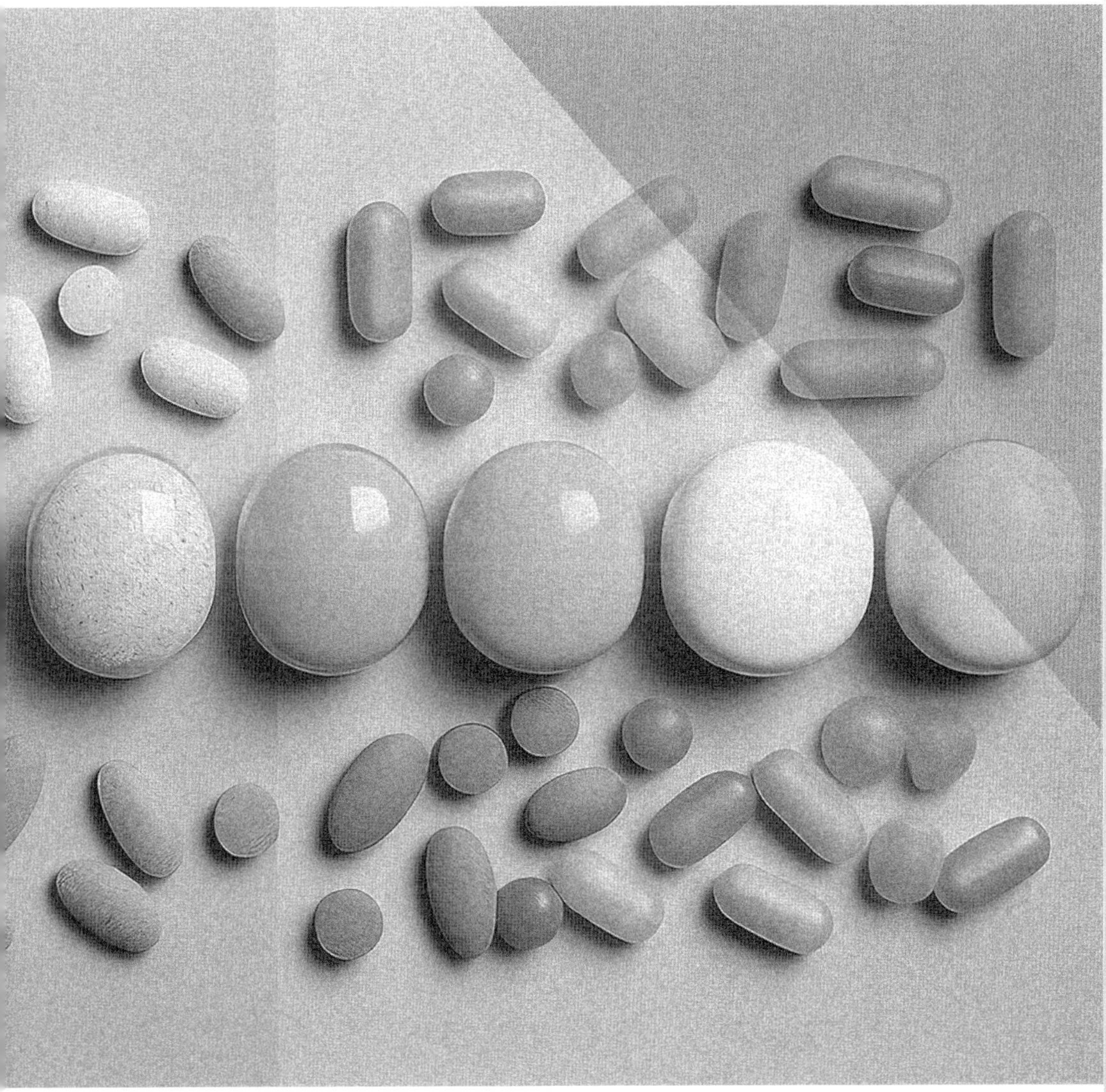

김의사박사의 이해하는 의학/과학 이야기

이해하는 약리학

20. 임상시험(Clinical trial)

인간은 질병을 치료하기 위해 끊임없이 노력하고 있는데 그 중에 가장 대표적인 것이 바로 신약 개발이다. 잘 개발한 신약은 전 세계에서 사용되면서 큰 수익을 내기도 한다. 신약은 기존에 없던 새로운 약을 개발하는 경우도 있지만, 기존에 있는 약을 기반으로 변형을 가하여 효과가 증폭되거나, 부작용이 적어지는 제형을 찾아내는 방식을 사용하기도 한다. 또한, 기존에 있는 약물을 다른 적응증(indication)에 사용할 수 있는지를 찾아내어 용도를 확장해 나가기도 한다. 이런 이유로 세계적으로 수많은 제약회사들이 신약을 개발하고 있다.

그렇다면 새로 찾아낸 약물을 사람에게 사용하기 위해 거쳐야 하는 과정은 어떻게 될까? 당연하게도 사람을 대상으로 안전하지 않거나 효과가 없는 약물로 실험할 수는 없는 노릇이다. 따라서 인류는 안전하게 신약을 개발하고 사용하기 위해서 임상시험이라는 까다로운 검증 과정을 거치도록 하였다.

임상시험(clinical trial)이란, 새로 개발된 약물의 효과와 안전을 확보하기 위해 시험하는 일련의 검증 과정이다. 임상시험을 통해서 새로 개발된 약물이 사람에게 ① 치료적인 효과가 있는지와 ② 심각한 부작용이 없이 안전한 약물인지를 검증한 후에야 사람에게 약물을 사용할 수 있는 허가를 내준다.

일반적인 임상시험은 크게는 전임상 단계와 임상시험 단계로 나눌 수 있으며, 임상시험 단계는 1상부터 4상까지 총 4단계가 있으므로 전임상, 1상, 2상, 3상, 4상이란 총 5단계로 나누어진다고 볼 수 있다. 각각의 단계에 따라 시험의 목적과 대상, 방법 등이 다르기 때문에 하나씩 알아보도록 하자.

1. 전임상시험 단계

전임상시험(pre-clinical trial) **단계**는 사람에게 임상시험을 하기 전에 기초적인 약물의 효과와 안전성 등을 확인하기 위해 동물을 대상으로 실험해보는 단계이다. 임상시험을 수행하기 전(前)단계라고 하여 전임상단계라고 한다.

사람을 대상으로 하는 임상시험을 진행하기 위해서는 그 전에 약물이 어떠한 효과와 부작용을 지니고 있을지, 사람에게 사용하기 안전한지, 어느 정도의 용량을 사용해야 할지, 어떤 제형과 투여경로를 사용할지 등에 대한 자세한 정보를 확보해야 한다. 이런 약물에 대한 기초적인 정보를 얻기 위해 동물에게 약물로 작용할 수 있을지 아직 모르는 약물 후보물질을 투여하여 다양한 실험을 진행한다.

맨 처음에 약물 후보물질을 합성하면 이 물질이 어떤 효과를 지니고 있는지 알 수 없다. 그러나 대개는 새로운 물질을 합성할 때, 기존의 약물과 비교했을 때 대략 어떤 종류의 효과를 지니고 있을지를 예측하고 개발하게 된다. 그러나 이론상 특정한 효과를 지닐 가능성이 높다고 생각될지라도, 실제로 합성해낸 물질이 특정 효과를 지니고 있을지 여부는 여전히 확정할 수 없다. 그리고 어떤 새로운 부작용이 있을지와 치료범위나 독성범위 등도 알지 못하는 상태이다. 그래서 우선적으로는 약물 후보물질을 다양한 용량과 다양한 투여경로, 다양한 제형 등으로 만들어서 다양한 동물실험을 시행하면서 스크리닝(screening)하는 과정을 거친다.

이런 대규모 스크리닝 과정을 거쳐서 물질들 중에 치료적 효과가 있으며 매우 심각한 부작용은 없는 물질들을 추려서 보다 유력한 약물 후보물질을 선택한다. 이렇게 걸러진 약물 후보물질들에 대해 보다 세부적이고 정밀한 실험들을 수행하여 약물의 기초적인 정보들을 파악한다. 이 과정에서 약물의 치료효과, 부작용, 치료농도 범위, 독성농도 범위, 약력학적 자료, 약동학적 자료, 다양한 전달경로에 따른 차이점 등등의 정보를 얻기 위한 실험들을 시행한다.

이해를 돕기 위해 항암제를 개발하는 전임상시험 단계의 예시를 들어보자. 먼저 기존에 위암에 효과가 있다고 알려진 A라는 항암제의 화학적 구조를 통해서 약물의 잔기를 치환함으로써 약물의 효과를 좀더 증폭시킬 수 있을 것이라는 가설을 세웠다고 하자. 약물의 잔기를 어떻게 치환하는 것이 효과를 증폭시키는데 도움이 될지 확실하지 않으므로 효과 증폭에 도움이 될 것으로 생각되는 후보물질들을 합성해낸다. 가령, 어떤 물질은 수산화기를 붙이고, 어떤 물질은 메틸기를 붙이고, 어떤 물질은 아세틸화를 한 다양한 후보물질들을 합성해내는 것이다.

이런 다양한 후보물질들을 다양한 농도로 생쥐들에게 투여해본다. 가령, 본 예시에서 신약이 목표로 하고 있는 질병은 위암이므로, 선천적으로 위암이 잘 발생할 수 있는 유전적 조작이 가해진 유전자 변형 생쥐(transgenic mouse)에게 약물을 주사해서 위암이 치료되는지 여부를 실험한다. 다양한 물질들 중에 위암 치료에 효과가 있는 물질, 효과가 없는 물질, 또는 오히려 악화시키는 것도 있을 것이다. 이 중에 치료에 효과가 있는 물질을 선택하게 된다. 그리고 치료 효과가 있는 물질이라도 다양한 농도로 실험을 진행하여 치료범위와 부작용에 대해 자세히 알아본다.

모든 약물은 용량에 따라 독물이 될 수 있으므로, 어느 농도 범위를 벗어나면 치명적인 부작용이 발생하는지를 동물실험을 통해 알아봐야 한다. 그리고 치료효과를 보이면서 부작용은 적은 혈중 약물농도 범위가 밝혀지면, 효율적인 약물전달경로에 대해 고민하기도 한다. 그러다 경구 투여로 충분할지, 주사를 줘야 할지, 알약으로 줘야할지, 가루로 만들어 물에 타서 먹는 것이 효율적인지, 비강내 스프레이를 쓰는 쪽이 더 용이한지 등에 대한 고민을 해보기도 한다. 또한 필요한 경우 약물의 대사과정을 규명하여 이 약물이 간에서 대사되는지, 배설은 신장을 통해 되는지 다른 경로를 통하게 되는지 등등을 규명하게 된다. 만약 생쥐와 영장류 사이에 약효나 대사과정에서 차이가 있을 것으로 추정되는 약물은 보다 상위 단계의 토끼, 개, 고양이 등을 거쳐 영장류인 원숭이, 침팬지까지 실험이 진행될 수도 있다.

이렇게 약물에 대한 자세한 정보를 얻고 난 후에야 실제 사람에게 시행하는 임상시험을 진행할 준비가 되었다고 할 수 있다. 앞서 예시를 통해 알 수 있듯이, 전임상시험에서 많은 비용과 많은 실험동물이 희생된다. 그럼에도 불구하고 사람에게 안전하게 임상시험을 시행하기 위해서는 이러한 전임상시험 단계가 필수적이다. 전임상시험 단계가 공고하지 않은 상태에서 임상시험에 돌입했다가는 훨씬 천문학적인 비용과 인명의 피해가 발생할 수도 있기 때문에 제약회사와 수많은 연구실들이 전임상시험을 공고하게 시행하고 있다.

전임상시험은 매우 잘 통제된 환경에서의 실험이다. 실험동물은 대개 SPF(specific pathogen free) 동물을 사용하는데, 이는 특정 병원균에 감염되어 있지 않은 동물을 의미한다. 그리고 연구에 사용하는 실험동물은 대개 목표가 되는 질환 외 다른 질환은 없는 상태에서 사용하고는 한다. 그러나 실제 임상 현장에서 사람은 다양한 균에 감염되어 있거나 다른 기저질환들이 있기도 하며, 함께 투약되는 다양한 약물까지 존재한다. 이런 복잡한 변수들로 인해서 일반적으로 전임상시험의 결과는 사람을 대상으로 하는 실제 임상시험 결과에 비해 효과적인 결과가 나오는 경우가 많다.

이런 이유로 단지 전임상시험에서 효과가 좋고 부작용이 없었다고 해서, 실제 임상에서 역시 같은 결과가 나올 것이라고 장담할 수 없다. 따라서 이 단계에서 약물의 효과와 안정성이 입증되었다고 해서 바로 환자들에게 사용할 수 없다. 해당 약물을 실제 환자에게 적용하기 위해서는 반드시 사람을 대상으로 한 추가적인 임상시험 단계들을 거쳐야만 한다.

실제로 전임상시험 단계에서 효과를 보였던 약물 대부분이 임상시험 단계를 통과하지 못해서 실제 사용까지 이어지지 못한다. 그래서 동물실험에서 새로운 치료제가 개발되었다는 언론보도들이 여럿 보임에도 불구하고 실제로 임상에서 쓰이는 단계까지 가는 약물은 거의 없는 것이다.

어쩌면 반대로, 드물지만 동물에서는 효과가 없고 부작용이 심했지만 사람에서는 효과가 있고 부작용이 없는 경우도 존재할 수도 있다. 그럼에도 불구하고, 실험동물에게도 효과가 없거나 부작용이 극심한 약물을 사람에게 임상시험하는 것은 윤리적으로 적질하지 않은 행위가 될 것이므로, 전임상단계를 통과하지 못한 약물은 추후 임상시험에 돌입할 수 없도록 막고 있다.

2. 임상시험 단계

가. 제1상 임상시험

제1상 임상시험의 목적은 새로운 약물의 안전성과 최고 유효 용량을 결정하는 것이다. 이를 위해서 건강한 소수의 사람에게 약물을 투여해보는 임상시험을 하는데, 언뜻 생각했을 때 건강한 사람에게 왜 약물을 투여해보는지 의문이 들 수도 있을 것이다. 그 이유는 다음과 같다.

앞에서 전임상시험을 통해 실험동물에서 약물의 효과와 안전성을 확인한다고 하였다. 그러나 사람과 동물은 여러 측면에서 차이점이 존재한다. 여기에는 단순히 유전자 차이만이 아니라, 보유하고 있는 장기(organ)가 다르기도 하고, 생리학적 차이, 생화학적 차이, 보유하고 있는 효소의 차이, 보유하고 있는 질환의 차이 등도 존재한다. 따라서 전임상에서 치명적인 부작용이 없이 안전하다고 입증되었더라도, 사람에서 역시 치명적인 부작용 없이 안전할 것이라는 보장은 없다. 마찬가지로, 실험동물에서 대략적인 치료농도 범위와 독성농도 범위를 찾아내지만, 이 농도 범위가 사람에서도 마찬가지로 효과와 독성을 나타낼지 여부도 불확실하다. 따라서 결국 사람에서 약물의 효과와 안전성을 새로 확인해야만 한다.

그렇다면 새로운 약물의 효과와 안전성 중에서 더 먼저 확인할 수 있는 것은 무엇일까? 약물의 효과를 판정하려면 약물의 임상시험을 환자군을 대상으로 시행해야 한다. 가령, 항암제의 효과를 판정하는데 암이 없는 사람에게 약물을 아무리 투여해봤자 항암 효과가 있는지를 판정할 수는 없을 것이다. 그러나 환자는 기저질환, 투약중인 약물 등의 여러 요인이 존재하며, 신약이 효과가 불충분할 경우 병이 치료되지 않거나 진행할 수도 있는 위험한 일이 발생할 수 있다.

반면, 약물의 안전성의 경우는 병이 없는 건강한 사람에서도 진행할 수 있다. 건강한 사람은 기저질환도 없고, 투약중인 약물도 없으므로 약물이 상호작용으로 인해 예상치 못한 작용을 할 위험성도 적다. 그래서 제1상 임상시험에서는 약물의 효과보다는 안전성을 우선적으로 확인하는 것이다.

제1상 임상시험에서는 보통 변수를 최소화하기 위해서 약리적 작용에 고려해야 할 사항이 많은 소아나 노인 대신 젊고 건강한 청년을 주로 모집하게 된다. 약물에 따라서 생리주기나 임신에 영향을 주거나 받을 위험성이 있다고 판단되는 경우에는 여성을 배제하고 남성만을 우선 모집하기도 한다.

이상의 이유로 제1상 임상시험에서는 우선적으로 약물의 안전성을 확인하기 위하여 소수의 건강한 사람을 모집하여 약물의 용량을 극소량부터 시작하여 서서히 용량을 증가하면서 투여해보고, 그에 대한 기초적인 약물 반응과 부작용, 독작용을 확인하여 어느 용량까지 약물을 투여할 수 있을지 최고 유효용량을 결정한다.

보통 제1상에서 모집하는 건강한 사람의 경우는 새로운 약물의 치료효과를 확인할 수 있는 질병을 보유하고 있지 않게 선별하므로, 치료효과에 대해서는 판정할 수 없다. 그러나 일부 병이 없는 사람에서도 효과를 보는 물질이거나 약물이 예상치 못한 효과를 보유하고 있을 가능성은 있으므로 이 단계라고 해서 약물의 효과를 아예 간과해서는 안 된다. 이런 우연한 발견으로 인해 새로운 약물의 적응증을 찾아낼 수도 있기 때문이다.

앞서 설명한 적 있지만, 현재 발기부전 치료제로 사용되는 비아그라는 처음에는 협심증 치료제로 개발되었지만, 약물의 부작용으로 나타났던 발기 현상을 치료적으로 활용하여 현재 발기부전 치료제로 사용되고 있다. 이런 일은 항상 일어날 수 있음을 잊어서는 안 되겠다.

필요한 경우 제1상 임상시험부터 상대적으로 건강한 환자군을 대상으로 시험하기도 한다. 이 경우 대상자들이 질병을 보유하고 있어서 상기한 것들에 더해서 약물의 치료효과도 동시에 판정해보고 치료농도 구간도 파악하는 자료도 동시에 부분적으로 얻을 수도 있다.

이에 대한 예시로, 제1상 임상시험으로 치매에 효과적인 신약의 경우를 들어보자. 전임상시험에서 치매를 선천적으로 보유하고 있는 생쥐를 대상으로 한 실험에서 이 약물이 효과도 좋고 심각한 부작용도 없어서 전임상 시험을 통과했다고 가정하자. 이제 제1상 임상시험을 하기 위해 우선 약물이 사람에서도 심각한 위해작용이 없는지를 알아보기 위해, 치매가 없는 젊고 건강한 청년들을 모집하였다. 이들을 대상으로 약물을 최소량부터 서서히 증량하면서, 피험자들이 느끼는 부작용이 어느 정도 농도에서 나타나는지를 확인하였다.

이 경우 젊고 건강한 사람들은 치매가 없으므로 약물의 치료효과에 대한 검증은 하기 어렵다고 판단되었다. 약물을 최소량인 1알에서 시작하여 3알까지 투약할 때까지는 피험자들이 아무런 느낌도 받지 못하여 안전하다고 생각되었다. 그리고 4~5알이 되자 환자들이 약간의 구역감을 느꼈으나 증상이 약하여 안전하다고 생각되었다. 그런데 약물이 6알이 넘어가자 환자들이 구토를 하고 심한 두통을 느끼기 시작하였다고 하여 심각한 부작용으로 판단하고 약물을 6알 이상 투약하는 것은 유해작용이 너무 크다고 판단하기로 하였다. 따라서 약물의 최대 유효용량으로 5알 이하 범위에서만 추후 임상시험을 하기로 결정하였다. 이런 방식을 통하여 약물의 안전성과 최고 유효용량을 정하게 되는 것이다.

나. 제2상 임상시험

이제 제1상 임상시험을 통해 안전성과 최고 유효용량이 결정되었으므로 약물의 치료효과를 검증하기 위한 제2상 임상시험을 진행할 준비가 되었다. **제2상 임상시험**의 목적은 해당 약물의 치료효과를 확인하고 치료용량을 결정하는 것이다. 이를 위해 상대적으로 소수의 환자군(10~150명)을 대상으로 시험한다. 이 단계에서는 대상 질환이 있는 사람을 모집하여 제1상에서 확인한 안전한 유효농도 범위에서 새로운 약물이 효과를 보이는지를 확인한다.

제2상 임상시험부터는 약물의 효과를 보고자 하는 것이므로, 대조군이 있는 시험을 하게 된다. 임상시험에서 사용하는 대조군을 선정할 때는 많은 고려사항들이 존재한다. 언뜻 일반적인 연구를 기준으로 생각했을 때는 약물을 투여한 실험군과 약물을 주지 않는 대조군의 약효를 비교하면 될 것으로 생각하기 쉽지만, 임상시험의 경우는 그렇지가 않다. 사람에게 투여하는 이상 약물은 위약효과로부터 자유로울 수 없다.

위약효과(placebo effect)란 실제로는 치료효과가 없는 물질을 투여해도 심리적인 요인로 인해 치료효과가 나타나는 것을 의미한다. 사람은 어떤 물질이 치료효과가 있을 것이라고 믿는 것만으로도 어느 정도의 치료효과가 나타난다. 특히 증상이 심리적 요인과 관련성이 많은 증상인 경우(가령 신경성으로 생긴 소화불량이나 신경성 두통 등) 위약효과는 더 커지는 경향이 있다.

위약효과의 정도는 개인의 성격이나 믿음, 치료진과의 신뢰관계, 약물의 제형 및 형태, 약물 투여경로 등 다양한 심리적 요인에도 영향받는다. 그러므로 임상시험 단계에서 아무런 약물도 투여하지 않는 군을 대조군으로 삼으면 약물투여를 한 실험군의 치료효과가 실제로 약물의 효과가 아니라 위약효과로 인한 효과일 가능성을 배제할 수 없게 되는 것이다. 따라서 임상시험에서는 아무런 처치도 하지 않는 군이 아니라 위약효과로 인한 효과를 상쇄하기 위하여 위약을 투여한 군을 대조군으로 삼아야 한다.

위약(placebo)은 대상 약물과 비교했을 때 유효성분만 제외하고 나머지 성분이나 생긴 모양 등이 모두 동일한 약물을 의미한다. 대개 약물을 만들면 100% 유효성분인 경우는 거의 없고 약물을 녹이고 형태를 만들기 위한 전달자(vehicle)들이 있으므로, 보통 위약을 만들 때는 유효성분을 녹이지 않은 vehicle을 사용한다. 이렇게 임상시험에서 치료약물을 처치하지 않는 대조군을 설정하기 바랄 때는 아무런 처치를 하지 않는 대조군이 아니라 위약 처치군을 대조군으로 삼아야 한다.

위약을 투약한 사람들을 대조군으로 설정할 때는 가능한 한 이중 맹검법을 적용해야만 한다. **이중 맹검법**(double blind test)이란 처치하는 약물이 약효를 지니고 있는 약물인지 아니면 위약인지 여부를 투약받는 환자와 처치하는 치료진 모두에게 이중으로 숨겨서 처치하는 방법을 의미한다. 이는 약물의 위약효과를 최대한 상쇄시키기 위한 것이다.

앞에서 위약효과는 심리적인 요인에 따라서 치료효과가 달라진다고 하였는데, 환자 입장에서는 투여받는 약물이 실제로 약효가 있다고 안내를 받거나 효과가 없다고 안내 받는 것에 따라서 차이가 발생한다. 심지어 처치하는 의료진 입장에서도 자신이 투여하는 약물이 실제 약물인지 위약인지 알고 있는 경우, 실험군과 대조군을 대할 때 의료진의 심리적 요인의 변화로 인해 위약효과가 변할 수 있다.

일반적으로 투여 받는 약물이 신약인 실험군인 경우 위약효과가 더 크게 나타나는 경향이 있으며, 반대로 위약군인 경우 위약효과가 작아지는 경향이 있다. 이러한 위약효과를 방지하기 위해 가능한 이중 맹검법을 적용하여 효과를 정확히 판단한다.

부연 설명을 하자면, 환자쪽은 몰라도 왜 의료진이 위약인지 실제 약인지 아는 것에 따라 위약효과가 변하는지 이해하기 어려울 수도 있다. 흥미롭게도 의료진 역시 사람이기 때문에 위약을 투약하는 경우는 죄책감이 들거나 효과가 없을 것이라고 예상하기 때문에 치료효과를 판정할 때 약효가 없다고 판정하는 경향이 존재하게 된다. 반대로 치료제를 투여할 때는 효과가 있을 것이라고 기대감을 가지기 때문에 처치하는 과정에 더 공을 들이는 경향이 있고, 치료효과를 판정할 때도 약효가 더 크다고 판정하고 싶은 심리적인 편향이 생기기도 한다. 이런 이유로 의료진 요인으로 인한 위약효과가 발생할 수 있다. 따라서 가능한 처치를 하거나 치료효과를 판정하는 의료진에게도 환자가 배정된 군이 신약 실험군인지 위약 대조군인지를 알려주지 않아야 위약효과를 최대한 배제할 수 있게 된다.

그렇다면 모든 임상시험에서 대조군으로 위약을 투약한 대조군을 설정하면 되는 것일까? 사실은 그렇지가 않다는 것이 문제이다. 위약을 투약한 대조군을 설정할 때는 윤리적인 문제가 발생한다.

가령 암 환자를 대상으로 새로운 항암제를 임상시험 한다고 가정해보자. 그렇다면 대조군에 배정된 암 환자에게 위약만 투약하고 치료하지 않는 것이 과연 윤리적으로 타당한 일인가? 암은 치료를 하지 않으면 점차 진행을 하는 병이므로 치료를 하지 않고 시간을 보내도록 하는 행위는 비윤리적일 수 있다. 따라서 치료가 필요한 질병이 있는 환자군의 경우에는 대조군이라고 위약만 처방한 환자군을 설정하면 비윤리적일 것이다. 이처럼 치료가 필요한 환자를 대상으로 임상시험을 진행하는 경우에는 대조군에 속한 환자에게 아무런 효과가 없는 위약을 제공하는 대신, 기존에 존재하는 다른 치료법을 적용하여 이와 비교해야 한다. 가령, 대장암에 대한 치료제를 임상시험할 때는 단순한 위약 대조군이 아닌, 표준적인 대장암의 치료를 제공하는 대조군을 설정하는 쪽이 더 윤리적이다.

이와 같이 기존에 존재하는 치료법을 대조군으로 설정하는 경우에 고려해야 할 사항이 몇 가지 존재한다. 신약을 개발해야 하는 제약회사의 입장에서는 대조군이 위약인 경우가 새로운 약으로 승인받기에 유리한 면이 있다. 왜냐하면 임상시험을 했을 때 아무 효과가 없는 위약보다 효과를 보기가 상대적으로 용이하기 때문이다. 만약 대조군으로 기존의 치료법을 사용하는 경우에는 치료효과가 있기는 한데 기존의 치료법보다는 치료효과가 약한 경우에 대조군보다도 치료효과가 떨어진다는 결과로 인해 승인받기가 어렵다.

가령 우울증 치료제를 개발했는데 이 약물이 평균 우울증 점수를 5점 개선시킨다고 가정해보자. 만약 대조군으로 위약군을 사용하는 경우는 우울증 점수를 5점 개선하는 것만으로도 대조군보다 신약이 우수하다는 연구결과가 나올 수 있다. 그러나 만약 기존에 존재하는 우울증 치료제들이 평균적으로 우울증 점수를 10점 개선한다면, 대조군을 기존 치료제로 설정했을 경우에는 대조군보다 열등한 약물처럼 보인다.

이런 경향은 연구자로 하여금 기존의 처치를 대조군으로 삼는 연구를 피하고 싶은 유혹을 초래할 수도 있다. 그러나 실제로 임상에서 처방되어 쓰이려면 약물이 기존에 개발된 약물보다 더 나은 점이 있거나, 최소한 열등하지 말아야 하므로 기존에 정립된 치료가 있는 질병에 대해 위약군을 대조군으로 삼는 것은 신중하게 고려해야 한다. 즉, 기존의 치료에 비해 아무런 장점이 없는 약물이 결국 승인과 시판까지 들어가서 전혀 처방되지 않을 경우의 손실을 고려하면, 차라리 장점이 없는 약물은 조기에 임상시험이 중단되는 쪽이 손실이 더 적을 수 있다는 점을 고려해야 한다.

이상의 이유로 인해 기존의 치료법이 잘 정립된 분야의 경우에는 새로운 치료법이 개발되기 어렵다는 문제점도 존재하게 된다. 더욱이 기존의 치료법이 너무 우수하면, 새로운 치료법이 개발되어도 기존의 치료법보다 효과가 더 우수하거나 부작용이 적은 등의 장점이 있지 않는 한 임상시험을 통과하기 어려워지기 때문이다.

시장이 큰 분야의 경우 수익성이 높으므로 기존의 정립된 치료법 역시 많은 경향이 있으므로 시장성이 크다고 무조건 신약 개발에 유리한 것은 아니라는 점을 유의해야 한다. 오히려 기존의 정립된 치료법이 없는 미개척 분야의 경우에는 그만큼 치료법을 개발하기 어렵거나 시장성이 떨어지는 분야일 가능성이 크지만, 대조군인 위약 대조군보다만 효과가 있으면 되기 때문에 승인받을 가능성은 다소 올라갈 수도 있다.

이상의 내용을 요약하면 임상시험의 대조군으로는 크게 2가지가 존재한다. 첫 번째 대조군은 위약을 투여한 위약 대조군이며, 두 번째 대조군은 대상 질환에 대한 기존의 치료법을 처치하는 대조군이다. 이러한 임상시험의 대조군의 설정을 할 때는 반드시 위약효과의 문제와 윤리적인 문제를 고려하여 설정해야만 한다.

제2상 임상시험에서 이상의 과정을 거쳐서 대조군에 비해 실험군이 치료 효과를 나타내는 치료용량의 범위를 파악하면 이를 토대로 해당 약물농도 범위에서 치료효과와 안전성을 엄밀하게 검증하기 위해 대규모의 인원을 모집하여 시행하는 제3상 임상시험으로 진입하게 된다.

다. 제3상 임상시험

제3상 임상시험의 목적은 제2상 임상시험에서 밝혀진 해당 신약의 약효와 부작용을 대규모의 환자군을 대상으로 엄밀하게 검증하는 것이다. 이를 위해 가능한 많은 의료기관과 환자(보통 1,500명 이상)를 참여시키려고 한다. 대규모의 환자군을 대상으로 치료농도만큼의 약물을 투약하여 효과를 검정함으로써 약물이 정말로 효과가 충분히 있는지, 혹은 드물게 나타나는 부작용이 있는지 등이 밝혀지게 된다. 가령, 1%의 확률로 나타나는 치명적인 부작용이 있다고 가정해보면, 소규모의 인원을 대상으로 하는 제2상 임상시험에서 발견되지 못하고 통과했을 가능성이 존재한다.

그러나 환자수를 충분히 대규모로 진행하는 제3상 임상시험에서는 상당히 확률이 낮게 나타나는 새로운 약리작용이나, 부작용이나, 위해 작용도 발견할 수 있다. 또한 환자의 수가 늘어나므로 임상시험 결과의 통계적인 검정력이나 신뢰도 역시 높아진다. 그래서 제3상 임상시험까지 통과하면 심사를 통해 시판할 수 있는 허가를 내준다.

제3상 임상시험에서도 대조군을 설정하여 약물의 효과가 충분한지를 확인해야 하며, 앞서 제2상에서 설명하였듯이 위약효과와 윤리적인 문제를 고려하여 임상시험을 설계한다. 또한, 가능한 이중 맹검법을 적용해야 하며, 필요에 따라서 교차시험법 설계를 고려해볼 수도 있다.

교차시험법(cross test)이란 동일한 대상에게 일정 기간 동안 위약, 신약, 기존에 효과가 검증된 약을 번갈아 투약하면서 효과를 검정하는 설계법을 말한다. 교차시험법을 적용하는 이유는 제3상 임상시험은 대규모의 환자군을 대상으로 하는 시험이기 때문에 너무 많은 변수가 존재하여 이를 어느 정도 통제하고 약효를 검정하기 위함이다.

가령 불안증 환자를 치료하는 항불안제를 개발했다고 가정해보자. 제3상 임상시험에 대규모의 환자군을 모집하다 보면, 그 중에는 단순한 불안증만 있는 환자, 최근에 큰 트라우마 사건을 겪은 환자, 우울증이 함께 있는 환자, 암환자여서 불안증이 생긴 환자, 다양한 약물을 복용하고 있는 환자 등 여러 종류의 환자들이 연구에 포함된다. 그러나 각각의 요인들을 모두 나누어서 검증을 하기 어렵기 때문에 한 명의 환자에게 위약을 투여한 기간과 신약을 투여한 기간, 기존에 효과가 있다고 알려진 약물을 투약하는 기간을 번갈아가면서 주면서 효과의 변화를 보면 이러한 변수들의 효과를 배제하고서도 신약이 얼마나 효과가 있는지 알아볼 수 있다. 그러나 교차시험법에는 임상시험의 기간이 길어지고, 임상시험 비용이 증가하며, 윤리적인 문제가 생길 수 있으므로 필요에 따라 신중하게 선택해야 한다.

이처럼 전임상시험 단계와 제1~3상 임상시험 단계를 거치면서 대부분의 신약 후보물질이 탈락한다. 실제로 수천~수만 종류 이상의 후보물질 중 1개꼴의 낮은 확률을 넘어선 물질만이 시판까지 도달할 수 있다. 따라서 신약 개발 과정은 천문학적인 비용과 인력이 소모되는 산업이라 할 수 있다. 그럼에도 신약 개발에 성공할 경우 인류 건강에 기여하는 것과 경제적 이득이 크기 때문에 수많은 제약회사가 이를 수행하고 있다.

이러한 여러 단계의 검증에도 불구하고 실제로 임상 현장에서 많은 환자들에게 오랜 기간에 걸쳐서 사용하다 보면, 임상시험 과정에서 발견되지 않은 새로운 문제점들이 발견될 수도 있다. 이를 방지하기 위해 시판된 이후로도 제4상 임상시험을 시행하여 신약에 대한 지속적인 모니터링을 시행한다.

라. 제4상 임상시험(= 판매 후 부작용 조사)

제4상 임상시험은 제3상 임상시험까지 통과하여 판매가 시작된 약물을 임상에서 사용하는 도중에도 지속적으로 감시하는 것이다. 제4상 임상시험은 **시판 후 부작용 감시**(post-marketing surveillance, PMS)라고도 한다. 앞선 여러 단계의 임상시험 과정에도 불구하고, 확률이 극히 낮은 부작용이나 예상하지 못한 부작용을 발견하지 못한 상태로 시판할 가능성이 존재한다. 그래서 제3상 임상시험 단계에서도 찾아내지 못한 부작용이나 위해 작용을 찾아내기 위해 신약이 승인받아 시판된 후에도 지속적으로 약물의 부작용을 감시한다. 실제로 시판되어 사용 중에 치명적인 부작용이 뒤늦게 발견되어 승인이 취소되고 시판이 중단된 약물들이 여럿 존재한다.

따라서 오늘날 환자 치료에 주로 쓰이는 약물 대부분은 장기간에 거쳐 엄격한 임상시험을 포함한 모든 검증과정을 통과한 것들로서 사용자뿐 아니라 이를 처방하는 의료진들도 그 약의 성질과 효능, 독성 및 부작용, 응급처방 등에 관련한 충분한 데이터를 가지고 있어서 안전하게 사용할 수 있다. 반면 이런 엄격한 검증절차를 거치지 않고 무분별하게 판매되는 미상의 물질들에 대해서는 복용 시 주의할 필요가 있다. 특히, 질병으로 인해 기존의 여러 약물을 복용할 때는 안전성이나 약물 상호작용 등이 검증되지 않은 물질의 사용을 피하는 것이 안전한 약물 사용법이라 하겠다.

Rx 핵심 point

【임상시험】

- 임상시험(clinical trial): 새로 개발된 약물의 효과와 안전을 확보하기 위해 시험하는 일련의 검증 과정. 전임상시험 단계와 제1상부터 제4상 임상시험 단계가 있음.

- 전임상시험(pre-clinical trial) 단계: 기초적인 약물의 효과와 안전성 등을 확인하기 위해 동물을 대상으로 시험을 해보는 단계

- 제1상 임상시험: 새로운 약물의 안전성과 최고 유효 용량을 결정하기 위해 시행. 약물의 안전성을 확인하기 위하여 소수의 건강한 사람을 모집하여 약물의 용량을 극소량부터 시작하여 서서히 용량을 증가하면서 투여함.

- 제2상 임상시험: 신약의 치료효과를 확인하고 치료용량을 결정하기 위해 시행. 상대적으로 소수의 환자군(10~150명)을 대상으로 시험. 대조군과 비교하여 약물의 효과를 검정함. 대조군으로는 위약 대조군, 기존의 치료법 처치군 등이 있음. 위약효과, 윤리적 문제를 고려해야 하며 가능한 이중맹검법을 적용하려고 해야 함.

- 제3상 임상시험: 신약의 약효와 부작용을 대규모의 환자군을 대상으로 엄밀하게 검증하기 위해 시행. 많은 의료기관과 환자(보통 1500명 이상)를 참여. 제3상 임상시험까지 통과하면 심사를 통해 시판할 수 있는 허가를 내줌. 역시나 연구 설계에 주의해야 함.

- 제4상 임상시험(= 시판 후 부작용 감시, PMS): 판매가 시작된 약물을, 임상에서 사용하는 도중에도 지속적으로 감시하는 것.

제7장

연습해보기

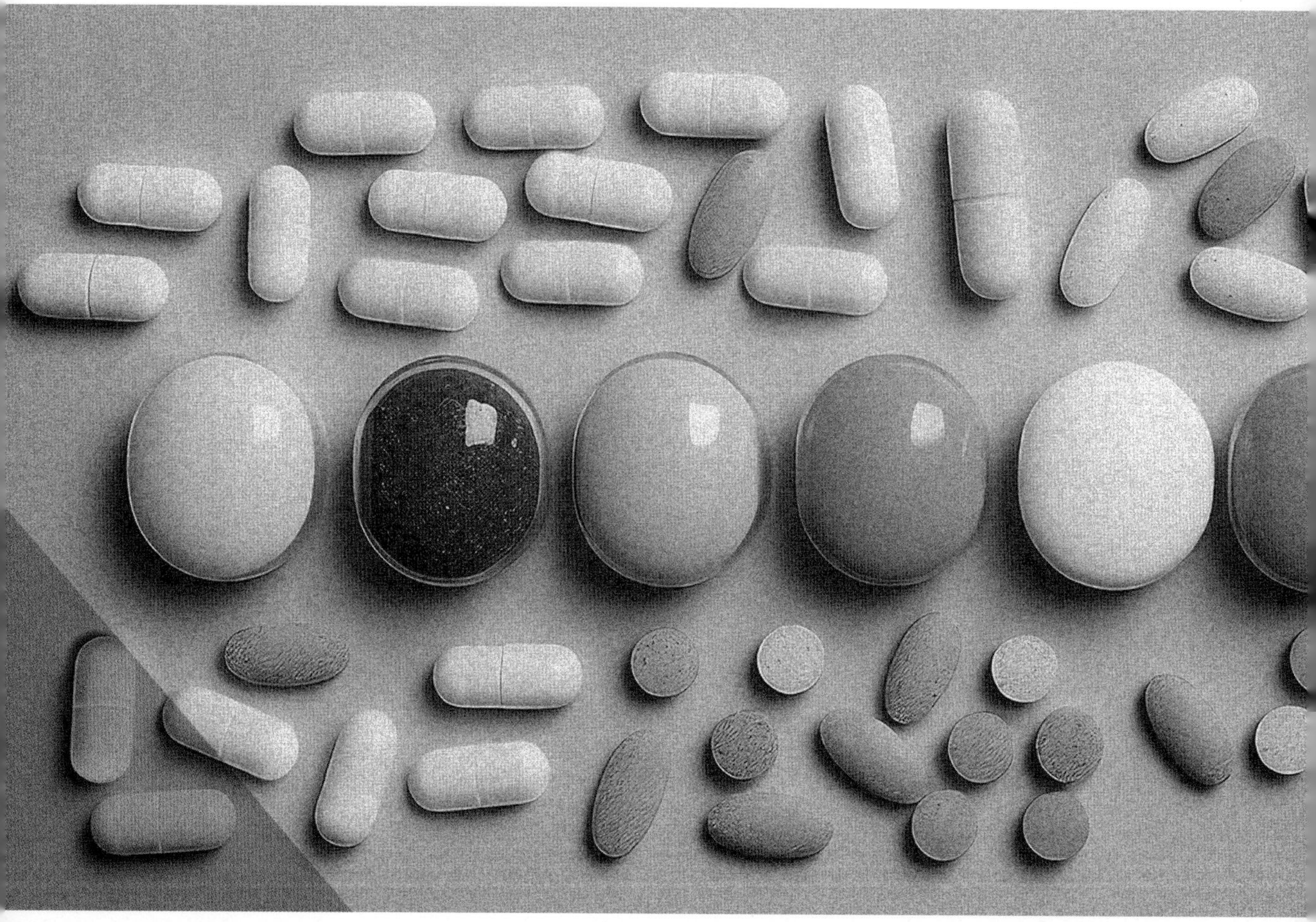

본 장에서는 앞장에서 설명한 내용들에 대한 연습문제를 수록하였다. 본 연습문제의 목적은 핵심적인 개념들에 대한 이해를 돕는 것으로서 각각의 보기가 왜 맞고 틀리는지를 생각해보는 연습을 통해 개념을 숙지할 수 있도록 하였다. 이런 이유로 문항들이 일반적인 시험 대비와는 다소 거리가 있게 출제하였으므로, 특정 시험에 대비하는 것은 본서보다는 기출문제집이나 수험서를 참조하는 것이 더 적절하겠다.

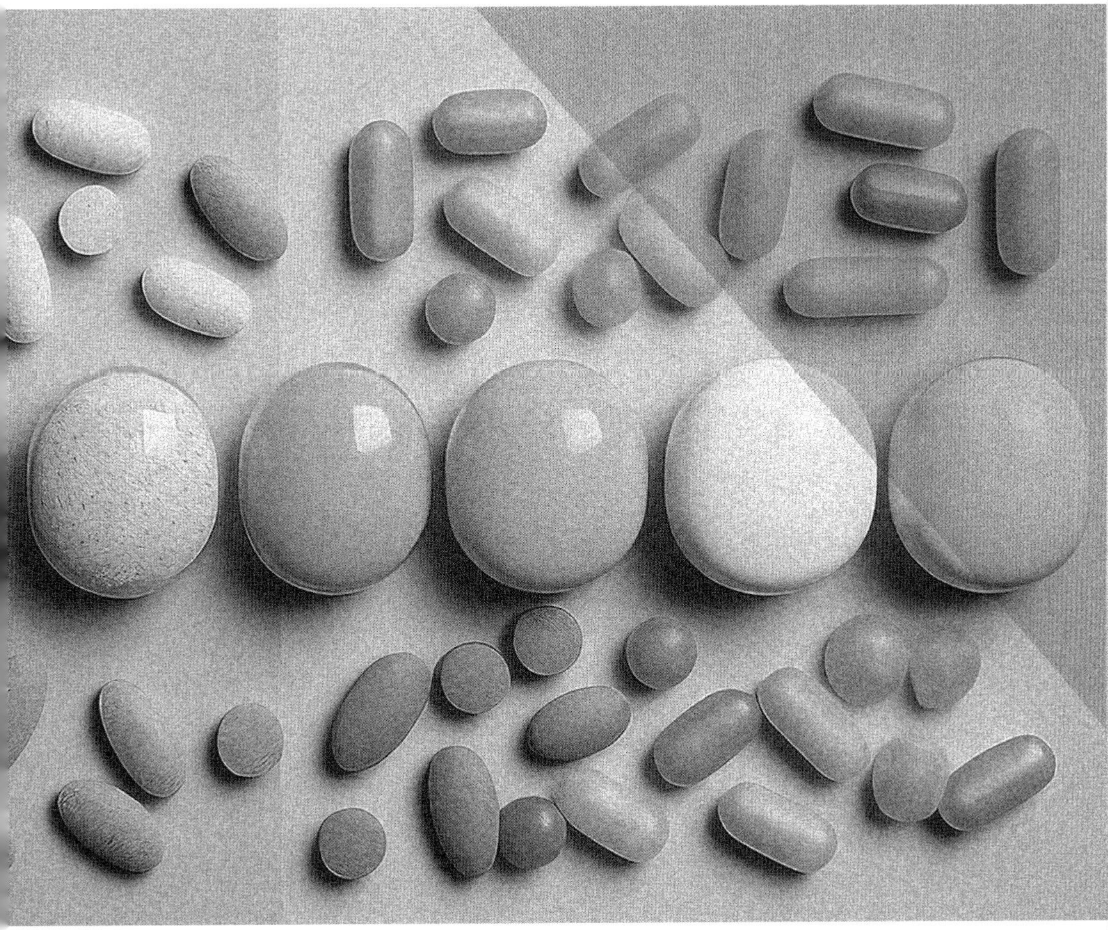

<제 1장. 약리학의 개념>

| 문제 1 |

다음 약에 대한 설명 중 가장 적절한 것은?

① 식이요법으로 먹는 샐러드는 살을 빼기 위한 용도로 사용되므로 약물이라고 할 수 있다.

② 갑상선 저하증의 치료로 사용하는 갑상선 호르몬은 체내에도 존재하는 물질이기 때문에 약물이 아니다.

③ 근육통의 치료를 위해 사용하는 소염진통제 패치는 입으로 먹지 않으므로 약물이 아니다.

④ 병의 진단을 위해서 CT 촬영에 사용하는 조영제의 경우는 치료를 위해 사용하는 것이 아니므로 약물이 아니다.

⑤ 모든 약물은 용량에 따라 독물이 될 수 있다.

| 해설 |

약은 "의학적인 목적으로 사용되는 화학적 물질들 중 음식물을 제외한 것"을 의미한다.

① 일반적으로 음식물은 약물이라고 칭하지 않는다.

②, ③, ④ 의학적 목적인 진단과 치료를 위해 사용하는 화학적 물질들이므로 투여경로나 체내 존재 유무와 무관하게 모두 약물로 본다.

⑤ 모든 약물은 용량에 따라서 독물이 될 수 있기 때문에 적정한 용량을 사용해야만 한다.

답: ⑤

| 문제 2 |

철수는 열이 나서 해열제를 사러 약국에 갔다. 이때 설명으로 가장 적절한 것은?

① 약국에서 약을 살 때는 약사에게 약물의 기호명(code name)을 이야기하는 것이 적절하다.

② 해열제로 사용하는 아세트아미노펜이나 아세틸살리실산이라는 약물 명칭은 상품명에 해당한다.

③ 해열제로 사용하는 타이레놀이나 아스피린과 같은 명칭은 독점권이 없는 약물의 명칭이므로 다른 회사에서도 같은 명칭으로 약물을 개발해도 된다.

④ 구매한 약물의 상자에는 큰 글씨로 "타이레놀 이알 서방정"이라고 적혀있는데 이는 약물의 상품명이다.

⑤ 성분명으로 약물을 요청한다면 항상 같은 상품명의 약물을 받게 된다.

| 해설 |

① 코드명은 회사에서 약물 개발단계에서 부여하는 명칭으로서, 임상 현장에서 의사소통할 때 사용하기엔 부적절한 명칭이다. 원하는 특정 상품이 있는 경우에는 상품명, 상품에 상관없이 특정 성분이 필요한 경우는 성분명을 이야기하여 소통하는 것이 적절하다.

② 해당 명칭들은 독점권이 없는 약물의 성분이므로, 성분명에 해당한다.

③ 해당 명칭들은 상품명으로, 제조회사에게 독점권이 있는 명칭이므로 함부로 도용하면 안 되는 명칭이다. 반면 성분명의 경우는 독점권이 없는 명칭이므로, 해당 성분을 활용하여 새로운 약물을 개발하는 것이 가능하다.

④ 일반적으로 약물의 상자에 크게 적혀있는 명칭은 해당 약물의 상품명이다. 대개 약물의 성분명은 상대적으로 작은 글씨로 적혀있다.

⑤ 하나의 성분명에는 다양한 상품명이 존재할 수 있다. 같은 성분이더라도 제조 회사, 서방형 제제인지, 액체 제형인지, 용량이 얼마인지 등에 따라 다양한 상품명이 존재할 수 있다. 따라서 성분명으로 약물을 요청한다면, 다른 상품명의 약물을 받게 될 수도 있다.

답: ④

| 문제 3 |

철수는 의사로서 새로운 병원에 취직을 하였다. 환자가 소화불량을 겪고 있어서 소화제로 A 상품명의 약물을 처방하고자 했더니, 이 병원은 A 상품명의 약물은 없고 B 상품명의 약물만이 존재하였다. 찾아보니 A 약물과 B 약물의 성분명은 동일하였다. 이 상황에 대해 가장 적절한 설명은?

① A 약물과 B 약물의 상품명이 다르기 때문에, A 약물 대신 B 약물을 소화제로 처방하는 것은 부적절하다.

② A 약물과 B 약물의 성분명이 같기 때문에, A 약물 대신 B 약물을 소화제로 처방할 수 있다.

③ A 약물과 B 약물의 성분명이 같기 때문에, A 약물과 같은 용법으로 B 약물을 투약하면 된다.

④ A 약물과 B 약물의 성분명이 같기 때문에, 두 약물 모두 같은 회사에서 제조한 것임을 알 수 있다.

⑤ A 약물과 B 약물의 성분명이 같기 때문에, 두 약물의 가격은 동일할 것이다.

| 해설 |

해당 상황은 두 약물의 성분명은 동일하지만 상품명이 다른 경우이다. 두 약물의 상품명이 다르더라도, 유효 성분의 성분명이 동일하므로, 비슷한 작용을 할 것이라고 기대할 수 있다. 따라서 성분명이 동일한 다른 약물을 처방하여도 된다. 단, 다른 상품명의 약물은 용량과 용법이 다를 수 있으므로 확인을 한 후에 해당 약물의 용량과 용법에 맞추어 처방해야 한다.

④ 성분명은 독점권이 없는 약물의 명칭이므로, 같은 성분명이더라도 상품명이 다르면 서로 다른 회사에서 제조한 약물일 가능성도 있다.

③, ⑤ 성분명이 같더라도, 상품에 따라서 용법, 용량, 가격 등은 모두 다를 수 있다.

답: ②

| 문제 4 |

다음의 용어들에 대한 설명 중 가장 적절한 것은?

① 약물의 부작용(side effect)은 모두 인체에 해로우므로 독성작용(toxic effect)이라고도 부른다.

② 세균성 감염이 발생하여 항생제 치료가 필요한 환자에게 항생제가 아닌 항바이러스제를 투여했다면, 오용(misuse)보다는 남용(abuse)에 가깝다.

③ 복원력(resilience)이 좋다는 말은, 약물을 투여하면 약효가 오래 지속되어 병으로부터 빠르게 회복을 한다는 것을 의미한다.

④ 하루에 아침, 점심, 저녁에 3회로 나누어 분복해야 하는 약물을 저녁에 한 번에 몰아서 3포씩 먹는 환자는 순응도(compliance)가 좋다고 말할 수 있다.

⑤ 노인의 경우는 젊은 사람에 비해 복원력과 순응도가 모두 낮은 경우가 많으므로 주의가 필요하다.

| 해설 |

① 부작용은 원하는 작용 외의 모든 작용으로서, 반드시 나쁜 작용만 있는 것은 아니다. 부작용 중에 건강을 해치는 작용을 유해작용(adverse effect)이나 독성작용(toxic effect)이라고 부른다. 모든 부작용이 유해작용이나 독성작용인 것은 아니다.

② 오용은 약물은 잘못 사용하는 것이고, 남용은 약물을 필요하지 않은 곳에 과도하게 사용하는 것으로서, 해당 예시는 항바이러스제제를 잘못 처방한 것이므로 오용에 더 가깝다.

③ 복원력은 약물을 복용한 후에 약물로부터 회복하는 능력으로, 복원력이 좋은 사람은 약물을 빠르게 체내에서 제거하여 약효가 빨리 떨어지게 된다.

④ 순응도는 약물 복용에 대해 얼마나 의료진의 지시에 잘 따르는지를 나타내는 것으로, 순응도가 좋을수록 약물 복용법을 잘 지키는 것을 의미한다. 보기의 예시는 약물의 복용법을 지키지 않고 임의대로 복용을 하고 있는 경우이므로, 순응도가 나쁜 경우를 의미한다.

⑤ 맞는 설명으로, 노인은 복원력이 떨어지는 경향이 있으므로 약물 용량 감량을 고려해야 하며, 약물 순응도도 떨어지는 경향이 있으므로 복약 지도를 잘 따르도록 교육해야 한다.

답: ⑤

<제 2장. 약동학과 약력학의 개념>

| 문제 1 |

다음 설명 중 가장 적절한 것은?

① 약동학(pharmacokinetics)은 약물의 흡수, 분포, 대사, 배설 과정에 대한 학문이다.

② 약동학(pharmacokinetics)은 약물이 신체에 가하는 생물학적인 효과에 대한 학문이다.

③ 약력학(pharmacodynamics)은 약물의 효과에는 관심이 없다.

④ 효력(efficacy), 효능(potency) 개념은 주로 약동학(pharmacokinetics)에서 주로 다루는 주제이다.

⑤ CYP 효소에 의한 약물대사작용은 주로 약력학(pharmacodynamics)에서 주로 다루는 주제이다.

| 해설 |

-약동학(pharmacokinetics, PK): 약물에 대한 신체의 작용(신체→약물). 약물의 흡수(Absorption), 분포(Distribution), 대사(Metabolism), 배설(Excretion)에 대한 학문(=ADME에 대한 학문).

-약력학(pharmacodynamics, PD): 신체에 대한 약물의 작용(약물→신체). 약물이 수용체(receptor)에 붙어 무슨 작용을 하고 어떠한 생물학적인 반응과 효과를 보이는지에 대한 학문. 주요 개념으로 Agonist(효현제), Antagonist(길항제), Potency(효능), Efficacy(효력), 용량-반응 곡선(Dose-response curve), 치료지수(Therapeutic index) 등에 대해 다룸.

②, ③ 약동학은 신체가 약물에 가하는 작용인 흡수, 분포, 대사, 배설에 대한 학문으로서 약물의 효과에는 관심이 없다. 반면 약력학은 약물이 신체에 가하는 생물학적인 효과에 관심을 두는 학문이다.

④ 효력과 효능은 약물이 인체에 가하는 작용에 대한 것으로서 약력학에서 주로 다루는 주제이다.

⑤ 약물의 대사과정은 ADME에 대한 학문인 약동학에서 주로 다루는 주제이다.

답: ①

<제3장. 약력학(Pharmacodynamics, PD)>

| 문제 1 |

다음 곡선은 어떤 약물의 용량-반응 곡선을 나타낸 것이다. 다음 설명 중 가장 적절한 것은?

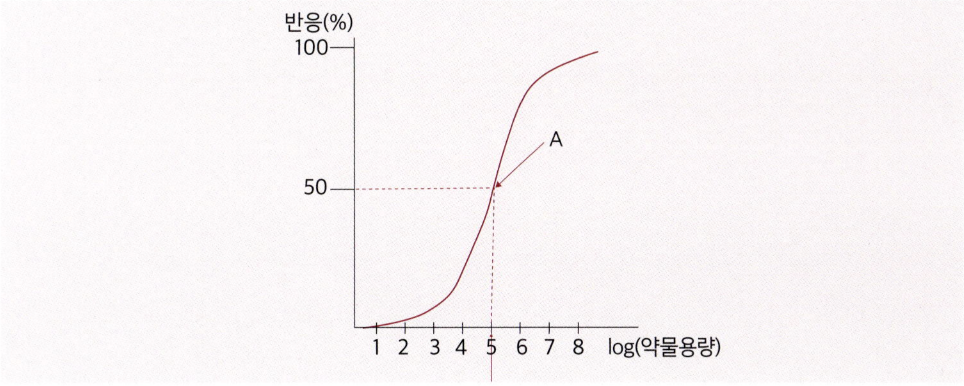

① 곡선의 형태가 S자 형태인 것으로 보아 산술용량-반응 곡선이다.

② 중간유효용량은 4이다.

③ 일반적으로 A는 이 곡선의 변곡점이다.

④ 임상적으로는 반응이 99% 이상 보이는 용량인 8 이상이 중요할 것이다.

⑤ x축의 값이 3인 지점의 용량은 x축 값이 1인 지점의 용량에 비해 3배의 용량이다.

| 해설 |

① 해당 곡선은 x축이 약물 용량의 log값인 것을 보아 대수용량-반응 곡선이다. 대수용량-반응 곡선의 경우 대부분 곡선이 S자 형태를 띄게 된다.

② 중간유효용량은 반응이 50%인 지점의 약물 용량이므로 4가 아니라 5이다.

③ 대수용량-반응 곡선의 경우 일반적으로 반응이 50%인 지점에서 곡선의 기울기 값이 최대가 되

는 변곡점이 나타나게 된다.

④ 임상적으로 반응이 50%보이는 지점인 중간유효용량(ED50)이 중요하다.

⑤ x축이 대수용량이므로, x축의 값은 지수적으로 증가한다. 이 곡선의 경우 x축이 10을 밑으로 하는 상용로그이므로, x 축의 값이 2, 3, 4로 증가할수록 약물의 용량은 10^2, 10^3, 10^4으로 지수적으로 증가하는 것이다. 즉, x축의 값이 3인 지점의 용량은 x축의 값이 1인 지점에 비해 100배의 용량을 의미한다.

답: ③

| 문제 2 |

다음 곡선은 어떤 약물의 용량에 따른 생쥐의 누적 사망률에 대한 곡선이다. 이 곡선에 대해 가장 적절한 설명은?

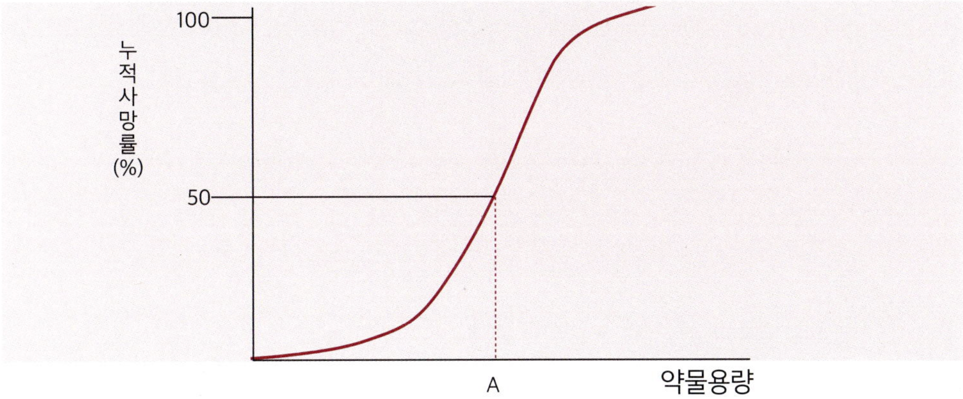

① 단계형 용량-반응 곡선이다.

② 약물용량이 A인 지점에서 가장 적은 수의 생쥐가 사망한다고 볼 수 있다.

③ 약물용량이 A인 지점은 대부분의 생쥐가 사망한 시점을 의미한다.

④ A를 다른 말로 중간치사용량(LD50)이라고 한다.

⑤ 약물 용량에 비례해서 추가로 사망하는 생쥐의 수가 계속 증가한다고 볼 수 있다.

| 해설 |

① 위 곡선은 누적 사망률이라는 실무율(all-or-none)인 반응을 표현한 곡선이므로 실무형 반응곡선이라고 볼 수 있다.

②, ③, ④ A 지점은 누적으로 전체 생쥐의 절반이 사망한 시점이자, 가장 많은 수의 생쥐가 추가로 사망하는 지점으로서, 곡선의 변곡점이며, 기울기가 가장 큰 지점이다. 이 지점의 약물용량을 50%의 생쥐가 사망한 용량이라고 하여 중간치사용량(lethal dose 50%, LD50)라고 부른다.

⑤ 약물 용량이 증가할 때 추가로 사망하는 생쥐의 수(=위 곡선의 기울기)는 대략 정규분포를 그리게 된다. 따라서 약물 용량이 증가할수록 추가로 사망하는 생쥐의 수는 점차 증가하다가, LD50에서 peak을 찍고 다시 감소하는 경향을 보이게 된다.

답: ④

| 문제 3 |

다음은 약물 a, b, c, d, e의 용량-반응 곡선이다. 이에 대한 설명으로 가장 적절한 것은?

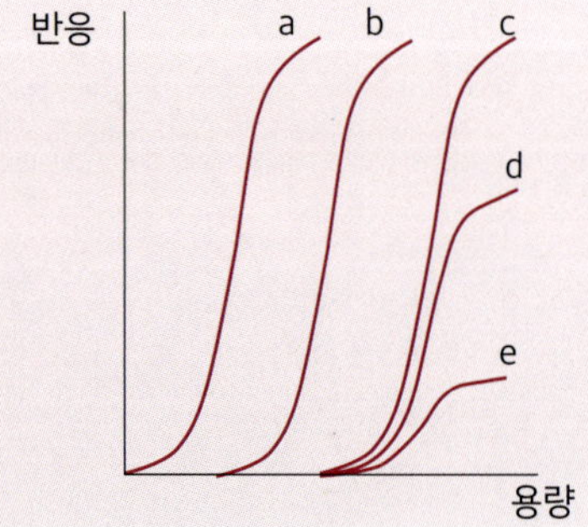

① 약물 a의 효능(efficacy)은 약물 b보다 작다.

② 약물 b의 효력(potency)은 약물 a보다 크다.

③ 약물 c, d, e의 효능(efficacy)은 모두 같다.

④ 약물 a의 중간유효용량(ED50)은 약물 e보다 크다.

⑤ 약물 a의 최대 효과(E_{max})가 약물 d에 비해 크다.

| 해설 |

효능(efficacy)은 최대 효과(E_{max})의 정도로, 최대 효과가 클수록 효능이 크다. 효력(potency)은 특정 용량에서 나타나는 효과로, 약물이 수용체와 잘 결합하여 효과를 더 적은 용량에서도 빨리 낼수록(= ED50가 작을수록) 효력이 크다고 할 수 있다. 따라서 위 그래프의 결론은 효능과 최대 효과의 순서는 a = b = c > d > e이며, ED50의 순서는 a < b < c = d = e이고, potency의 순서는 a > b > c = d= e이다.

① 약물 a의 효능은 약물 b와 동일하다.

② 약물 b의 효력은 약물 a보다 작다.

③ 약물 c, d, e의 효력은 모두 같지만, 효능은 c > d > e 순서이다.

④ ED50은 약물 a가 e보다 작고, 따라서 효력은 더 크다.

⑤ 맞는 설명

답: ⑤

| 문제 4 |

다음은 약물들의 특성을 나타낸 표이다. 아래 약물 a, b, c, d, e를 거의 최대 치료용량을 사용하고 있을 때, 독성작용이 발생할 위험성이 가장 클 것으로 예상되는 약물은?

약물 이름	중간유효용량(ED50)	최대 효과(Emax)	치료지수
a	0.1	30	3
b	0.5	20	2
c	1	10	4
d	10	50	6
e	50	40	5

① a ② b ③ c ④ d ⑤ e

| 해설 |

치료지수의 개념에 대해서 묻는 문항이다. 치료지수는 원하는 효과를 나타내는 약물의 용량과 독성을 나타내는 약물의 용량의 비율로서, “치료효과가 있는 농도 대비 몇 배의 약물을 더 넣는 순간에 독성작용이 나타나는지”를 나타내는 비율이다. 따라서 치료지수가 높을수록 치료용량에 비해 높은 용량을 사용하여도 안전하다는 의미가 되며, 치료지수가 작을수록 치료용량에 비해 약간만 높은 용량을 사용하여도 독성작용이 나타난다는 의미가 된다. 따라서 본 문제의 조건인 최대 치료용량에서 가장 독성이 나타날 위험성이 높은 약물은 치료지수가 가장 낮은 약물 b이다. 반대로 치료지수가 가장 높은 약물 d가 최대 치료용량에서 독성작용을 나타낼 확률이 가장 낮은 안전한 약물일 것이라고 예측해볼 수 있다.

답: ②

| 문제 5 |

다음은 5가지 물질을 투여하는 용량에 따른 생체 내 반응 정도를 나타내는 곡선이다. 반응 100%는 생체 내 존재하는 리간드가 보일 수 있는 최대 반응 정도를 나타낸다. 이 때 가장 적절한 설명은?

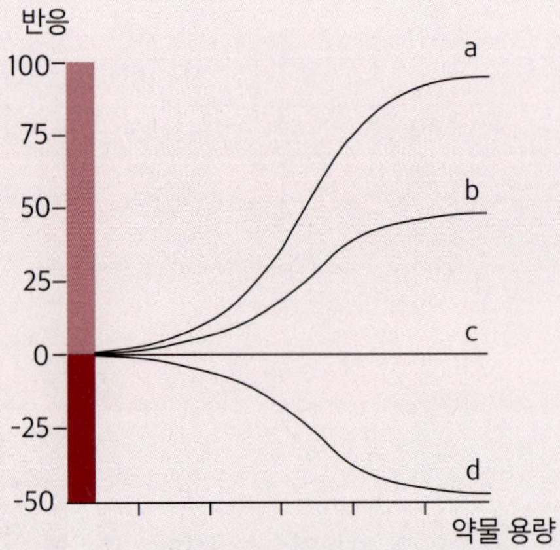

① 물질 a는 생체 내 리간드가 보일 수 있는 최대 반응 정도를 보이고 있으므로 역효현제(inverse agonist)라고 할 수 있다.

② 물질 b는 생체 내 리간드가 보일 수 있는 반응의 50%만큼을 보이는 완전 효현제(full agonist)라고 할 수 있다.

③ 물질 c는 투여하여도 반응에 변화가 없으므로 길항제(antagonist)라고 할 수 있다.

④ 물질 d는 투여하면 반응이 감소하게 되므로 길항제(antagonist)라고 할 수 있다.

⑤ 물질 a는 완전 효현제에 중독되어 있는 상황에서 치료제로 사용할 수 있다.

| 해설 |

① 물질 a는 장기 고유의 작용을 최대 효과까지 낼 수 있게 해주는 물질이므로 완전 효현제(full agonist)이다.

② 물질 b는 장기 고유의 작용을 50%까지만 부분적으로 낼 수 있게 해주는 물질이므로 부분 효현

제(partial agonist).이다.

③ 물질 c는 수용체에 붙어서 아무런 작용도 나타내지 않고 있으므로 길항제(antagonist)이다.

④ 물질 d는 투여하면 장기 고유의 작용과 반대되는 작용을 하므로 역효현제(inverse agonist)이다.

⑤ 어떤 약물에 중독되어 있는 상황에서는 길항제나 역효현제로 치료할 수도 있으며, 특히 완전 효현제에 중독이 되어있는 상황에서는 partial agonist가 길항을 하는 작용을 하므로 사용 가능하다.

답: ③

| 문제 6 |

다음 그래프는 생체 내 리간드인 노르에피네프린(NE)의 용량-반응 곡선과, NE과 약물 a 혹은 b를 함께 투여한 용량에 따른 용량-반응 곡선을 나타낸 그래프이다. 다음의 설명 중 가장 적절한 것은?.

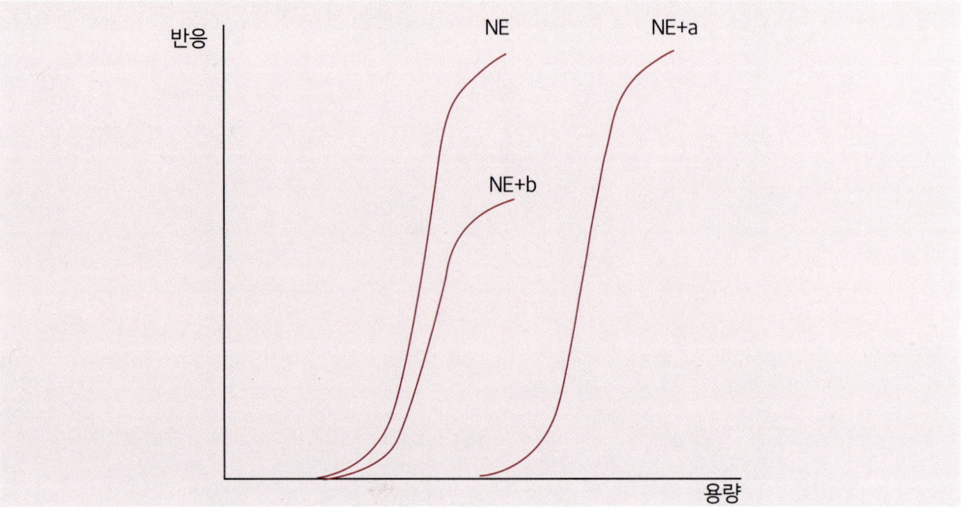

① a는 함께 투여하면 efficacy는 변화가 없으면서 곡선만 우측으로 평행 이동한 것을 보아, 비경쟁적 길항제일 가능성이 높다.

② b는 함께 투여하면 efficacy가 감소하고 potency는 유지되는 변화를 보이는 것으로 보아 경쟁적 길항제일 가능성이 높다.

③ a는 리간드의 용량과 무관하게 약물의 반응을 저해하는 길항제일 것이다.

④ b는 NE의 결합부위와 같은 부위에 결합하여 경쟁하는 길항제일 것이다.

⑤ 만약 a가 비경쟁적 길항제라면, NE+a 곡선은 여분 수용체(spare receptor)의 존재를 의미한다.

| 해설 |

위 문제는 길항제에 대한 문제이다. 길항제의 종류에 대한 정리는 다음과 같다.

-경쟁적 길항제(competitive antagonist, 경쟁적 저해제): 효현제가 달라붙는 수용체 부위에 효현

제와 경쟁하면서 가역적으로 결합하는 길항제. 길항제의 개수와 리간드의 개수의 비율에 따라서 저해제의 저해 능력 정도가 바뀜. 용량-반응 곡선에서 곡선이 우측으로 이동하면서 ED50가 증가하지만, E_{max}와 efficacy는 그대로임.

-비경쟁적 길항제(non-competitive antagonist, 비경쟁적 저해제): 수용체에서 효현제가 결합하는 부위가 아닌 다른 부위에 비가역적으로 결합하는 길항제. 리간드 양에 무관하게 비경쟁적 길항제의 양에 따라서 저해되는 정도가 결정됨. 용량-반응 곡선에서 E_{max}와 efficacy가 감소하지만 ED50과 potency는 유지됨.

-여분 수용체(Spare receptor): 평소에는 세포 속에 여분으로 보관하고 있다가, 일부 수용체가 기능에 문제가 생기면 세포막으로 이동하여 보충해주는 여벌의 예비 수용체를 의미. 비경쟁적 저해제를 투여해도 바로 E_{max}가 감소하지 않는 현상은 예비 수용체가 존재한다는 사실을 반영하는 증거가 됨.

위 설명을 통해 a는 경쟁적 길항제거나, 비경쟁적 길항제이면서 여분 수용체가 있는 경우일 것이라고 유추할 수 있으며, b는 비경쟁적 길항제임을 알 수 있다.

① a는 여분 수용체가 없다는 전제하에는 경쟁적 길항제일 수 있다.

② b는 비경쟁적 길항제이다.

③ a는 경쟁적 길항제일 가능성이 있고, 이 경우는 리간드의 농도에 따라 작용에 영향을 받는다.

④ b는 비경쟁적 길항제이므로 작용부위가 NE과 다르다는 뜻이다.

⑤ 맞는 설명이다.

답: ⑤

| 문제 7 |

약물의 병용효과에 대한 설명으로 가장 적절한 것은?

① 소염진통제인 비스테로이드성 소염제(NSAIDs)를 투여할 때 생기는 부작용인 속쓰림을 예방하기 위해 소화제를 함께 투여하는 것은 NSAIDs와 소화제의 상협작용(synergictic effect)을 노린 것이다.

② 두 약물을 함께 투여했을 때, 각각의 약물의 효과를 합한 것보다 더 큰 효과를 얻을 수 있는 경우를 상합효과(additive effect)라고 한다.

③ 수면제와 에탄올은 서로 상협작용(synergistic effect)이 있으므로 술을 마신 후에 수면제를 먹으면 수면제의 효과가 약해지므로 더 많은 용량을 복용해야 한다.

④ 음주는 여러 약물과 상호작용이 있으므로 약을 복용하는 사람을 음주 시에 특히 주의해야 한다.

⑤ 마약성 진통제인 펜타닐(fentanyl)로 진통 작용이 부족할 때, 진통 작용을 증가시키기 위해서 사용할 수 있는 선택지는 펜타닐의 약물 용량을 증가시키는 방법밖에 없다.

| 해설 |

① 상협작용은 약물을 병용투여했을 때 그 효과가 각각의 약물을 단독으로 사용했을 때의 효과를 합한 것보다 더 크게 나타나는 경우로서 새로운 시너지 효과를 얻을 수 있는 경우를 의미한다. 해당 예시는 약물의 부작용을 줄이기 위한 병용투여로서 상협작용을 노리는 경우에 해당하지 않는다.

② 상협효과에 대한 설명이다. 상합효과는 두 약물을 같이 사용했을 때 그 효과가 각각의 약물을 단독으로 사용했을 때의 효과를 합한 만큼 나오는 경우를 가리킨다.

③ 에탄올과 수면제는 서로 상협작용이 있어서 수면제의 진정 작용이 증폭될 수 있으므로, 함께 복용하지 말거나 더 적은 용량만을 복용해야 안전하다.

④ 맞는 설명이다.

⑤ 약물의 진통효과를 증가시키는 방법으로는 약물 용량을 증가시키는 것 외에도, 다른 진통제를 추가하는 방법도 있으며, 펜타닐의 경우는 진통 효과가 없는 드로페리돌을 투여해도 상승작용(potentiation)으로 인해 펜타닐의 진통 작용이 증가될 수 있다.

답: ④

<제 4장. 약동학(Pharmacokinetics, PK)>

| 문제 1 |

다음 약물의 투여방법에 대한 설명 중 가장 적절한 것은?

① 소화관 외 투여방식(parenteral administration)은 일차통과효과(first pass effect)를 중요하게 고려해야 한다.

② 소화관 투여방법 중 설하투여(sublingual administration)는 특히 일차통과효과(first pass effect)가 크므로 주의를 요한다.

③ 약물을 입으로 삼키기 힘든 환자나 불쾌한 맛이 나는 약물의 경우 직장내투여(rectal administration) 방법을 사용해볼 수 있다.

④ 마취가스를 흡입(inhalation)하는 것은 소화관 투여방식(enteral administration)의 예이다.

⑤ 흡입(inhalation) 투여방식의 목적은 약물이 폐까지 도달하게 하는 것이 유일하다.

| 해설 |

① 소화관 투여방식이 흡수된 후에 간을 통과해서 대사가 되므로 일차통과효과를 고려해야 한다.

② 설하투여는 소화관 투여임에도 혈관이 간을 거치지 않고 바로 체순환으로 연결되어 일차통과효과를 우회할 수 있고 약효가 빠르게 나타난다.

③ 일반적으로 직장내투여를 하는 약물은 입으로 먹기에는 불쾌한 맛이 나거나, 자극성이 강한 약물이거나, 환자가 너무 어려서 약을 경구투여하기가 곤란한 경우거나, 환자가 혼수상태여서 입으로 약을 삼키기 어려운 경우 등이 있다.

④ 소화관 외 투여방식의 예로 주사(injection), 흡입(inhalation), 국소적 투여(topical application) 등이 있다. 대표적인 소화관 투여 방식들에는 경구투여(Per os, PO), 설하투여(sublingual), 직장투여(rectal)가 있다.

⑤ 흡입 투여법은 폐까지 전달하려는 경우 외에도 비강 점막에 작용하기 위한 것(eg. 코 스프레이로 비염 치료제를 분사하는 것)과 기도에 작용하기 위한 것(eg. 천식환자 치료에 스테로이드 스프레이) 등이 존재한다.

답: ③

| 문제 2 |

약물의 투여방법 중 주사(injection)에 대한 다음 설명 중 가장 적절한 것은?

① 정맥주사의 가장 큰 장점 중 하나는 정맥주사선(IV line)을 잡아서 달아둘 수 있다는 것이다.

② 여러 종류의 약물을 주사해야 하는 경우, 약물을 섞지 말고 각 약물을 다 따로 주사하여 투여해야만 한다.

③ 근육주사는 주로 큰 근육에 주사를 하는 방법이므로 흡수가 느리고 작용이 천천히 오랫동안 나타나는 특징이 있다.

④ 오랫동안 천천히 작용해야 하는 장기작용 인슐린 주사는 주로 피내주사(intradermal injection)를 시행한다.

⑤ 피부 알레르기 반응검사와 튜베르쿨린 검사(tuberculin skin test)는 대표적인 피하주사(subcutaneous injection)의 예시이다.

| 해설 |

① 정맥주사의 큰 장점 중 하나가 정맥주사선을 달아놓을 수 있다는 점으로, 약물을 투여할 때마다 새로 바늘을 찌를 필요 없이 정맥선을 통해 약물을 주사할 수 있다는 점이다.

② 여러 종류의 약물을 주사해야 하는 경우, 섞으면 안 되는 경우도 존재하기는 하나, 약물에 따라서는 한 주사에 섞어서 한 번에 주사하거나, 정맥주사선의 수액에 섞어서 투여되도록 하는 방법도 존재함. 주사바늘에 의해 통증이 있기 때문에, 불필요하게 여러 번 주사를 하는 경우를 피하는 것이 좋음.

③ 근육주사는 혈관이 많은 큰 근육에 주사를 하기 때문에 작용이 빠르게 강하게 나타나는 특징이 있어 임상 현장에서 널리 쓰인다.

④ 인슐린 주사는 대표적인 피하주사의 예시이다. 주로 복부 피하주사를 하고는 한다. 피하주사는 피하지방층에 혈관이 근육보다 적어서 약물이 천천히 흡수되어 약효가 오랫동안 지속되는 특징이 있다.

⑤ 피부 알레르기 반응검사와 튜베르쿨린 검사는 피내주사를 하는 대표적인 경우이다. 약물을 피하지방보다도 더 바깥쪽에 있으면서 혈관도 적은 진피층(dermis)에 주사함으로써, 전신반응을 유발하지 않으면서 피부면역반응을 유발하여 관찰한다.

답: ①

| 문제 3 |

다음 약물의 분포에 대한 설명 중 가장 적절한 것은?

① 약물의 조직 내 분포되는 정도를 보기 위해 사용하는 분포용적은, 혈장 농도를 체내 존재량으로 나눈 것이므로 혈장 약물농도가 높을수록 분포용적이 커진다.

② 약물이 혈장단백질과 결합이 잘 되는 약물의 경우 혈중 약물농도가 증가하고 분포용적이 감소하는 경향이 있다.

③ 약물이 지용성인 경우 수용성인 약물에 비해 분포용적이 감소하는 경향이 있다.

④ 약물의 지용성이 매우 큰 경우에는 약물이 조직에 잘 분포되고 지방에 잘 녹으므로 투여할 경우 고려할 사항이 적고 안전하게 약물을 사용할 수 있는 장점이 있다.

⑤ 간기능이 떨어진 환자나 콩팥증후군 환자의 경우 분포용적이 감소하는 경향이 있다.

| 해설 |

① 분포용적은 '체내 존재량(mg)/혈장농도(mg/L)' = 'Dose / Plasma concentration'로서, 혈중 약물농도가 높을수록 분모가 커지므로 분포용적은 작아진다.

② 약물이 혈장단백질과의 결합이 많은 경우 혈중약물농도 증가, 분포용적 감소, 조직 분포 감소되는 방향의 변화를 보이게 된다.

③ 약물이 지용성인 경우 혈중약물농도 감소, 분포용적 증가, 조직 분포 증가하는 방향의 변화를 보이게 된다.

④ 약물의 지용성이 큰 경우 지방에 흡수되어 효과가 감소되고 천천히 유리되어 발생하는 문제점이 있으므로 더 고려해야 할 사항이 많아지게 된다. 대표적으로 바비튜레이트(barbiturate) 약물의 경우 지방에 잘 녹아서 약물농도를 낮추고, 마취가 끝난 이후에 지방조직에서 유리되어 뒤늦게 작용이 나타나는 등 많은 문제점이 있었다.

⑤ 간질환이나 콩팥증후군 환자의 경우 혈장단백질이 감소하여 분포용적 증가, 조직 분포 증가, 혈중 농도 증가되는 경향이 있다. 간기능이 저하된 환자의 경우 약물의 대사가 떨어지고, 신기능이 저하된 환자의 경우는 배설 기능이 저하될 수 있으므로 대개는 약물을 감량해서 투여해야 함.

답: ②

| 문제 4 |

약물의 대사에 대한 다음 설명 중 가장 적절한 것은?

① 약물의 대사의 대부분이 일어나는 중요한 장기는 신장(kidney)이다.

② 제 I상 반응은 약물이 지용성을 띠어서 배설되기 용이하도록 접합반응(conjugation)하는 반응이다.

③ 제 II상 반응은 주로 산화/환원 반응으로, 시토크롬 P450(CYP450)이 주요한 역할을 한다.

④ 음주를 하면 약물대사에 영향을 주므로 약물을 복용하는 사람은 음주 시에 주의해야 함.

⑤ 노인은 젊고 건강한 사람에 비해 약물대사속도가 증가해있는 경향이 있으므로 약물을 증량해서 투여해야 한다.

| 해설 |

① 약물의 대사과정에 관여하는 신체 기관은 다양하지만, 가장 주요한 작용을 하는 장기는 약물대사의 대부분이 일어나는 인체의 공장인 간(liver)이다.

②, ③ 제 I상 반응(Phase I reaction)에서 산화/환원 반응이나 가수분해 반응을 통해 수용성/극성을 띠도록 분해되어 배설에 용이하도록 바뀐다. 이 과정에 중요한 산화 효소인 CYP450이 작용한다. 제 II상 반응(Phase II reaction)에서는 주로 접합반응이 일어난다.

④ 맞는 설명. 음주는 CYP450 효소 합성을 유도하여 약물대사에 큰 영향을 미치므로 약을 복용하는 사람은 음주 시에 약물대사가 크게 변할 수 있어 주의를 요함.

⑤ 노인은 대사속도가 저하되는 경향이 있으므로 약물을 감량해야 하는 경우가 많다.

답: ④

| 문제 5 |

약물의 배설에 대한 다음 설명 중 가장 적절한 것은?

① 약물 배설과정에 관여하는 장기들 중 가장 중요하게 고려해야 할 장기는 간(liver)이다.

② 청소율이란 단위시간 동안 생성되는 소변의 양으로 정의할 수 있다.

③ 산성 약물에 중독된 경우는 소변을 산성화하면 약물의 배설이 증가하면서 치료가 된다.

④ 혈중약물농도곡선하면적(area under curve, AUC)은 특정 순간의 혈중 농도의 최대치를 의미하는 값이다.

⑤ 항정상태는 혈중 약물농도가 일정하게 유지되는 상태로, 통상 반감기의 4배 정도의 시간이 흐른 뒤에 도달한다.

| 해설 |

① 약물의 배설 과정에 가장 중요하게 고려할 장기는 콩팥(신장, kidney)이다.

② 청소율은 단위시간 동안 청소되는 혈장의 양으로 $\frac{UV}{P}$ 로 계산한다. 배설기능을 반영하는 지표이다.

③ 산성 약물에 중독된 경우는 소변을 알칼리화하여 약물이 극성인 이온형으로 주로 존재하게 하여 약물배설이 증가하면서 치료되게 함. 반대로 염기성 약물에 중독된 경우는 소변을 산성화하여 치료함.

④ AUC는 시간-혈중약물농도 곡선의 특성 시간구간의 곡선 하 면적으로서, 해당 시간동안 약물에 노출된 누적 정도를 의미한다.

⑤ 맞는 설명. 항정상태는 약물의 유입속도와 소실속도가 비슷해져서 혈중 약물농도가 일정하게 유지되는 상태로서, 통상 반감기의 4배 정도의 시간이 흐르면 항정상태에 도달하게 된다.

답: ⑤

<제 5장. 약물의 내성, 의존, 금단>

| 문제 1 |

다음 약물의 내성에 대한 설명 중 가장 적절한 것은?

① 약물을 오랫동안 반복적으로 사용하면 그 효력이 점점 약해지는데, 이를 선천내성(congenital tolerance)라고 한다.

② 내성을 유발하는 약물은 극히 제한되어 있으므로 내성을 유발하는 약물의 목록을 잘 외워두는 것이 중요하다.

③ 약물에 내성이 생긴 후에 약물을 중단하면 내성이 감소하는데, 이후 다시 약물을 사용하면 처음의 경우보다 내성이 더 빠르게 나타난다.

④ 약물을 반복적으로 사용하면 약물대사가 증가하여 약물이 빠르게 분해되는 내성이 나타나는데, 이를 약력학적 내성(pharmacodynamic tolerance) 혹은 세포 내성이라고 부른다.

⑤ 마약은 내성이 잘 생기지 않는 약물이기 때문에 여러 번 사용해도 약물 감수성이 유지된다.

| 해설 |

① 후천내성(acquired tolerance) 내지는 이차내성에 대한 이야기이다. 임상에서 문제시 되는 것은 대부분 후천내성이다.

② 정도의 차이는 있지만 모든 약물은 어느 정도의 내성을 유발하게 되므로 이를 항상 염두에 두고 있어야 한다.

③ 맞는 설명. 약물을 끊었다고 하더라도, 다시 사용하게 되면 더 빠르게 내성이 나타나게 되므로 약물 사용 시 주의를 기울여야 한다.

④ 약동학적 내성(pharmacodynamic tolerance) 내지는 생물분해 내성에 대한 설명이다. 약력학적 내성 내지는 세포내성은, 약물이 인체에 하는 작용이 감소되어 반응이 줄어드면서 나타나는 내성

을 의미한다.

⑤ 마약은 내성이 특히 빠르게 생기는 약물로서, 약물 감수성이 빠르게 감소한다. 따라서 같은 양의 쾌락을 느끼기 위해서 사용해야 하는 양이 점점 증가하게 되므로 중독될 위험성이 높고, 더 많은 양의 약물을 구하기 위해 금전적, 법적으로 위험한 행동을 할 가능성이 증가하는 물질이다.

답: ③

| 문제 2 |

다음 설명 중 가장 적절한 것은?

① 습관적으로 수면제를 복용하여 의존이 된 사람이 침대를 보면 수면제를 먹고 싶다는 생각이 드는 것은 신체적 의존의 예이다.

② 흡연자가 담배를 갑자기 끊자 불안감, 초조감, 식욕증가 등의 증상을 보이는 것은 갈망(craving)의 예이다.

③ 약물의 금단증상은 정신력으로 이겨낼 수 있는 것이므로, 약물을 중단할 때는 한 번에 중단하고 참는 것이 제일 효과적이다.

④ 의존성이 심한 약물의 상당수가 내성, 의존, 금단 모두를 보이기 때문에 스스로 끊는 것이 매우 어려워 전문가의 도움이 필요한 경우가 많다.

⑤ 모든 약물은 중단하면 신체적 금단과 정신적 금단을 모두 보인다.

| 해설 |

① 특정 상황에서 정신적인 갈망이 습관적으로 발생하는 현상은 정신적인 의존의 예시이다.

② 약물 중단으로 인한 신체적인 증상이 발생하는 것은 신체적 금단의 예시이다. 갈망은 정신적 의존에서 나타나는 현상이다.

③ 약물의 금단증상은 매우 고통스러울 수 있고, 생명에 위협적인 금단증상도 있다. 따라서 약물을 중단할 때는 바로 중단해서 금단증상이 유발되도록 하는 것이 아니라, 약물을 서서히 감량(tapering out)하면서 심각한 금단증상이 생기지 않도록 하는 것이 필요하다.

④ 맞는 설명이다. 따라서 물질 의존을 끊고자 할 때는 의지의 문제만으로 해결이 어려운 경우가 많으므로 의료기관에서 전문가의 도움을 받아 안전하게 약물을 중단하는 것이 필요한 경우가 많다.

⑤ 약물에 따라서 금단 증상이 없거나, 신체적 금단이나 정신적 금단 중 하나만 있는 경우도 있다.

답: ④

<제 6장. 임상시험(Clinical trial)>

| 문제 1 |

다음 임상시험에 대한 설명 중 가장 적절한 것은?

① 전임상시험에서 좋은 약효를 보였으나 심각한 부작용이 관찰된 신약에 대해, 임상시험에서는 부작용이 관찰되지 않을 수 있으므로 임상시험에 돌입할 수 있다.

② 제1상 임상시험의 목적은 약물의 안전성과 최고 유효 용량을 정하기 위한 것이다.

③ 제1상 임상시험의 대상은 가장 심각하게 질병을 앓고 있는 환자군이다.

④ 제3상 임상시험에서는 가능한 한 적은 수의 환자군을 모집하여 비용을 절감해야 한다.

⑤ 신약의 시판 허가가 된 순간 임상시험이 완전히 종료된다.

| 해설 |

① 전임상시험에서 약효과 안전성이 입증된 신약에 대해서 임상시험에 들어갈 수 있다. 전임상시험 단계에서 동물에게 심각한 부작용을 유발한 약물을 사람에게 처치하는 것은 윤리적으로 문제가 된다.

②, ③ 제1상 임상시험은 약물의 안전성과 최고 유효용량을 확인하기 위해 소수의 건강한 사람을 모집하여 약물의 극소량부터 시작하여 서서히 용량을 늘리면서 시험을 한다.

④ 제3상 임상시험에서는 최대한 많은 수의 환자군을 모집하여 엄밀한 검증 절차를 거치게 된다.

⑤ 신약이 제3상 임상시험을 통과하고 당국의 심사를 거쳐 허가가 되어 시판이 시작된 이후에도, 제4상 임상시험(=시판 후 부작용 감시, PMS)를 하면서 지속적으로 감시해야 한다.

답: ②

| 문제 2 |

다음 중 제3상 임상시험에 대한 설명 중 가장 적절한 것은?

① 실험동물을 대상으로 하는 단계이다.

② 환자는 자신이 실험군과 대조군 중 어느 군에 배정되었는지 알 권리가 있으므로, 가능한 환자의 배정된 그룹을 자세히 설명해주어야 한다.

③ 신약 실험군에 대한 대조군은 아무런 처치도 하지 않은 환자군으로 설정해야 한다.

④ 대규모 환자군을 대상으로 시험하므로 매우 드문 부작용도 모두 발견해낼 수 있다.

⑤ 목적은 제2상 임상시험에서 밝혀진 신약의 약효와 부작용을 대규모로 검증하는 것이다.

| 해설 |

① 실험동물을 대상으로 하는 단계는 전임상시험 단계로, 제3상 임상시험은 가능한 많은 의료기관과 환자(보통 1500명 이상)를 참여시키려고 노력한다.

② 실험군과 대조군의 배정은 위약효과를 배제하기 위하여 가능하면 환자와 의료진 모두 배정군을 모르는 이중맹검법을 하는 것이 좋다.

③ 신약 실험군의 대조군은 위약효과를 배제하기 위해 위약처치군으로 하거나, 아무런 치료를 하지 않는 것이 윤리적이지 않은 경우에는 기존의 치료를 받는 환자군을 대조군으로 삼는 것이 더 윤리적일 수 있다.

④ 제3상 임상시험이 대규모 환자군을 대상으로 시험을 하지만 매우 드문 부작용의 경우는 발견하지 못할 위험성이 존재하기 때문에, 시판 이후로도 제4상 임상시험(=시판 후 부작용 감시, PMS)을 지속하면서 드문 부작용이 있지는 않은지 감시해야 한다.

⑤ 맞는 설명.

답: ⑤